U0251500

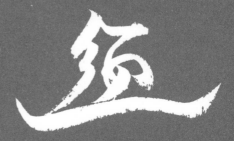

口腔种植咬合技术

Occlusion for Implant

（日）细山 愃 著

汤学华 译

北方联合出版传媒（集团）股份有限公司

辽宁科学技术出版社

沈 阳

图文编辑：

李孝彬　杨其红　董心友　苑玉东　李孝刚　苑玉旺　罗会楠　汤春荣　王锐锐　蒯乐乐　彭贺贺　李从江　王士发
沈淮玉　王学成　马树生　王　辉　王学华　梁巍刚　严春强　徐海洋　陈祥乾　李学军　龚金盛　魏维俊　唐友霖
吴小勇　李文忠　何云鑫　刘　娜

This is translation of インプラントの咬合(Occlusion for Implant) Japanese edition originally published by クインテッセンス出版株式会社
著者：保母 須弥也, 細山 恒
Copyright © 2006 クインテッセンス出版株式会社

©2019辽宁科学技术出版社
著作权合同登记号：06-2017-218

图书在版编目（CIP）数据

口腔种植咬合技术 /（日）保母　须弥也，（日）细

山　恒著；汤学华译. —沈阳：辽宁科学技术出版社，2019.2

ISBN 978-7-5591-1036-7

Ⅰ．①口…　Ⅱ．①保…　②细…　③汤…　Ⅲ．①种植牙—

口腔外科学　②口腔正畸学　Ⅳ．①R782.12　②R783.5

中国版本图书馆CIP数据核字（2018）第270149号

出版发行：辽宁科学技术出版社
　　　　　（地址：沈阳市和平区十一纬路25号　邮编：110003）
印　刷　者：北京利丰雅高长城印刷有限公司
经　销　者：各地新华书店
幅面尺寸：210mm×285mm
印　　张：16.5
插　　页：4
字　　数：350千字
出版时间：2019年2月第1版
印刷时间：2019年2月第1次印刷
责任编辑：陈　刚　殷　欣　苏　阳
封面设计：袁　舒
版式设计：袁　舒
责任校对：李　霞

书　　号：ISBN 978-7-5591-1036-7
定　　价：298.00元

投稿热线：024-23280336
邮购热线：024-23280336
E-mail:cyclonechen@126.com
http://www.lnkj.com.cn

序　言

　　45年前，美国印第安纳大学齿学部研究生院首次举行了殆学研讨会，我有幸以研究生院一年级学生的身份参加了研讨会。为了8名研究生，3名教授在2年时间内持续不断地讲解晦涩难懂的讲义，期间，让我们看到了患者全口固定修复，包括从初诊到试戴，再到粘接完成的全过程。那年，我24岁，从此立志要为殆学专业贡献一生。

　　5年后，我出版了《口腔修复》一书。目前已经印刷了17次，被日本很多临床专家阅读。之后，我留学前往殆学发源地——加利福尼亚，并在UCLA任教，师从PK Thomas、CE Stuart、NF Guichet等巨匠，受益匪浅。

　　1980年，我与专攻物理学的高山寿夫理工学博士相识，于是从头开始重新研究咬合学。1982年，Stuart博士逝世时留下了这段遗言："虽然髁道研究已经完成，但是前牙诱导还没有着手研究。想让McHorris君或Hobo君来完成这项研究"。我再一次振作起来，和高山寿夫博士以此为方向开始了研究。没想到研究结果否定了髁道，希望Dr. Stuart在九泉之下能够谅解吧。

　　我担任奥羽大学校长时，接到精萃出版社的老友佐佐木一高总经理电话，劝我写《口腔种植咬合技术》一书。1989年，我出版了《骨结合型种植牙及其咬合》一书，书名引起读者强烈的兴趣。佐佐木一高总经理也认为此书把殆学中形成的天然牙咬合与种植牙结合得非常好。我想这项工作不需要花费很多时间，于是就接受了。

　　然而，之后我觉得对这个问题缺少思考，而创造这种机会的是以河津宽先生为中心的《10年以上长期随访病例的统计学分析》。河津宽先生在我的理论基础上对具体病例进行了10年以上随访，期间得到了Thomas、Stuart先生的指导，从而积累了殆学临床经验。在我的理论基础上，又亲自进行了几十例全口牙固定修复治疗，其治疗水平之高赢得了高度信赖，但是，上部结构还是出现了问题。

　　选作研究对象的种植牙修复超过了1000颗。问题不是出在技术方面，而是天然牙咬合和种植牙咬合存在差异。我弄错了种植牙咬合，不得已原稿全部作废，重新开始写作。

　　本书的共同作者细山恒先生现在就不需要再说明了。先生对种植牙的态度早有流传，他把我的理论用在临床上进行试验，反复运用试错法进行证明怎么做比较好。先生在《编后语》中将展示当时的辛苦历程，在繁忙的临床工作之余，反复进行试验，并把所有结果用照片记录下来，这是非常不容易的。如果没有先生那种严谨忘我的研究精神，这本书也完成不了。

　　我自始至终一直希望把咬合问题提高到牙科基础学水平。咬合理论必须既适用于天然牙，也适用于种植牙。当前不可思议的是，把种植牙咬合仅作为附属于上部结构的问题进行处理。因此，咬合问题有着应付处理的倾向。这就像一边进行外科手术，一边研究解剖一样，其顺序就不正确。应该是先有咬合学基础才有种植牙治疗。

　　本书写作过程中得到很多同志的帮助与支持，特别是黑谷知子先生通读了原稿，从开业医生的角度发表了感想。河津宽、林阳春和渡边隆史先生们提供了珍贵的临床照片，还有中川孝男先生用计算机导出了许多缺失病例的模式图，在此一并表示最衷心的感谢！

　　坦率地说，种植牙咬合未知部分太多，目前的牙科医学还不能一一做出回答。本书把与种植牙相关的咬合问题全部清晰地罗列出来，暂且探寻可能使用的临床技术。本书如果能给那些在咬合问题上有浓厚兴趣的医生带来帮助，那么我们的努力也就得到了回报。

2006年7月

长崎县世知原町　山暖帘

保母　须弥也

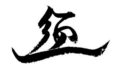

译者介绍

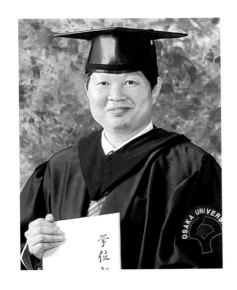

汤学华

博士，主任医师

1996年6月毕业于第四军医大学

1996年7月至2016年12月工作于南京军区南京总医院口腔科

2001年9月至2002年9月为日本ILO协会研修生

2005年9月至2007年12月为南京大学医学院硕士研究生

2008年4月至2012年3月为日本大阪大学齿学研究科博士研究生

2015年1月担任南方医科大学硕士研究生导师

2017年7月成立南京秦淮久雅口腔诊所

译者序

　　随着口腔种植技术的不断发展与成熟，人类第三副牙齿——种植牙在日常临床工作中，已成为广大口腔医生的最佳选择。口腔种植修复治疗理念，已经由"以外科为导向"转为"以修复为导向"，只有精密制订种植与修复方案，第三副牙齿才能有效恢复类似于天然牙的功能和美学效果。

　　在日本，无论是口腔医学教育，还是日常临床工作，咬合学一直是广大口腔医务工作者的基础学科。所以，口腔种植修复技术一出现，种植牙咬合就深受口腔医学专家及研究者的青睐。有研究表明，在实际临床中，感染与咬合创伤造成种植修复治疗失败的百分比分别为10%和90%。译者在日本大阪大学齿学研究科攻读博士学位时，有幸拜读了保母须弥也先生和细山愃先生编写的世界首本《口腔种植咬合技术》一书，受益匪浅。于是就决心将其译成中文版，分享给国内口腔医务工作者。本书从天然牙咬合基本概念出发，应用了大量的病例与图片，深入浅出地介绍了种植牙与天然牙在咬合学方面的区别、在咬合学基础上种植体植入位置的设计及上部结构的设计和制作等方面的理论与操作。本书给我深刻的体会是：种植修复治疗"以修复为导向"的理念已被"以咬合为导向"取代 。相信广大口腔医务工作者通过阅读本书能与我产生共鸣，并给日常的口腔种植修复临床治疗工作带来巨大帮助。

　　本书的翻译，得到了天津市口腔医院主任技师、中华口腔医学会修复工艺学专业委员会副主任委员崔荣智老师及南京秦淮久雅口腔诊所各位同事的大力支持与帮助，在此深表感谢！

　　因时间仓促，如有不足之处，敬请广大读者谅解！

汤学华

2018年10月于南京

目　录

第2部分　应用篇　种植牙咬合

第11章　种植牙咬合功能　　89

第12章　种植牙变位量　　97

第13章　即刻负重与咬合　　103

第14章　超载　　115

第 **1** 部分

基础篇

天然牙咬合

第 **1** 章

殆学的历史回顾

现在，牙科领域使用的种植牙咬合是以天然牙咬合为模板形成的咬合模式。天然牙咬合受殆学影响，大多数临床专家认可已经形成的现有咬合体系。目前修复学咬合理论都以何种方式与殆学相关联，带着这样的问题了解殆学可能成为理解种植牙咬合的捷径。

当今，在修复学临床中很难看到植入殆学的教育，如果追寻日常使用的各种修复技术工具，很多地方都经常涉及殆学。本章回顾殆学发展的历史过程，介绍其概要，第1部分深入探讨它的详情。

殆学是把口腔系统作为一个行使功能的整体进行研究和治疗的学科，1920年由美国的McCollum和Stallard倡导建立。Gnathology是由表示殆的前缀Gnatho和表示学问的后缀logy组合成的专用语，是由Stallard造词，由保母翻译为腭咬合学（图1-1）。

McCollum把殆学定义为运用口腔系统解剖学、组织学、生理学、病理学理论，以检查、诊断、治疗方案为基础，进行口腔系统治疗的科学。McCollum阐述20世纪初期牙科医学注重每颗牙齿治疗，灌输好的牙科医疗就是完美的充填和修复这种"错误"思想，忽视了口腔功能作用中咀嚼功能的重要性而强调了牙齿功能恢复的重要性[1]。

代表全牙列修复的殆学治疗，抓住口腔系统作为行使功能的一个整体单位，为了达到这个单位的整体协调，把牙科治疗的范围从每颗牙齿扩大到与咀嚼相关的全部组织和器官。

McCollum叙述牙齿是完成咀嚼功能的工具之一，尽管每颗牙齿的治疗也非常重要，但是为了实现28颗牙作为一个整体单位的作用，管理好它的功能才是牙科医疗最重要的使命，而它的功能无非就是咬合。

殆学最初是有牙颌的治疗方法。由于可以把下颌运动的测量装置牢固地固定在有牙颌牙列上，所以能够进行非常精确的测定。这一点在过去的研究中一直被忽略。精密设定了下颌运动的原点，就可以使无牙颌测量的解析达到很高水平。

1921年，McCollum把髁状突位于后退接触位时形成的开闭口旋转轴定义为终端铰链轴，在矢状面内把这铰链轴确定为下颌运动的原点。这既是下颌的开闭口旋转轴，也是下颌做偏心位运

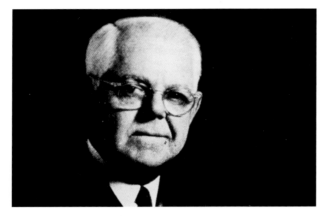

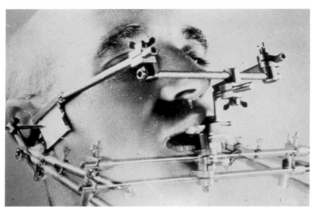

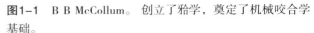

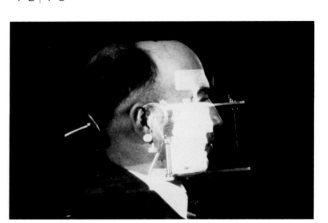

动时的移动点，这个点的移动轨迹就是髁道（图1-2，图1-3）。

1926年，McCollum成立了加州𬌗学研究会（California Gnathological Society），由Stallard、Stuart等13名成员组成，他们进行了大量机械咬合学的重要试验。过去下颌运动的研究在精密确定运动原点方面考虑欠缺，结果只能模糊不清，没有太大意义。𬌗学最大贡献是让下颌运动的研究见到了科学的曙光。

1929年，McCollum在Stuart协助下开发完成了叫作髁突运动轨迹描记仪的机械式运动面弓。这是当时世界最高水平的髁道口外描记装置，拥有6自由度的计测能力，和以前髁道的各种计测方法相比，具有更高的计测精度。正因为这种机械式运动面弓的出现，使得髁道的研究发生了急速的进步（图1-4）。

McCollum把髁突运动轨迹描记仪描记的髁道使用当时具有最高性能且值得信赖的Hanau Kinoscope𬌗架进行再现试验，结果没有取得成功（图1-5）。原因是Hanau Kinoscope𬌗架缺少Bennett运动的再现能力。McCollum发现，下颌侧方运动过程中，工作侧髁道在矢状面上向各种方向变化，于是，把再现这个运动作为髁道研究的目标。工作侧髁道用发现者的名字命名为Bennett运动，McCollum最先指出了这种运动的重要性。

Bennett运动发生在进行研磨运动的工作侧，通过矢状面内的变化对后牙牙尖高度和窝沟走行方向产生很大影响。McCollum通过一系列试验了解了这些情况，并且认为修复治疗过程中咬合重建的最终目的是恢复Bennett运动。

图1-4　当时具有世界最高水平髁道计测能力的机械式运动面弓，髁突运动轨迹描记仪。
图1-5　Hanau Kinoscope殆架。
图1-6　世界最早的全可调殆架（Gnathoscope）。

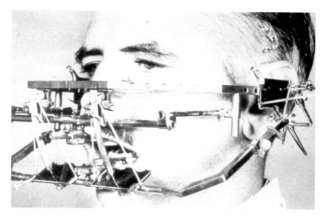

	1-4
1-5	1-6

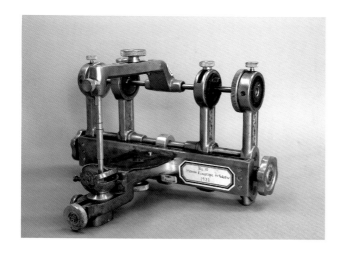

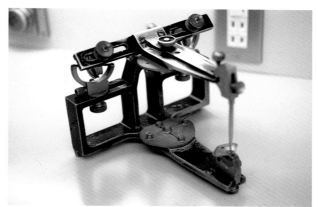

Hanau Kinoscope殆架是拥有4根髁柱的复杂殆架，不能再现髁突运动轨迹描记仪描记的工作侧髁道。所以，McCollum在Stuart的协助下提出了把非工作侧水平髁道和Bennett运动分开的两轴结构，据此设计了既不影响非工作侧水平髁道，又可以单独调节Bennett运动的方法。

1934年，开发了这种配备两轴结构的Gnathoscope殆架。这是世界上最早的全可调殆架。McCollum确定了下颌运动的原点，进一步认识到Bennett运动的重要性，建立了精密再现Bennett运动的临床技术（图1-6）。

即使把殆学根本原理说成铰链轴理论也一点不夸张。终端铰链轴穿过左右髁状突和皮肤相连接的位置叫作后方基准点，其内侧存在运动学的髁头中心。McCollum用运动面弓描记线获得了它

的正确位置，并把这种方式获得的髁头中心确定为下颌运动三维空间原点来分析髁道。

McCollum把终端铰链轴形成的下颌位叫作正中颌位，把这个位置作为咬合重建的起点。终端铰链轴是下颌单纯的旋转轴，如果确定了这个位置，就能在殆架上间接地决定垂直距离。

McCollum把当时牙科界广泛使用的平衡殆用作偏离正中颌位的理想咬合。把切导盘和髁道设置平行，偏离正中颌位运动中让上下牙齿接触滑移就可以形成平衡殆。此方法不需要其他特殊的操作，只要把切导盘与髁道调节平行就可以了。可是，用这种方法制作的后牙具有很陡的牙尖斜度，有可能形成很强的侧方压力。结果形成平衡殆的病例大部分以失败而告终，通过这些经验教训开始对平衡殆的运用产生了怀疑。

Stallard偶尔见到有些人尽管年事已高，但是牙尖几乎没有磨耗，并且很锐利，如果仔细检查那些人的口腔情况，就会发现偏离正中颌位运动过程中前牙诱导引起上下颌后牙咬合分离，而且牙尖交错位时前牙区存在微小的间隙，仅仅后牙区的牙列承受着垂直方向的负重。

1958年，D'Amico从人类学和古生物学的角度研究了尖牙功能，主张人的咀嚼运动与类人猿相同，发生在垂直方向，而适用于草食动物那样水平方向咀嚼运动的平衡𬌗不适合于人类。

D'Amico发现包括前方运动和侧方运动的所有偏离正中颌位运动过程中，上颌尖牙诱导下颌回到正中颌位，直到上下颌后牙在牙尖交错位完全咬合为止，尖牙以外的其他牙不接触而起到保护作用。如果按照他的观点，上颌尖牙就不区分前方运动和侧方运动，与所有偏离正中颌位运动有关。为了获得这种咬合状态，D'Amico提倡用钉洞固位舌面板，覆盖在上颌尖牙舌面，形成诱导性很强的尖牙保护𬌗。

对于这种情况，Stallard主张人类尖牙诱导前方运动是偶发现象，只有诱导侧方运动功能才是值得重视的咬合关系，并命名为尖牙保护𬌗。虽然后来Stallard把这个名称又改为Organic𬌗，但是没有得到普及。尖牙保护𬌗这个名称由于存在尖牙诱导后牙不接触的现象，现在大部分情况下称作为后牙咬合分离。

1949年，Thomas详细分析上下后牙相互嵌合的结构，提倡使用尖窝蜡型法。Thomas表示理想状况下，后牙是一牙对一牙的咬合关系，上下颌功能尖与对颌牙𬌗面窝形成三点接触。偏离正中颌位运动过程中，每个功能尖从对颌牙沟窝间滑离形成后牙咬合分离。为了行使这样的功能，牙尖与窝沟进行了合理排列。因此，1950年初𬌗学实现了有牙颌向建立新咬合关系方向转变。

Thomas主张的上下颌牙紧密咬合的条件，即使在今天也一点没有失去它的价值。

综上所述，𬌗学在理论、机械理工学、临床方面分别由McCollum和Stallard、Stuart、Thomas奠定了坚实的基础，具备从基础理论到临床技术的完整修复体系，目前为止，在修复技术方面具有无形的科学性。𬌗学的临床技术具有以下特点：

（1）计测终端铰链轴，把它作为计测髁道的原点；

（2）使用髁突运动轨迹描记仪实际测量髁道；

（3）把髁道再现到全可调𬌗架上，在此过程中注意Bennett运动的精密再现；

（4）把正中颌位作为咬合重建的原点；

（5）全口同时修复时，把全口固定修复作为修复治疗的最终目标；

（6）通过功能蜡型的方法形成一牙对一牙的尖窝咬合关系；

（7）偏离正中颌位运动过程中，通过尖牙保护𬌗形成后牙咬合分离；

（8）修复体在粘接前，一定要试戴并进行咬合的细微调整。

对于𬌗学的最高评价是临床效果极佳。称得上𬌗学大家的很多人都是活跃在临床上有名的牙科专家，他们的临床成功率广为流传。然而，也有人批判𬌗学技术复杂而缺乏普遍性，价格昂贵无法普及。考虑到这些问题，继承McCollum、Stuart、Thomas的下一代𬌗学家们在简化技术、对日常临床起作用方面下了功夫。

1968年，Guichet开发了简单的Denar D4A全可调𬌗架，尝试将𬌗学理论降低到本科教育水平。他研究了不需要实际计测终端铰链轴的技术，推荐调节殆架的髁道与髁突运动轨迹描记仪描记线外侧一致[5]。这个理论被命名为"超量补偿再现理论",并通过保母先生和波多野先生介绍到日本。

根据这个理论希望殆架比人的下颌运动稍微有更大的活动度。与髁突运动轨迹描记仪描计线外侧吻合时产生的误差虽然会使后牙咬合分离量变大,但是对人体起有益作用。相反,与髁突运动轨迹描记仪描计线内侧一致,虽然会使后牙咬合分离量变小,但是容易产生牙尖干扰的风险。因此,如果与髁突运动轨迹描记仪描计线外侧一致,就是自动形成后牙咬合分离。

Thomas推荐的尖窝咬合关系适合于上下颌同时修复病例,然而,很多情况下不能应用于不需要处置对颌牙的单颌牙修复。为了克服这方面的不足,Lundeen推荐了Payne(1962)设计的牙尖边缘嵴蜡型法。这样殆学就偏离了创始人最初的方向而朝新的方向发展[6]。

然而,1980—1990年期间,随着那些具有超凡能力的开拓者们相继辞世,殆学也就失去了过去的荣耀。后来殆学的研究不断被电子计测数据所改写,走向了与McCollum思想不同的方向。但是,紧紧抓住下颌运动科学性这样的基本观念被牢固地继承下来了。

种植牙应用

关于种植牙修复时殆学所起的作用,在这里学者们想阐述自己的意见。Isidor[7]使用猴子做实验,探明与感染相比骨结合丧失更重要的原因是创伤性咬合。咬合不良是种植牙的天敌。Rosenberg等[8]阐述咬合和感染比例分别是90%和10%,正确地控制咬合是促使种植牙修复治疗成功的关键。科学地掌握殆学的临床技术,对种植牙修复所起的作用显而易见。

种植牙咬合在术后发生改变是很多临床专家都有的经验。这种情况下,重新制作种植牙的上部结构,调整不确当的咬合是常用的方法。重新制作是殆学的基本技术,对种植牙咬合同样起重要作用。

当然,殆学是以天然牙为对象的临床技术。天然牙有牙周膜起缓冲作用。然而,由于种植体直接和骨组织形成了牢固的结合,所以咬合应力直接传递给骨组织。神经肌肉系统的调控还不明确。因此,不可以把殆学理论原封不动地照搬到种植牙的修复治疗。那么到底做多大程度的修正将在第2部分"种植牙咬合"中详细介绍。

参考文献

[1] McCollum BB, Stuart CE. A research report. Scientific Press, South Pasadena Calif 1955.

[2] D'Amico A. The canine teeth, Normal functional relation of the natural teeth of man. J South Calif Dent Assoc 1958; 26: 1-7.

[3] Stuart CE, Stallard H. Principles involved in restoring occlusion to natural teeth. J Prosthet Dent.

[4] Thomas PK. Syllabus on full mouth waxing technique for rehabilitation: Tooth-to-tooth cusp fossa concept of organic occlusion. 2nd ed. University of California San Francisco 1967.

[5] Guichet NF. Procedures for occlusal treatment. A teaching atlas. Denar Co Anaheim 1969.

[6] Lunden HC. Introduction to occlusal anatomy. University of Florida Press 1969.

[7] Isidor F. Loss of osseointegration caused by occlusal load of oral implants. Clin Oral Implants Res 1996; 7: 143-152.

[8] Rosenberg ES, Torosian JP, Slots J. Microbial differences in 2 clinically distinct types of failures of osseointegrated implants. Clin Oral Implants Res 1991; 2: 135-144.

第**2**章
围绕铰链轴理论的争论

开闭口运动

开闭口运动是下颌基本运动之一，很久以前就开始把髁突作为目标进行研究。这种运动有边缘运动和边缘内运动，边缘运动分为后方边缘运动和前方边缘运动。把这些运动在矢状面进行解析。

投影到矢状面内的后方边缘运动由两个不同的圆弧组成。一个圆弧是从后退接触位开始通过髁突的旋转运动描记所得。另一个圆弧在后方边缘运动的后半部分形成，在最大张口位终止。在这一运动过程中，髁突既有平行滑动又有转动，此时虽然下颌是以下颌孔稍微偏后下方作为中心进行旋转，但这不是运动学的旋转中心（图2-1）。

另一方面，前方边缘运动是下颌在最前方时进行的开闭口运动，它的最上方是前方边缘运动的最前方位置，它的下方和最大张口位相同，后方边缘运动的路径也在相同的位置终止。前方边缘运动的路径是一个平滑的圆弧。

习惯性开闭口运动是无意识进行的反射性开闭口运动，通常从牙尖交错位开始到牙尖交错位结束。但是，在这个过程中如果有早接触，闭口路径就会反射性地修正，使下颌闭合到合适的位置。习惯性开闭口运动不是自由地通过相同的轨道。但是，它的路径每个人一定有自己独特的形状，通常叫作咀嚼周期。

咬合基准点

前面已经说明了铰链轴是McCollum提倡的𬌗学核心理论。铰链轴是髁突在关节窝内进行单纯旋转运动时，在水平方向连接左右髁突假想线上形成的下颌开闭口轴，翻译为蝶番轴[1]。

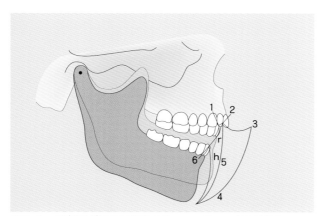

图2-1　下颌边缘运动路径（Bauer，Gutowski 1977）。

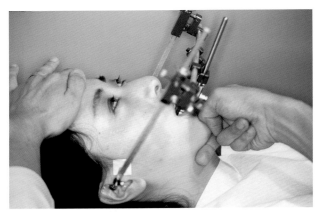

图2-2a　计测铰链轴。

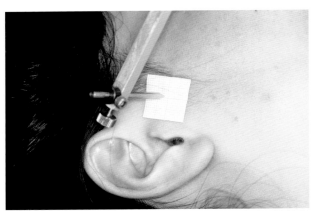

图2-2b　在后退接触位，让下颌做开闭口运动时，使触笔向圆弧中心移动。

铰链轴在偏离正中颌位运动时和髁突一起移动，并且最先出现。与此相对把髁突在关节窝的后退接触位时形成的铰链轴叫作终端铰链轴（终端蝶番轴），这个轴相对于头颅通常仅在一个固定的位置出现。

铰链轴的历史追溯到1920年初期。当时，领导美国南加州猞学研究会进行活跃研究活动的McCollum为了制作与下颌运动相协调的修复体，认为必须在猞架上精密再现下颌位置，准确地模拟下颌运动。为了实现这个目标，当务之急是设置能确定上下颌牙列相对位置关系的髁突基准位置。

当时，在牙科领域由于石膏猞架和铰链式猞架占主导地位，所以可以想象，寻求和颞颌关节相协调下颌位置的想法简直就是异想天开。那时制作全口义齿也必须依赖髁突的位置，因此，把髁突位置作为基准的构想也许是其中一部分。但是，实践这样的思想，最早主张以此为咬合重建基准的人是McCollum。

McCollum认为如果髁突紧密地压在关节窝的最后壁，下颌就不能再向后退，所以这个位置再现性很高。这种状态下，如果让下颌做开闭口运动，髁突后缘就会发生切向旋转。这点在机械理工

学方面即使不加证明也十分清楚。

McCollum重视此时形成的旋转轴，并把这个轴命名为终端铰链轴。如果让终端铰链轴与猞架的旋转轴一致，患者开闭口运动时的铰链轴就能够精密地转移到猞架上。根据这个观点，他阐明髁突的后退接触位再现性很高，即使在运动学方面也有意义，于是把这个位置命名为正中颌位。

为了计测铰链轴，McCollum开发了和面弓非常相似的铰链轴定位器装置。把它安装在患者的下颌牙列上，让触笔的指示针指向髁突位置，如果让下颌在正中颌位做开闭口运动，触笔就会画出圆弧。

反复进行试错试验，如果让触笔向圆弧的中心移动，结果开闭口运动中，触笔的尖端只进行旋转运动而不画弧。这时左右的触笔正好指向终端铰链轴（图2-2）。把终端铰链轴作为旋转中心的蝶番旋转运动在10°～13°范围内进行，此时的开口度为8mm左右。

McCollum把通过这种方法找到的终端铰链轴作为下颌做单纯旋转运动的试验依据。这种铰链轴的存在，除了通过机械试验以外，使用电子下颌运动轨迹描记仪进行试验也得到了证明。

河野（1968）让实验对象从牙尖交错位开

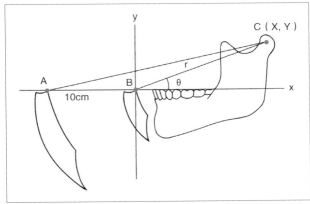

图2-3a 完全运动轴计测原理（河野 1968）。

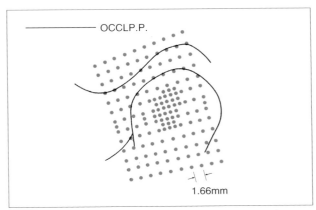

图2-3b 在髁突部设定的160个目标点（河野 1968）。

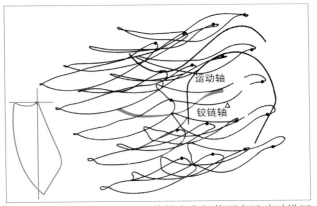

图2-4a 除1个目标点以外其他点在矢状面内运动时描记的环（河野 1968）。

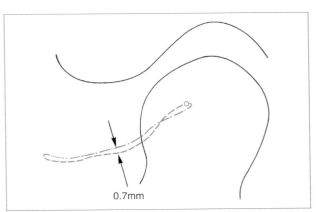

图2-4b 表示完全运动轴描记的S形曲线，上下宽度为0.7mm左右（河野 1968）。

始，按顺序分别做后方边缘运动、前方边缘运动、前方运动后再回到牙尖交错位的运动。紧紧抓住这个运动在切点前方的两个点变化，同时用计算机算出在髁突上设定的160个目标点运动轨迹。

虽然160个目标点几乎都在画环，但只有靠近髁突中心部位的1个目标点画的不是环，而是显示上下宽度为0.7mm左右的S形曲线。这就意味着这个点是下颌运动的中心，𬌗架的旋转轴和𬌗架的运动无关，只和一条运动轨迹一致。环的上下宽度可以看作矢状面髁道的摇摆。河野把这个旋转中心命名为完全运动轴[2]。学者们评价这是二维平面上的下颌运动最重要的发现（图2-3，图2-4）。

通过确定旋转轴，明确了在矢状面内下颌运动是由旋转运动和平行移动两部分组成。McCollum定义的正中颌位是考虑髁突在关节窝内位置的下颌位。McCollum结合终端铰链轴把这种下颌位置再现到𬌗架上的方法在牙科医学史上留下了划时代的贡献。像McCollum这样定义的正中颌位不是单纯静止的位置，而是具有运动基准位

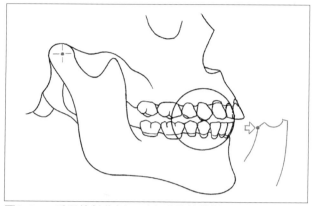

图2-5a　后退接触位闭口时出现的早接触。

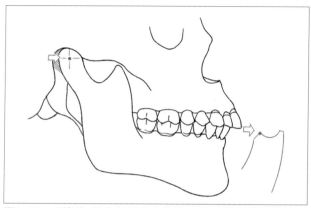

图2-5b　下颌如果咬在牙尖交错位，髁突就向前方偏移。

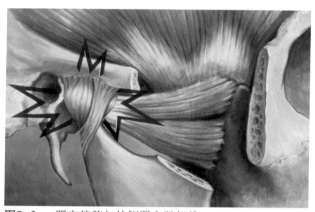

图2-6a　髁突偏移与外侧翼突肌相关。

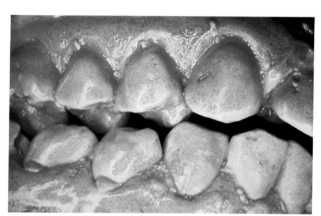

图2-6b　在殆学上把早接触看作病态的现象。

置的意思。

　　McCollum的高徒Stuart发现，髁突仅仅抵在关节窝后壁的位置，在三维空间上不稳定，认为必须通过后方、上方和内侧3个点固定。这样就把正中颌位定义为最后方（Rearmost）、最上方（Uppermost）、最中间（Midmost）的位置（RUM位）。

　　以前殆学学派把正中颌位作为咬合的绝对基准位置，把让正中颌位和牙尖交错位一致的状态叫作正中关系，认为这是能够获得颞颌关节和牙齿协调的理想下颌位置。

正中颌位早接触

　　下颌在正中颌位闭口时，上下颌牙到达牙尖交错位前，一部分牙发生接触的现象称作早接触。这种现象阻碍了正中颌位的闭口路径，由于早接触部位产生应力集中，所以为了避免这种情况，不得不造成牙尖交错位的偏移（图2-5）。偏移的方向有3个，Lauritzen[3]把它们分为3类：（1）牙尖交错位偏向正中颌位前方的位置叫作MIOP；（2）牙尖交错位偏向正中颌位侧方的位置叫作LIOP；（3）牙尖交错位和正中颌位一致的正中关系叫作TIOP。

Posselt[4]报告正中颌位和牙尖交错位之间髁突的偏移量为（1.25±1）mm。0.5mm以内正常，0.5～1.0mm需要注意，如果再高就是异常，这是咬合诊断的标准之一。

早接触以终端铰链轴为基准，可以用安装在𬌗架上的牙列模型确认。把𬌗架的髁球设置在最后上方时闭合𬌗架，就可以发现最早接触的牙齿。接着把上下颌牙列模型最广泛的接触状态固定到𬌗架上，再现牙尖交错位。如果有早接触，𬌗架的髁球就会从髁槽的前下方脱出，据此就可以知道偏移量。

保持𬌗架在正中位置，在上下颌牙列之间放置12.5μm厚度的咬合纸，检查咬合纸是否能被抽出。咬合纸不能被抽出的地方为早接触。

McCollum认为早接触阻碍正中颌位的闭口路径，如果牙尖交错位长时间偏移在异常的位置，咀嚼肌的张力就会升高，最终可能诱发颞颌关节症状。所以，McCollum把早接触当作异常情况，通过咬合调整或者冠修复进行治疗，把获得正中关系作为牙科治疗的最终目标。这样的牙科治疗行为叫作口腔功能障碍的康复疗法（图2-6）。

这样就像前面所提及𬌗学是以RUM位、终端铰链轴和正中关系为基础，包含咬合诊断到治疗特别重要的临床技术。如果用现在的经验来看虽然存在缺陷，但是通过明确表示矢状面内下颌运动的基准点，事实上就可以开展以牙科修复专业为主导，以合理且科学为目标的临床治疗。

髁头位置变迁

正中颌位作为𬌗学学派的教义以后，虽然继承了半个世纪，但是1973年Celenza做了大幅修正。到那时为止的𬌗学认为髁突位于RUM位时颞颌关节处在稳定的生理状态。这种髁突位是髁突紧贴在最后上方勉强地做单纯蝶番旋转运动时形成的位置。所以后退接触位也有引起颞颌关节软组织不必要紧张的异议，对于这个位置作为咬合重建的原点持有批判态度的人也不少。

Celenza根据𬌗学技术追踪调查形成正中关系的32例全口牙固定修复病例术后2～12年的咬合状况，结果发现正中颌位与牙尖交错位保持一致的病例仅有2例，剩下的30例都发生了0.02～0.36mm的偏移[5]。

根据这些情况，Celenza阐述即使强行让髁突位于RUM位而勉强形成正中关系，在日积月累的开闭口运动过程中髁突位置也可能进行生理性修正，质疑RUM位是否真是髁突恰当的基准位置。后来，Celenza[6]发表了髁突位于颞颌关节窝"前上方位置"才是最令人满意的见解，于是把正中颌位从RUM位修正到前上方位置。

髁突后方存在着被称为双板区的软组织，分布着丰富的神经和血管，不适合承受强大的压力。另外，颞颌关节窝的最深处骨组织很薄，不具备承受很强压力的构造。再就是尽管所有关节的功能面都存在叫作关节软骨的光滑面，但是颞颌关节中那样的光滑面仅局限于关节窝前上方而最深处不存在。在髁突的表面从前上方起关节软骨仅局限于前面部分，上面部分不存在。根据这样的事实，Celenza主张颞颌关节窝的最深处和后方部位与功能无关，RUM位让这样无防护的地方承受咬合压力有些不自然。

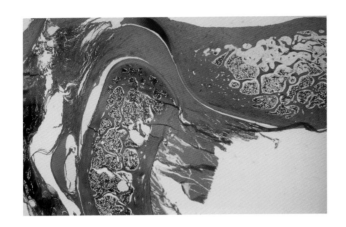

图2-7 解剖学所见髁突位于关节盘中央，在关节窝前上方和关节结节相对。

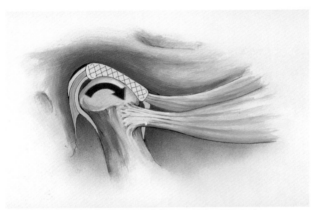

图2-8a 盘-髁复合体的功能：开闭口运动（McHorris 1979）。

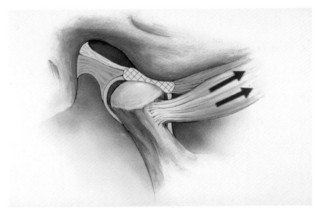

图2-8b 与滑移运动相同（McHorris 1979）。

颞颌关节适合承受咬合压力的唯一软组织是关节盘。这是由胶原纤维束交织成的具有弹性的结构，中央部位无神经和血管，具有优越的耐压性。给颞颌关节施加强大应力的情况下，髁突介于关节盘中央部位，并和位于关节窝前上方的关节结节相对。关节窝的这部分是由特别厚的致密骨组织组成，能够承受咬合产生的强大压力。综上所述，Celenza断定前方位关节窝通过髁突来承受强大的压力，无论在解剖学方面，还是在生理学方面都是最合适的位置。

McCollum定义的正中颌位是"左右髁突在颞颌关节窝内分别位于最后方、最上方、最中间

的位置时下颌对于上颌的关系"（IAG G lossary of occlusal terms 1979）。但是，1987年的GPT-5（Grossary of Prosthodontic Terms，5th edition）中Celenza主张把原封不动吸收来的定义改成了以下所述（图2-7）：

"左右髁突在各自关节窝内的前上方和关节结节倾斜部位相对，与关节盘最薄的无血管部位相嵌合的上下颌位置关系。这个位置不依存牙齿的接触，在临床上下颌还被诱导向前上方，并且仅限于围绕横向水平轴做单纯旋转运动的范围。"

这个定义增加了盘-髁复合体这样的新概念，

改变了以前殆学仅从机械学角度理解颞颌关节的观念，相比之下增加了从生物学角度理解的思想[7]（图2-8）。

髁突在RUM位时的开闭口轴定义为终端铰链轴，伴随着正中颌位定义变迁到前上方位，这个名称也就变成了横向水平轴。终端铰链轴是髁突紧贴关节窝后壁进行切面旋转时形成的旋转轴。前上方位髁突和关节窝的后壁不接触，不发生切面旋转。所以，运用McCollum开发的试错法不能计测前上方位的下颌旋转轴（横向水平轴）。

由于后退接触位和前上方位之间在前后和上下各存在0.3mm和0.1mm的偏差，所以伴随着正中颌位向前上方位变迁，后方边缘运动路径也稍向前方偏移。这个运动还没有被确认是否是单纯的旋转运动。所以，把正中颌位旋转运动轴作为下颌运动基准点的McCollum想法在新的观念中能否成立还不明确。

铰链轴理论是定义髁突在关节窝里的位置，确定髁突在那个位置的下颌开闭口运动轴，并把它作为咬合分析和重建基准的最有说服力的理论。可是，随着正中颌位从RUM位变为前上方位，那个理论就会出现矛盾也不可否认。

由于前上方位旋转轴横向水平轴的运动学计测法不存在，所以把这个轴作为下颌运动基准点的方法也不存在。如果在理论上对这个问题不进行整理，担心McCollum的殆学理论招致失败也是想多了吧。

种植牙应用

铰链轴成为殆学基础的理论，据此正中颌位和正中关系也就被特写。藤井等[8]发现种植牙咬合

在术后会发生变化，所以正中颌位未必永远都是种植牙咬合的基准。正中颌位即使成为构建种植牙咬合的起点，但是在这里墨守成规延续牙尖交错位可能是勉强的事情，还是考虑和患者共同探寻新下颌位置的出发点也许更妥当。

可以说形成非常稳定的牙尖交错位是导致种植牙修复治疗的首要步骤。因此上部结构咬合面材料的强度非常重要。陶瓷材料咬合面在术后短时间内发生崩瓷是临床专家们共同的认识。用这样的材料不可能获得长期稳定的牙尖交错位。如果不考虑这方面的问题，种植牙修复就像海市蜃楼一样的存在。

藤井等还发现，很多无牙颌患者种植牙修复治疗后会导致颞下颌关节紊乱。这种情况也可能和术后发生的咬合关系变化有关。种植牙咬合为什么会发生变化还不能确定。但是，Brånemark等[9]在1985年出版的书中，骨内种植体全牙桥（Bone anchored full bridge）桥体下方骨组织在术后发生的变化有所涉及，他们报道了通过种植体传递的刺激可以发生骨重建。

就像游离端局部义齿修复引起牙槽骨吸收一样，种植牙修复也可以使颌骨发生改建。骨组织不是不发生改变。据此启示通过种植体带来的刺激可能使下颌骨发生连续的变化，认为髁突向上突起可能就是那样变化的部分表现。种植牙患者发生TMD的症状也许和那样的变化有某种关联[10]。

现在的修复学立足于上下颌骨不发生改变的理论。通过重建骨组织如果发生变化，这个前提的本身就会被打破，在种植牙修复后只有摸索探寻适合种植牙的咬合。出现那样出发点难道还是殆学所提倡的正中关系吗？

参考文献

[1] 保母須弥也編. 新編咬合学事典. 東京：クインテッセンス出版，1998.

[2] 河野正司. 下顎の矢状面内運動に対応する顆頭運動の研究　第2報. マルチフラッシュ装置による矢状面内運動軸の解析. 補綴誌　1968; 12: 350-380.

[3] Laurizen AG. Atlas of occlusal analysis. Boulder Johnson Colorado 1974.

[4] Posselt U. Studies in the mobility of the human mandible. Acta Odontol Scand 1952; 10: 13-160.

[5] Celenza FV. The centric position-replacement and character. J Prosthet Dent 1973; 30: 568-591.

[6] Celenza FV. The theory and clinical management of centric positions; II Centric relation and centric relation occlusion. Int J Periodont Rest Dent 1984; 6: 63-86.

[7] GPT-5. Grossary of prosthodontic terms. 5th ed. J Prosthet Dent 1987; 58: 717-762.

[8] 藤井秀朋，須藤純，嶋田淳，河津寛. 10年以上の長期経過症例の統計学的分析. Quintessence dent IMPLANT 2005; 12: 57-63.

[9] Brånemark PI, Zarb G, Albrektsson T. Tissue-integrated prostheses. Chicago: Quintessence 1985: 57.

[10] 河津寛. パーソナル　コミュニイケーション. 2006.2.17.

第3章

髁道验证

运动学把下颌运动大致区分为前方运动和侧方运动。前方运动是左右髁突和关节盘沿关节窝前壁一边滑行，一边向前下方引出所形成的下颌整体向前下方运动。前方运动是左右髁突平行于正中方向准确地等距离前进运动。这是理想状态，然而现实中很难发生。所以单纯的前方运动在行使功能时不可能发生。

侧方运动是一侧髁突在关节窝内旋转，另一侧髁突向内侧前下方滑行移动，整个下颌做回旋样横向偏离运动。在侧方运动过程中，把下颌滑行移动的一侧叫作工作侧，相对的另一侧叫作非工作侧。侧方运动在运动学上是伴随下颌向工作侧稍稍移动的侧方旋转运动。由于非工作测的髁突比工作侧的髁突运动幅度更大，所以侧方运动是偏向单侧的不对称运动。

下颌运动也分为边缘运动和非边缘运动。边缘运动是下颌最大限度向边缘移动的表现，通过确定的运动轨迹可以应用于拾学研究和拾架调节。非边缘运动发生在咀嚼和发音这些功能运动过程中，由于不是通过相同的运动轨迹，所以不能捕捉到有规律的确定运动路径。因此，非边缘运动也叫作习惯性运动。边缘运动确定了下颌运动的边界，在其内部的运动可以认为是随意的习惯性运动。

侧方运动是边缘运动，前方运动是非边缘运动。所以，下颌运动从很早以前开始就一直把边缘侧方运动作为研究的中心。咀嚼时的研磨运动是通过侧方运动来完成，所以也就有了提高修复体咀嚼效率这方面的考虑。

髁道

下颌运动过程中髁突中心经过的路径叫作髁道，在修复学方面很早以前就开始了研究。髁道可以简单地进行描记，由于那样的路径表示了髁突的运动，所以给人留下了在拾学上具有很重要意义的印象。因此，髁道的观察从牙科医学早期就已经开始。

前方运动和侧方运动时髁道沿着不同的路径，然而运动学上都是把它们投影到矢状面、水平面和冠状面上进行分析。尽管髁道表示的是三维空间，但没有必要把3个面上所有投影图形都表示出来。只要任意两个面就能网罗了三维空间上的所有信息。因此，修复学上一直使用矢状面和

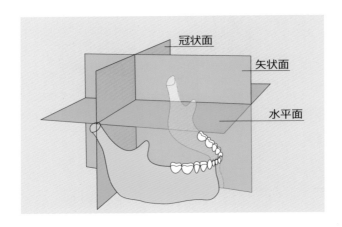

图3-1　下颌运动基准平面（Bauer, Gutowski 1977）。

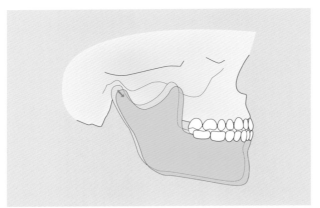

图3-2　矢状髁道。

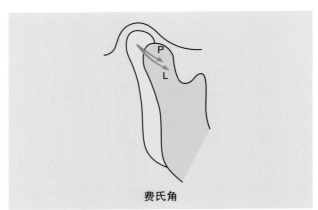

图3-3　费氏（Fisher）角（P：矢状前方髁道；L：矢状侧方髁道）。

水平面这两个面（图3-1）。

　　被投影到矢状面上的髁道叫作矢状髁道。矢状髁道有前方运动过程中描记的矢状前方髁道和侧方运动过程中描记的矢状侧方髁道。矢状侧方髁道工作侧和非工作侧呈现的状态不同。矢状侧方髁道通常表示的是非工作侧矢状髁道，而不是工作侧（图3-2）。

　　矢状髁道与关节结节的形态有关，多数情况下，下方显示凸的弯曲形状。特别是有牙颌的人，由于他们的关节结节较高，所以矢状髁道也显现出很大的倾斜，另外无牙颌的人由于关节结节已变得很平坦，所以多数情况下矢状髁道也变得平缓。矢状髁道与牙齿的关系是从正中颌位开始2~3mm范围内髁道几乎为直线。

　　前方运动投影到矢状面进行分析是最常用的方法。水平面上的前方运动是习惯性运动，没有太大的意义。矢状面内的前方运动是作为左右对称的平面运动进行处理。前方运动过程中髁道在矢状面内和基准水平面形成的角度叫作矢状前方髁道斜度。有牙颌人这个角度相对于水平基准面平均为40°，相对于鼻翼耳屏面（Camper's plane）平均为33°。

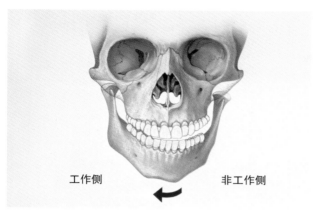

图3-4 侧方运动是工作侧髁突在关节窝内旋转，非工作侧髁突向前下方内侧移动的回旋样横向偏移运动。

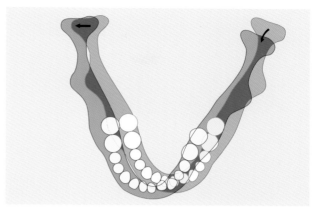

图3-5 侧方运动水平面状态（Bauer, Gutowski 1977）。

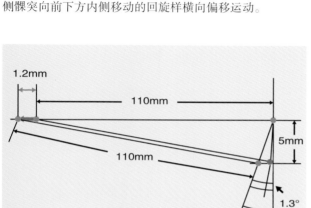

图3-6 水平侧方运动是伴有横向偏移的旋转运动。所谓Bennett角平均值为15°是指工作侧髁突一边旋转，一边向外侧发生1.2mm的偏移。如果是单纯的旋转运动，Bennett角应该是1.3°。

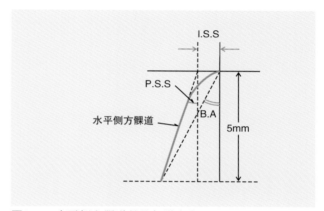

图3-7 水平侧方髁道的几何学定义。

侧方运动过程中，非工作侧的髁道在矢状面内和水平面形成的角度叫作矢状侧方髁道斜度。据说有牙颌的人这个角度相对于水平基准面平均为39.1°，相对于鼻翼耳屏面（Camper's plane）平均为37.5°。矢状前方髁道与矢状侧方髁道的角度差叫作费氏（Fisher）角，平均值为5°。这种现象可以用机械式面弓观察（图3-3）。

可是，近年来发现通过电子测量装置测得费氏（Fisher）角的真实值为0°。其理由是因为机械式面弓在髁突外侧通过描记针描记髁道，描记线发生变形，描记的侧方髁道比前方髁道陡而且长。

侧方运动过程中，非工作侧髁突在水平面内呈现的路径叫作水平侧方髁道。这条髁道与正中平面的交角叫作Bennett角（水平侧方髁道角），根据Gysi的报告，这个角的平均值是13.9°，但是最近电子测量装置测得的算术平均值是15.1°。这个髁道由两条不同的路径组成，一条出现在运动初期，侧方运动一开始下颌就向工作侧发生横向偏移。这个横向偏移叫作迅即侧移（图3-4，图3-5）。

横向偏移结束后，工作侧髁突通过旋转向前下方进行圆形运动。这时的运动路径比较直且移动量大，这叫作渐进侧移。这些专用术语后来又被变更为迅即下颌改变、渐进下颌改变。本书沿用以前的名称。

迅即侧移的范围是0～3mm，平均值是1mm。渐进侧移用相对于正中平面的角度表示，其平均值Lundeen[1]报告是7.5°，几乎没有个体差异。后来保母[2]又把它修正为12.8°。这个差异也是由于机械式面弓的描记针位于髁突的外侧而形成，侧方髁道在前后方向上表现迟钝而角度变小（图3-6，图3-7）。

迅即侧移和渐进侧移组合是侧方运动过程中偏移时机的不同。侧方运动过程中工作侧髁突不一定是像滚珠那样仅做旋转运动。髁突一边旋转，一边向外侧一点点偏离，发生侧移。这样的偏离使非工作侧发生迅即侧移。

下颌运动研究史

下颌运动的研究已历经100多年，这里我们将纵观其发展史。19世纪后期，Bonwill探明侧方运动过程中非工作侧髁突的前进方式为水平移动，同时开发了工作侧髁突具有旋转结构的Bonwill𬭚架。Walker开发了倾斜仪那样的髁道测定仪器，侧方运动过程中，非工作侧髁突不仅向前做水平运动，而且还向下方运动，结果明白了非工作侧髁突向前下方内侧移动。Walker还发现工作侧髁突向后上方移动。

1896年，Ulrich使用照片研究下颌运动发现侧方运动初期整个下颌向工作侧移动1.5～3.0mm，紧接着非工作侧髁突向前下方内侧移动，最后工作侧髁突向后上方移动，也就是现在提及的侧移。21世纪初，Christensen研究髁道倾斜与咬合弯曲的关系，发现了Christensen现象。这种现象后来被Amedo和Hanau引进到临床技术中，成为𬭚间记录法。

在侧方运动研究史上留下划时代成果的研究者是Gysi。过去，Gysi以髁突相对运动路径为对象研究侧方运动，注重髁道和切道这两个运动，并以此为基础进行分析。这个研究以轴理论发表（1929）。在轴理论中，Gysi分别给髁道和切道作垂线，把两条垂线的交点设置为旋转轴并命名为侧方咬合轴，说明了侧方运动是围绕这个轴的旋转来实现的。Gysi是通过几何学的作图来获得这个轴的位置。

除此之外，Gysi详细地研究了下颌运动要素给咬合面带来的影响，发表了咬合小面理论。并且以这个理论为基础开发了人工牙，同时还开发了Trubyte𬭚架和Simplex𬭚架等多种𬭚架。Gysi的理论作为兼备原理和临床技术而适用于全口义齿的咬合理论，后来很长时间在修复学领域占有重要的地位。但是，解析侧方运动这样的立体运动仅仅使用四要素（矢状髁道，矢状切道，侧方髁道，侧方切道）难以满足。

在三维空间内为了确定刚体的位置，六要素（自由度）必不可少。Gysi的理论缺少两要素，在运动学方面不能成立。所以，后期Fischer、Kurth、鹈饲、长谷川修正了这个理论。

Fischer认为有牙颌人的侧方运动是以Gysi的侧方咬合轴和髁头间轴为旋转轴组成的两个旋转运动，并称此为二重理论。这个理论虽然发展了Gysi的轴理论，但是通过两轴的运动模式比较复杂、难以理解，没有得到广泛的认可。然而，事实上以此为基础侧方运动时旋转轴的存在引起了重视。

McCollum贡献

McCollum把正中颌位的下颌开闭口轴定义为

终端铰链轴，通过围绕这个轴的旋转和滑移说明了下颌在矢状面内的运动。在此基础上把铰链轴理论发展到了侧方运动，用代表髁突的标志点探索到三维空间的髁突中心。

当时，在平面空间内把髁突中心作为面弓转移的后方基准点，矢状面内髁突中心通过解剖学平均值求得。Snow用鼻翼耳屏线上外耳道前方12.5mm的点，Gysi用耳屏上缘与外眼角连线上外耳道前方13mm的点，Hanau用眶耳平面上外耳道前方12mm的点作为各自的后方基准点。像这样在矢状面内有关解剖学平均值的见解也就不一致。

以前McCollum利用解剖形态来确定三维空间髁突中心是最常用的方法。由于髁突和橄榄球形态相似，所以把它看作椭圆形，长轴与短轴的交点看作髁突中心。最近的研究表明这个交点位于皮下（20±1）mm的位置。

McCollum已经阐述为了用运动面弓的描计线再现下颌运动而开发了Gnathoscope全可调𬒈架。这种𬒈架的开发过程中McCollum发现了关于髁突中心设置方法的重要性。在运动面弓左右前方的水平描记板上描记的侧方运动路线引起了McCollum的重视，他注意到为了让描记针沿这个路线准确地移动，𬒈架髁突间距离变化的同时，有必要调节工作侧髁球的移动方向。

这就是利用侧方运动旋转中心，它是侧方运动时左右水平描记板上描记线所作垂线的交点。这个想法虽然和Gysi的轴理论相同，但是实际测量结果与求得结果不同。通过这个操作可以求得运动学上有意义的三维空间髁突中心。因此McCollum开拓了用解剖平均值以外的方法定义三维空间髁突中心的道路。

运动面弓是记录下颌运动过程中髁突边缘运动轨迹呈现在水平面和矢状面上连续路径的装置。它是由上下两个面弓组成，一个设置有描记针，另一个设置有描记板，这样就构成了可以连续描记下颌运动路线的装置。McCollum开发的是机械式运动面弓。近年来又开发了电子运动面弓，这样就有了两种运动面弓。

运动面弓用类似于取模托盘的操纵杆固定在上下颌牙列。下颌操纵杆上安装了中央支撑螺钉，通过调节其长度可以改变开口度。上颌操纵杆上安装了中央支撑诱导板，用于诱导下颌中央支撑螺钉。最初McCollum记载中使用这种装置能够把髁道用一条清晰的线描记在运动面弓的描记板上。

通过操纵杆在上下颌分离状态下相对，可以在没有牙齿接触影响的状态下计测下颌运动。对于稍微开口状态下的计测，McCollum说明开口度如果在下颌蝶番运动范围内对测定结果没有影响。可是，开口的影响通过肌电图得到了确认，在安装操纵杆的状态下支配下颌运动的肌肉有一点点紧张。

有人指出机械式运动面弓不能测定边缘内运动。对于这点McCollum说明如果再现边缘运动，边缘内运动已经被包含在其中，能够自动再现，没有问题。

McCollum尝试把运动面弓计测的髁道再现到Hanau Kinoscope𬒈架上，结果发现那是不可能的事。最终发现最大的问题是侧方运动过程中工作侧髁道的再现性，不能应对每个人不同的复杂路径。为了解决这个问题，McCollum开发了具备两轴结构，非工作侧水平侧方髁道独立，可以调节工作侧髁道的Gnathoscope𬒈架。这是世界上最早的全可调𬒈架。Gnathoscope𬒈架开发时最艰苦的工作是工作侧髁道（侧移）的再现，McCollum从这件事深刻地认识到工作侧髁道的重要性（图3-8）。

工作侧髁道是0.6~1.0mm的很小路径，使用

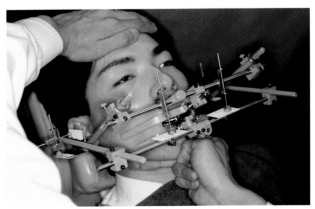

图3-8　Stuart运动面弓。

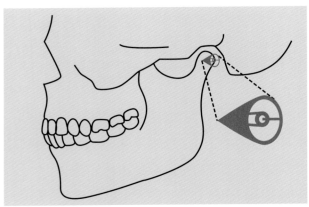

图3-9　工作侧髁道位于内角为60°、高为3mm的圆锥体内（Guichet 1970）。

运动面弓在面部外计测是很难捕捉到真实的结果。于是McCollum开始把运动面弓计测的结果转移到粭架上，然后间接地分析工作侧髁道的形式。结果McCollum发现了工作侧髁道除了朝向正侧面以外，还朝向前侧面、后侧面、上侧面和下侧面。

　　Guichet[3]说明了工作侧髁突的运动范围是把内角为60°、高为3mm的圆锥顶点设置为髁突中心，旋转轴与终端铰链轴一致（图3-9）。后来也像McCollum发现的那样，工作侧髁道是非常复杂的运动，通过机械式运动面弓和全可调粭架不可能完全获得全部信息。如果在目前的运动学水平上讨论，打算把铰链轴理论发展到侧方运动的McCollum研究只能变成未实现的理想，最终也不可能成功。

运动的髁突中心

　　侧方运动的本质是圆形运动。旋转中心不清楚，结果导致什么都不明白。前方运动髁道和非工作侧侧方运动髁道虽然相当于圆弧，但是只要不能特别规定它们的旋转中心，无论怎么解析圆弧部分，都不会在运动学上探明下颌运动的真实状态。关于髁突中心，以前McCollum一直没有深思熟虑的想法，在下颌运动的研究方面沐浴了科学的光芒。然而他最终没有弄清工作侧髁道的真实状态，髁突中心的想法最终也没有得到解决。

　　保母和高山[4-13]为了弄清楚工作侧髁道的真实状态，进行了一系列研究。首先为了几何学解析，设想了水平面内左右髁突位于正中颌位时的髁突间轴（终端铰链轴）和侧方运动结束时的髁突间轴。并且把这两条轴的交点命名为交叉点并分析了其举动。

　　在交叉点结束的运动轨迹起点，由于出现在侧方运动开始时的终端铰链轴上，所以侧方运动结束时这个点与终端铰链轴交叉，侧方运动过程中这个点在终端铰链轴上向正侧面移动直到交叉点为止。同样的事在冠状面内也一样，如果交

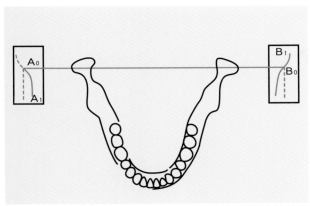

图3-10a 在交叉点结束的运动轨迹起点位于终端铰链轴上。

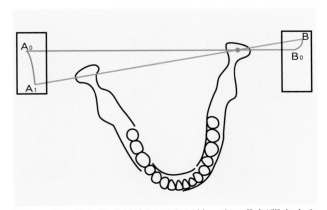

图3-10b 侧方运动结束时髁突间轴。在工作侧髁突内和终端铰链轴相交的点形成交叉点。

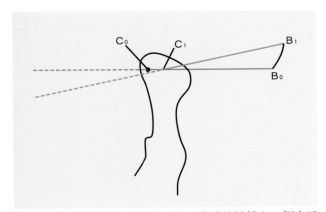

图3-11 交叉点在运动开始时位于终端铰链轴上，侧方运动时在终端铰链轴上移动。

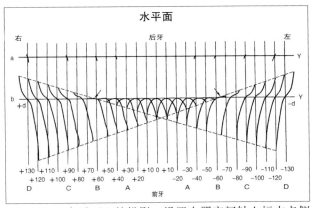

图3-12a 水平面上的投影。设置在髁突间轴上标志点侧方运动时的轨迹。发现交叉点并向正侧面移动。

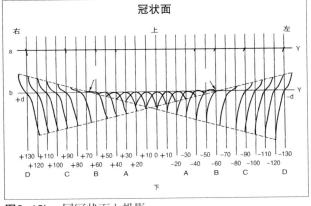

图3-12b 同冠状面上投影。

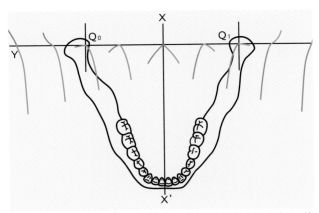

图3-13 水平侧方髁道的举动。确认了部分交叉点侧面偏离现象。这个现象的起点是三维空间运动学髁突中心。

叉点位置在水平面和冠状面上相同，工作侧髁道就会在终端铰链轴上向正侧面做单纯运动（图3-10，图3-11）。

为了证实这个理论使用可以计测3个标志点6自由度的电子下颌运动轨迹计测仪，通过计算机的运算计算出设定在髁突间轴上多数标志点侧方运动轨迹。结果发现，设定在工作侧髁突内的标志点在终端铰链轴上向正侧面移动最终止于交叉点。而且，证实了其位置在水平面和冠状面上大体相同。那一点发生在距离正中位置大约55mm处（图3-12a，b）。

使用相同数据研究侧方运动过程中髁突间轴的运动范围。结果发现侧方运动中髁突间轴的运动范围集中在交叉点周围，大小为上下0.3mm、前后0.1mm。据此确认工作侧髁道是终端铰链轴上朝向正侧面的单纯路径。因此，可以证明在交叉点结束的运动轨迹起点才是秴学领域长年探寻的运动学髁突中心（图3-13）。

髁道偏离

Beard和Clayton[14]使用机械式运动面弓反复计测受试者的下颌运动，结果确认了描计线偏离，而且发现颞颌关节疾病患者的偏离量比正常人大。Oliva[15]等使用电子下颌运动轨迹计测仪反复计测了正常人的髁道，结果观测到非工作侧矢状侧方髁道的最大偏离为0.8mm。这个值近似于河野（1968）报告的整个运动轴最大上下径0.7mm。所以矢状髁道最大偏离为0.7～0.8mm（图3-14）。

前面提到髁突间轴运动范围集中点的截面为上下0.3mm、前后0.1mm的扁平形状，暗示了侧方运动时工作侧髁突不是围绕严密的旋转中心旋转，而是做稍微偏离的运动。因此，工作侧髁突的旋转没有严密的机械理工学精度，而是有少许

偏差。

前面所述的髁道偏差很可能是颞颌关节的缓冲间隙。颞颌关节在行使功能时很容易受到很强的压力，如果髁突和关节窝之间有缓冲间隙，髁突受到的应力就不会直接传递到关节窝而起到缓冲应力作用。

缓冲间隙不是颞颌关节出了毛病。齿轮如果啮合太紧就不能活动。所以齿轮必须精密，然而为了运动齿轮之间必须有一定的间隙。同样道理，颞颌关节也必须要有缓冲间隙，只有这样，髁突和关节盘才能运动自如。缓冲间隙在协调生理要素与机械因素方面发挥有效作用。根据这些事实，有必要认识到髁道不是严密的路径，而是存在某种程度的偏差。

使用电子下颌运动轨迹描记仪计测下颌运动时，有时让受试者在正中颌位和偏离正中颌位之间做往返运动。其结果发现，往返路径的髁道不同，进一步详细研究后发觉这种差异性对于每个个体具有稳定性，常常返回路径通过前往路径的上方。往返路径的上下幅度距离正中颌位2mm的位置，前方运动髁道0.4mm，非工作侧侧方运动髁道0.79mm。

往返路径在矢状面内角度差是前方运动12°、侧方运动23°。顺便说一下，机械式运动面弓计测的路径是从正中颌位到偏离正中颌位的前往路径，前方运动从矢状髁道斜度减13°的值，侧方运动从矢状髁道斜度减23°的值，得到各自返回路径的髁道斜度。

咀嚼运动时由开闭口肌群发挥各自的作用。众所周知，闭口肌群的力量比开口肌群大，如果把开口过程叫作偏离正中颌位运动，把闭口过程叫作返回正中颌位运动，那么就可以想象偏离正中颌位运动时颞颌关节松弛，返回正中颌位运动时髁突挤压关节窝的模式。如果这样考虑，就

图3-14 非工作侧矢状侧方髁道偏离。上方的线是闭口路径，下方的线是开口路径。确认了两者之间有0.8mm的偏移。

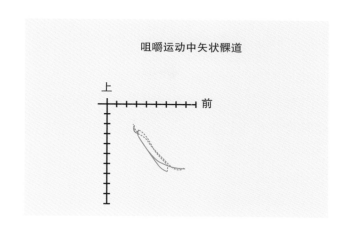

能理解开口和闭口之间产生的1mm左右的上下偏差。综上所述，髁道不是像机械那样严密，而是受到肌肉的影响发生了偏离。

殆学结论

前面已经叙述McCollum把运动面弓固定在牙列上使用的操纵杆。上下颌操纵杆通过中央支撑螺钉和中央支撑诱导板接触，偏离正中颌位运动时中央支撑螺钉沿着中央支撑诱导板诱导下颌运动。

在运动面弓开发过程中，McCollum使用了各种各样形状的中央支撑诱导板探寻最合适形状的同时，也让开口度发生各种各样的变化，在不同的颌间距离下试验下颌运动的计测。

研究发现，在这样的试错试验过程中无论操纵杆怎样变化，描记的髁道都不发生改变。这一点如果从现在电子计测水平来看明显不准确，髁道是受中央支撑诱导板形状的影响而发生变

化。然而正因为机械式运动面弓的精度最多1mm左右，所以McCollum忽略了这个变化也是理所当然，而且由于机械式运动面弓不能看到工作侧髁道的真相，所以没有注意到前牙诱导的影响也是可以理解的。工作侧髁道的全部情况直到保母先生明确定义了运动学髁突中心还没有弄清楚。

McCollum通过这一系列研究得到前牙诱导对髁道没有影响的错误认识。并且得出"髁道是每个人固有且终身不变"的结论。根据这个理论，以患者髁道为基准进行修复体咬合重建，牙科医生可以随意地形成前牙咬合。就这样确立了殆学的基本理念，建立了用机械式运动面弓和全可调殆架进行口腔修复的技术。

种植牙应用

种植牙对垂直压力承受力很强，对水平压力承受力较弱。所以，偏离正中颌位运动中，让后牙形成咬合分离，避免水平压力的殆学想法，

对于种植牙保护行之有效。在实施后牙咬合分离时，不能无视髁道的存在。也就是说殆学的教育与养成即使在种植牙治疗方面也非常有意义。

前面所述髁道形成于下颌偏离正中颌位的运动，同时也通过施加在下颌上的力寻求不同的路径。在偏离正中颌位的运动中，夜磨牙最具有破坏作用。强力负重对种植牙是有害无益的。此时的髁道是何种样子还没有研究。即使在殆学上，这个问题也要采取适宜的应对措施。

为了忍受夜磨牙产生的巨大咬合压力，陶瓷咬合面太脆，可以认为大部分崩瓷现象是由夜磨牙引起的。金属咬合面也不安全，过度磨耗常常破坏原有的形态。这些问题在无牙颌病例和后牙游离端缺失病例中比较常见。

McNeil（1997）也阐述了在种植牙失败和修复出现问题的病例中磨牙症很多。夜磨牙是种植牙最大的敌人。作为解决这个问题的方法，必须了解夜磨牙和髁道的关系，而像有关这方面的研究还没有。

返回正中颌位运动时的髁道被认为最近。如果真是这样，那么就可以说使用普遍且广泛认知的偏离正中颌位运动的髁道进行种植牙修复是错误的。

应该在使用保护殆垫仔细检查生体适应性后进行最终修复体的制作。特别是使用陶瓷咬合面的情况下，可以说这样的考虑必不可少。

参考文献

[1] Lundeen HC, Wirth CG. Condylar moverment patters engraved in plastic blocks. J Prostate Dent 1973; 30: 866-875.

[2] 保母須弥也. 下顎側方運動における顆頭の運動学的中心に関する研究. 顆頭間軸運動範囲における集束点の存在について. 歯科学報 1982; 82: 1509-1545.

[3] Guichet NF. Procedures for occlusal treatment, A teaching atlas. Denar Co Anaheim Calf 1969.

[4] 保母須弥也, 望月貞成. 自動電子計測システムによるヒトの下顎運動の研究. 第1報. 計測システムの開発. 補綴誌1982; 26: 619-634.

[5] 保母須弥也, 望月貞成. 自動電子計測システムによるヒトの下顎運動の研究. 第2報. 水平側方顆路における共通媒介変数（IPB値）の存在について. 補綴誌1982; 26: 635-653.

[6] 保母須弥也, 高山寿男. 咬合器の運動の数式的表現. 第1報. 基本式の導出. 顎咬合誌 1982; 2: 3-10.

[7] 保母須弥也, 高山寿男. 咬合器の運動の数式的表現. 第2報. 各運動様式の数式的表現. 顎咬合誌 1982; 4: 11-20.

[8] 保母須弥也, 高山寿男. 咬合器の運動の数式的表現. 第3報. 側方運動の3次元運動軌跡. 顎咬合誌 1983; 4: 15-30.

[9] 保母須弥也, 高山寿男. ディスクルージョン量の予備的計測結果とその解析. 補綴誌1985; 29: 472-473.

[10] 保母須弥也, 高山寿男. 臼歯離開量の予備的計測. 顎咬合誌 1993; 14: 1-3.

[11] 保母須弥也, 高山寿男. イミデイエイト・サイドシフトの意義の再検討. 顎咬合誌 1993; 14: 36-40.

[12] 保母須弥也, 高山寿男. 犬歯誘導とグループ・フアンクションの発現率に関する実験的解析. 顎咬合誌 1993; 14: 110-114.

[13] 高山寿男. 臨床応用を目的としたヒトの下顎運動の運動顎の並びに実験的の解析に関する研究. 東京大学学位審査論文 第8203号 1987.

[14] Beard CC, Clayton JA. Electronic PRI consistency in diagnosing temporomandibluar joint dysfunction. J Prostate Dent 1975; 55: 255-259.

[15] Oliva RA, Takayama H, Hobo S. Three dimensional study of mandibular movement using an automatic electronic measuring system. J Gnathology 1986; 5: 15-182.

第4章

咬合面工艺

以McCollum为中心的殆学研究团队后来精神抖擞地继续进行研究，有关咬合面形态即使现在还保留许多建议并得到口腔专业人士的广泛接受和使用。修复学在19世纪后期以全口义齿学为开端，咬合关系方面研究出了平衡殆。这就是通常所说的两侧咬合平衡即偏离正中颌位运动过程中让所有后牙接触滑移，尽可能地让更多的牙来共同分担有害的水平压力。

Bonwill为了实现活动义齿的稳定性，建议侧方运动时工作侧和非工作侧牙尖都接触，工作侧同名尖相对，非工作侧异名尖相对。这是了解Bonwill的3点接触，建立平衡殆的基础理论。

平衡殆最初是为了建立全口义齿的理想咬合而产生，然而伴随着岁月的流逝无论是无牙颌还是有牙颌都看作是广义的理想咬合，20世纪初成了修复学约定俗成的概念。

McCollum也原封不动、不加批判地采用了口腔修复中使用的平衡殆咬合关系。这种咬合关系如果把殆架的髁道和切道设置平行进行技工制作，大体上能够自动地形成。

但是，如果髁道与切道平行，自然而然牙尖的倾斜方向也就制作得与它们平行，结果就会制作出高牙尖的不自然修复体。这样修复体在偏离正中颌位运动中就会产生很大的水平压力，因此建立在殆学理论基础上的口腔修复最终可能行使不了功能。这一点就连McCollum可能也没有深刻地意识到。

到了20世纪40年代，Stuart和Stallard确认了形成平衡殆的有牙颌口腔修复病例大部分以失败而告终，开始对这种咬合关系是否可以说成有牙颌的理想咬合产生了怀疑[1]。Stallard发现尽管到了65～70岁这样的年龄，牙齿没有磨耗的人也随处可见，检查那些人的口腔情况，在偏离正中颌位运动中，上颌前牙诱导下颌运动形成后牙咬合分离，而且在牙尖交错位时前牙不接触，仅仅后牙承受垂直方向上的负重[2]。

有了这样的经历，1958年D'Amico刚介绍了尖牙诱导咬合，殆学就立刻接受，作为有牙颌的理想咬合，采用了在偏离正中颌位运动中使后牙分离的后牙咬合分离模式。这样就形成了在偏离正中颌位运动中前牙保护后牙，在牙尖交错位时后牙保护前牙的相互保护殆。

殆学以这样的经验为基础，以更顺畅的上下颌牙咬合关系为目标，重新认识了尖窝关系。并且，为了避免水平压力研究了更适合的窝沟走行方向等。对咬合面工艺进行了全面修正，在偏离正中颌位运动中，围绕怎样形成后牙咬合分离做了各种各样的研究。这个工作由Thomas完成，把尖窝法作为有牙颌修复的基础[3]。其方法的细节由Thomas、馆野进行了描述[4]。

功能尖和非功能尖

上颌牙舌尖和下颌牙颊尖在牙尖交错位时分别与对颌牙的𬌗面窝及边缘嵴相对进行磨碎食物。这些牙尖叫作功能尖。功能尖和对颌牙嵌合起到保持颌间垂直距离的作用。所以，这些牙尖有时也叫作正中尖。但是，并不是所有功能尖都能成为正中尖。上颌磨牙远中舌尖和下颌磨牙远中尖只与对颌牙相对，不嵌合。所以，这样的牙尖就不叫作正中尖。

上颌牙颊尖和下颌牙舌尖保持食物在咬合面上的同时，咀嚼过程中还起到保护颊黏膜和舌的作用。这些牙尖不直接参与食物的切断和磨碎，所以叫作非功能尖，另外也称作剪断尖。非功能尖的作用就好像是相对于杵的臼，或者相对于菜刀的砧板，主要起辅助作用。但是，如果从生物力学的观点来看，参照作用与反作用的原理就清楚了，在粉碎食物时非功能尖的贡献程度并没有好坏之分。因此，非功能尖和功能尖一样，在𬌗学上都起着重要的作用。

上颌功能尖有越向远中高度越低的趋势。相反下颌功能尖有越向远中高度越高的趋势。如果在冠状面上看上下颌的功能尖都比非功能尖低。结果，咬合面呈现凸向下方的状态，矢状面上的弯曲称作Spee曲线，冠状面上的弯曲称作Wilson曲线。这些弯曲在偏离正中颌位运动中有利于上下颌牙列顺利地进行接触滑移。

牙尖交错位咬合

根据功能尖在牙尖交错位时与对颌牙的嵌合状态，把咬合分为尖窝关系和尖嵴关系两种类型。尖窝关系是功能尖和对颌牙𬌗面窝形成一牙对一牙的咬合关系；尖嵴关系是功能尖和对颌牙邻接面边缘嵴形成一牙对两牙的咬合关系。尖窝关系形成口腔修复的理想咬合，尖嵴关系是天然牙列常见的咬合关系。

过去一直认为上下颌牙在牙尖交错位最好是面与面接触。可是面与面接触咬合压力增大，咀嚼效率降低。为了改善这方面的缺陷，Thomas建议点与点接触的3点接触咬合。由于点接触咬合时上下颌牙的接触面积减少，所以每个接触点集中的咬合压力减轻，咀嚼效率提高。这样咬合接触有利于牙周组织的保护。

另一方面，点接触咬合比面接触咬合的稳定性差。为了弥补这方面的缺陷，Thomas想出牙尖交错位上下颌功能尖和相对应的𬌗面窝像3只脚一样形成3点接触的咬合关系。上下颌后牙形成一牙对一牙关系，上颌后牙的舌侧尖与相对的下颌同名牙中央窝和远中窝相嵌合。相反，下颌后牙颊尖与相对的上颌同名牙中央窝和近中窝相嵌合。这样咬合压力就会沿每颗牙的长轴方向传递。

如果从冠状面看，上下颌后牙从颊侧向舌侧形成A、B、C3点接触。那样，上颌颊尖的舌斜面与下颌颊尖的颊斜面形成A接触，上颌舌尖的颊斜面与下颌颊尖的舌斜面形成B接触，上颌舌尖的舌斜面与下颌舌尖的颊斜面形成C接触（图4-1）。

矢状面上，上颌后牙远中斜面和下颌后牙近中斜面接触，起到中止下颌闭口路径的作用，被叫作闭合中止点（Closure stopper）。这种情况下会产生偏向后方的力，超过正常边缘运动的范

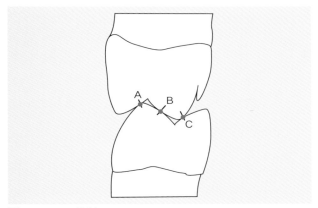

图4-1　ABC接触。

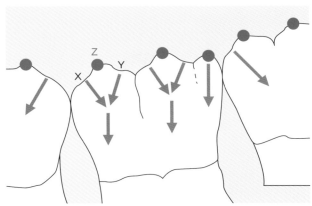

图4-2　XYZ接触（来自渡边隆史先生的奉献）。

围，有可能使髁突偏向后方，对颞下颌关节造成伤害。阻止产生偏向后方力的方法是平衡作用，就是让上颌后牙近中斜面和下颌后牙远中斜面发生接触。由于形成平衡作用的方向与闭合中止点方向相反，与下颌闭口路径是相互应对的关系，在矢状面内起到保持下颌颌位稳定的作用。这样的咬合关系也称作XYZ接触。X为闭合中止点，Y为平衡点，Z为牙尖顶（图4-2）。

同样，牙尖交错位的尖牙咬合也分为M型和D型两种。下颌尖牙牙尖咬合在上颌尖牙近中切缘称为M型，咬合在上颌尖牙远中切缘称为D型。D型咬合使髁突向后方偏移，对颞下颌关节造成伤害。因此尖牙的咬合最好为M型。

根据Shaw的研究，牙尖交错位每颗牙齿的接触面积最好为4mm²。然而，也有人认为接触位置比接触面积更重要。3点接触时每个功能尖就像3只脚一样形成非常好的稳定性（图4-3～图4-5）。牙尖交错位3点接触的功能尖尖顶由于和对颌牙不接触，因此不可能变得圆钝。

正常人在牙尖交错位只有上下颌后牙接触，切牙必须留有30μm间隙。这是考虑到用力咬合时后牙下沉的问题，如果开始就让切牙接触，那么后牙下沉时就会形成太大压力，结果就会造成切牙向前移动。虽然能够明白是否让尖牙接触的想法，但是最好比给切牙留有的30μm间隙小。

牙尖斜度

从牙尖顶到边缘嵴的斜面与牙长轴垂直的面所形成的角度叫作牙尖斜度。这个面与磨牙两个颊尖顶和两个舌尖顶中比较高的3个尖顶确定的平面一致，被命名为牙尖平面。解剖学上叫作三牙尖顶平面。

对于牙尖斜度，偏离正中颌位运动时对殆牙牙尖通过的运动路径垂直断面形成的牙尖倾斜和基准水平面所成的角度叫作有效牙尖斜度。呈现在前方运动过程中的有效牙尖斜度叫作矢状有效前方牙尖斜度，呈现在侧方运动过程中的有效牙

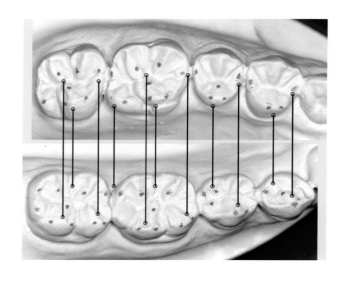

图4-3　功能尖窝关系（来自渡边隆史先生的奉献）。

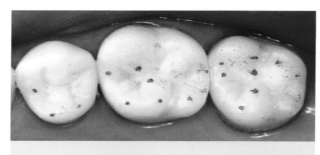

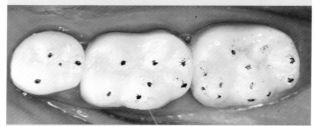

图4-4a　临时修复体咬合（来自渡边隆史先生的奉献）。

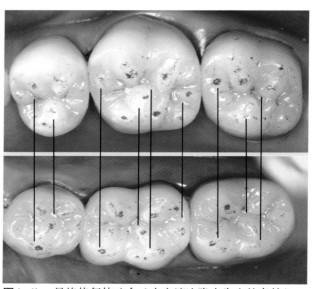

图4-4b　最终修复体咬合（来自渡边隆史先生的奉献）。

尖斜度叫作冠状有效侧方牙尖斜度，后者有工作侧和非工作侧两种。

　　通常说的牙尖斜度，如果考虑测量每颗被拔除的牙就容易理解。那样就不需要考虑运动学因素。实际牙齿越往远中牙长轴越倾斜，牙尖平面也越倾斜，所以牙尖斜度仅仅决定牙尖平面倾斜度的增减。为了避免这样的误差，有效牙尖斜度根据偏离正中颌位运动路径测量，其中包含了牙长轴的倾斜度。

　　为了提高咀嚼效率，希望牙尖斜度陡峭。然而，如果牙尖斜度太陡峭，在偏离正中颌位运动过程中就很难形成后牙咬合分离，牙齿就会受到过强的水平压力。相反，如果牙尖斜度太缓，咀嚼效率就会降低。由于McCollum等考虑由髁道决定牙尖斜度，所以把研究方向变成了阐明𬌗面形态。

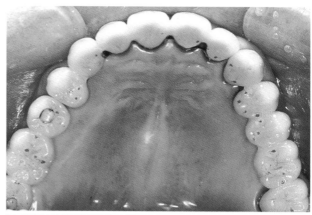

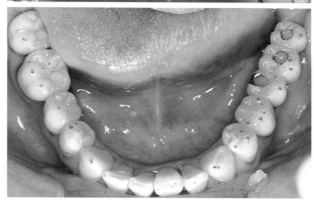

图4-5 修复体固定后的殆面状况（来自渡边隆史先生的奉献）。

牙尖干扰

殆学上偏离正中颌位运动时被重视的牙尖干扰有非工作侧牙尖干扰、工作侧牙尖干扰和前方牙尖干扰。

> **非工作侧牙尖干扰** 非工作侧牙尖干扰为发生在上颌后牙舌尖远中颊斜面和下颌后牙颊尖近中舌斜面之间，功能尖在运动过程中受对颌牙牙尖阻挡而形成，非工作侧相对咬合面最好不接触[5]。

Dawson[6]阐述非工作侧牙尖干扰给牙周组织施加非常强的扭转应力，是最具有破坏性的牙尖干扰之一，它的危害性有以下几点：

（1）由于距离起支点作用的髁突很近，所以咬合应力增加。

（2）由于应力方向几乎垂直于牙尖斜面，所以咬合应力增加。

（3）干扰的方向让后牙扭转的同时还发生旋转。

（4）非工作侧处于运动状态下，由于髁突通过韧带的固位力较弱，所以，即使很小的干扰也可以引起很强的咬合应力。

下颌磨牙远中颊尖在牙尖交错位时咬在上颌磨牙的中央窝，然而一旦开始做侧方运动，非工作侧就会向上颌磨牙近中舌尖靠近，所以这个位置很容易发生非工作侧牙尖干扰。为了避免这种现象发生，必须制作让下颌磨牙远中颊尖容易通过的殆面沟。这样的殆面沟使用倡导者的名字命名为Stuart沟。

现在，可以说非工作侧牙尖干扰有害是牙科领域的普通观念。为了避免这种干扰，于是就在牙合面形态和牙尖排列上下功夫，同时渗透着重视前牙诱导的思想。KroghPoulsen[7]、Posselt[8]、Ramfjord[9]、Shore[10]把非工作侧牙尖干扰作为与颞下颌关节紊乱病患者共同的咬合异常放到了第一位。

与此相对皆木等[11]把同侧尖牙牙尖在相对状态下咬合时形成的非工作侧磨牙咬合接触叫作防御性接触，区别于通常的非工作侧牙尖干扰。并且归纳了以下的流行病学调查结果：

（1）存在非工作侧防御性接触情况下，颞颌关节弹响发生率低，与年龄无关。

（2）缺少非工作侧防御性接触情况下，颞颌关节弹响发生率高，与年龄成比例。

（3）通常存在非工作侧牙尖干扰情况下，颞颌关节弹响发生率比较高。

综上所述，并非所有非工作侧牙尖干扰都有害。

> **工作侧牙尖干扰** 工作侧牙尖干扰发生在下颌功能尖颊斜面和上颌颊尖舌斜面之间。由于下颌后牙舌尖被制作得很低，因此在相同的舌尖之间不会发生工作侧牙尖干扰。

1961年，Schuyler认为非工作侧牙尖干扰诱发牙周组织外伤和颞下颌关节功能障碍，不适合有牙颌，提倡从平衡牙合中除去工作侧同名尖相对和非工作侧异名尖相对咬合关系[12]。正因为侧方运动时，工作侧前牙和后牙颊尖通过接触滑行分散了水平压力，所以将其取名为组牙功能来和D'Amico的尖牙诱导进行区分。

随后组牙功能被修正为侧方运动时工作侧

（包含尖牙）两颗以上牙齿的接触关系，成为尖牙诱导的一种类型。然而，把非工作侧牙尖干扰作为禁忌的观点即使在现在也很有效。

> **前方牙尖干扰** 前方牙尖干扰发生于上颌后牙远中斜面和下颌后牙近中斜面之间。这种牙尖干扰容易被疏忽，由于在临床上是有害的，所以一定要注意。

髁道对牙合面的影响

通常认为牙合学上，髁道不会因牙科医生的不同而改变，但是前牙诱导路径能够通过牙科医生的手进行随便修改。关于这点Guichet警告那样的修改范围必须有限制，一定要控制在不打乱两者协调的范围之内。有关下颌运动和牙合面协调在牙合学方面采用了以下法则[13]。

> **矢状髁道斜度** 矢状髁道斜度越大，偏离正中颌位运动过程中下颌就会向下方移动，后牙咬合分离就会变大，所以牙尖就可以制作得高一点。相反，矢状髁道斜度越小，下颌就会向水平方向移动，后牙咬合分离就会变小，所以牙尖必须制作得低一点。
>
> **水平侧方髁道角** 水平侧方髁道角（Bennett角）越大，侧方运动过程中下颌就会向水平方向移动，后牙咬合分离就会变小，所以牙尖必须制作得低一点。相反，这个角度越小，下颌水平方向移动量就会变小，所以牙尖可以制作得高一点。这个角度越大，下颌功能尖通过的方向就会朝向远中；这个角度越小，下颌功能尖通过的方向就会朝向近中。

迅即侧移 迅即侧移越大，侧方运动过程中下颌就会水平移动，所以必须扩大中央沟的宽度。相反，迅即侧移越小，水平移动量就会变小，所以可以缩小中央沟的宽度。迅即侧移越大，下颌功能尖通过的方向就会朝向远中；迅即侧移越小，下颌功能尖通过的方向就会朝向近中。

工作侧髁道上下朝向 工作侧髁道如果朝向上方，后牙咬合分离就会变得困难，所以牙尖必须制作得低一点。相反，工作侧髁道如果朝向下方，后牙咬合分离就会变得容易，所以牙尖可以制作得高一点。

工作侧髁道前后朝向 工作侧髁道如果朝向后方，下颌功能尖通过的方向就会朝向远中。相反，工作侧髁道如果朝向前方，下颌功能尖通过的方向就会朝向近中。

Spee曲线 Spee曲线弯曲很强的情况下，排在牙列近中牙齿的牙尖可以制作得高一点。相反，排在牙列远中牙齿的牙尖必须制作得低一点。

FOP角 FOP角是指矢状前方髁道延长线和𬌗平面所成的角。这个角度越小，髁道和𬌗平面就会变得平行，后牙咬合分离就会变得很难，因此牙尖必须制作得低一点。相反，FOP角度越大，后牙咬合分离就会变得容易，所以牙尖可以制作得高一点。

髁突间距离 髁突间距离越大，侧方运动过程中非工作侧髁突就会垂直移动，所以牙尖可以制作得高一点。相反，髁突间距离越小，非工作侧髁突就会水平移动，所以牙尖必须制作得低一点。髁突间距离大的情况下，下颌功能尖通过的方向就会朝向近中；髁突间距离小的情况下，下颌功能尖通过的方向就会朝向远中。

覆𬌗 深覆𬌗情况下，偏离正中颌位运动一开始就会形成后牙咬合分离，所以牙尖可以制作得高一点。相反，浅覆𬌗情况下，几乎不形成后牙咬合分离，所以牙尖必须制作得低一点。

覆盖 覆盖几乎没有的情况下，偏离正中颌位运动一开始就会形成后牙咬合分离，所以牙尖可以制作得高一点。相反，深覆盖的情况下，即使开始偏离正中颌位运动后牙也很难形成咬合分离，所以牙尖必须制作得低一点。

综上所述，在𬌗学上从髁道推断出𬌗面形态的观点呈现了前文所讨论的具体方针。然而，有关从髁道推断出前牙诱导的方法还未见报道。

种植牙应用

在𬌗学上作为牙尖交错位的咬合一直重视尖窝（图4-3～图4-5）、3点接触、ABC接触、XYZ接触。另一方面，作为全口义齿的咬合Pound推荐了舌侧集中𬌗，得到了很多人的支持。

种植牙咬合从单颗牙到无牙颌涉及的范围很广，设想了各种各样的情况。学者们给临时修复体制作舌侧集中𬌗，待颌位关系稳定后制作𬌗学咬合的最终修复体，获得到了良好效果。

如果把舌侧集中𬌗用于最终修复体，患者下颌不稳定，可能出现咬颊黏膜的问题。所以，还是考虑最终修复体形成AB接触的𬌗学咬合关系比较合适。为了避免产生水平压力，最好不要形成C接触。

关于种植牙咬合，以天然牙为对象的𬌗学和以全口义齿为对象的舌侧集中𬌗的各个要素，对于每个病例怎么糅合，斟酌处理很重要。

参考文献

[1] Lucia VO. Modern gathological concepts. CV Mosby St Louis 1961.

[2] Stallard H, Stuart CE. Concepts of occlusion- what kind of occlusion should recusped teeth be given. Dent Clin North America 1963; Nov: 591-606.

[3] Thomas PK. Syllabus on full mouth waxing technique for rehabilitation; Tooth-to-tooth cusp fossa concept of organic occlusion 2nd ed. University of California San Francisco 1967.

[4] トーマスPK，館野常司．ナソロジカル・オクルージョン．東京：書林 1977.

[5] GPT-6. Glossary of prosthodontics terms. 6th edition. The Academy of prosthodontics. J Prosthet Dent 1994; 71: 43-112.

[6] Dawson PE. Evaluation diagnosis and treatment of occlusal problems. 2nd ed. CV Mosby St Louis 1989.

[7] Krough-Poulsen WG, Olsson A. Management of the occlusion of the teeth. In: Schwartz L, Chayes CM (ed) Facial pain and mandibular dysfunction. Philadelphia: Saunders 1986: 236-280.

[8] Posselt U. Physiology of occlusion and rehabilitation. 2nd ed. Blackwell Scientific Publications Oxford and Edinburgh 1968.

[9] Ramfjord SP, Ash MM. Occlusion. 2nd ed. Philadelphia: Saunders 1971.

[10] Shore NA. Temporomandibular joint dysfunction-symptoms and management.J Prosthet Dent 1967; 18: 365-375.

[11] 皆木省吾ほか．顎関節内障の発症調節メカニズムに関する研究・平衡側防御接触が平衡側顎関節の動態に及ぼす影響．補綴誌 1990; 34: 56.

[12] Schyler CH. Factors contributing to traumatic occlusion.J Prosthet Dent 1961; 11: 708-715.

[13] Huffman R, Regenous J. Principle of occlusion. 8th ed. Columbus: Ohio HR Press 1980.

第5章

前牙诱导之谜

在运动面弓开发过程中，即使让操纵杆的诱导状态进行各种各样的变化，结果都没有发现计测的髁道发生变化，所以在和咬合相关联的主要因素中髁道被看作是最重要的因素。这样，殆学上把下颌三角后方顶点髁道作为每个人终身不变的准则引起了重视。

后来，以天然牙理想咬合从平衡殆变为相互保护殆为契机，开始对再现后牙咬合分离感兴趣，认识到那样的发现与前牙诱导路径有关系。但是，当时以殆学为主的咬合学水平在技术上不可能通过定量计测数据进行运动学方面的解析。因此，不清楚髁道和前牙诱导路径有着怎样的关系。这个问题作为没有解决的课题原封不动地被保留下来。

切道研究史

用下颌三角代表下颌运动来解析的情况下，通过后方两顶点左右髁突中心的运动轨迹（髁道）和前方顶点切点的运动轨迹（切道）来表现是最普通的方法。下颌偏离正中颌位运动中切点描记的轨迹叫作切道，能比较简单地计测，所以

很早以前就作为研究对象。

Luce（1899）把反射性高的玻璃球固定在切点和髁突部位，然后在矢状面和冠状面拍照，测定生体的下颌运动。并且寻找切点的前方边缘开口运动和后方边缘开口运动，搞清了矢状面内运动范围的形态。除此之外，还发现开闭口运动时冠状面轨迹呈现各种各样的弯曲，同时存在严重的个人差异等。但是没有发现与测定结果有共性的普遍规律，而且也没有和临床形成关联，所以没有获得高的评价。

Ulrich也利用安装在面部下颌骨轮廓上的6个高反射性银球拍摄矢状面和水平面上的髁道和切道照片，详细地研究了下颌运动。获得了下颌开口角度为25°，最大开口时髁突移动14mm，侧方运动初期下颌整体向工作侧偏移1.5～3.0mm，侧方运动时下颌旋转中心位于工作侧髁突的后方内侧等许多知识。

Zsigmondy（1912）从冠状面观察咀嚼运动中切点的运动路径，探明这个运动是由从牙尖交错位向下方开口的第1相，从开口位向侧方偏离的第2相，再从那个位置回到牙尖交错位的第3相组成的三角形运动路径。

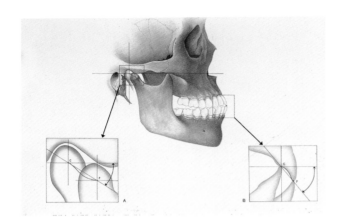

图5-1　前方切道和前方髁道共同形成后牙咬合分离。

1952年Posselt[1]测定了下颌做边缘运动时切点的运动范围，后来报道了称作Posselt图形的纺锤状运动范围棱柱形。这个棱柱形的高是40~60mm，上面近远中径为10mm，左右径为20~30mm。棱柱形上部顶点和牙尖交错位一致，上面表示通过髁突和上下颌牙所做的接触滑移形态，称作接触运动面。

Gysi（1908）主张切道作为下颌运动的向导和髁道具有同样的重要性，并首先为其进行了修复学定位，指示前方滑行运动是由矢状切道和矢状前方髁道两方面支配。Gysi为自己开发的可调节𬌗架设计了由切导针和切导盘组成的切导装置，这个装置对后来𬌗架的设计给予了很大影响。

Gysi开发哥特式弓（Gothic arch tracer），发现水平侧方切道具有个体差异。于是开发了可以分别调节侧方切道的切导盘，从那儿所作垂线与髁道所作垂线的交点确定为侧方运动时的垂直轴。Gysi到了晚年，其引进了弟子Fischer[2]的重轴学说，把切导盘的形态由平面改成了沟槽状。

切道虽然从各个角度被研究，但是从来都没有超出每个研究者自己的观察范围。其中Gysi的研究虽然很卓越，但是由于使用作图法，为了从三维立体空间解析侧方运动，理论上必须制作数千张图形，结果也不能达到目的。可是从髁道和切道探寻侧方运动轴可以说是独创的着眼点。

不期而遇，Gysi和McCollum在侧方运动旋转轴的设置上考虑利用哥特式弓，这就应该从赋予切道咬合学价值方面加以评价。可是切道和髁道的关系未能科学彻底地解决，直到最近有牙颌修复时𬌗架切导盘调节才在髁道调节后复制天然前牙形态情况下附带进行。其意义是保持石膏模型上下颌间的垂直距离，在𬌗架上做偏离正中颌位运动时防止石膏模型破损，仅仅具有消极的意义。

前方切道和侧方切道

前方运动时切点描记的路径叫作前方切道，前方切道在矢状面内和基准水平面所成的角叫作矢状前方切道斜度。相对于轴平面（Axis plane）的矢状前方切道斜度平均47°。侧方运动时切点描记的路径叫作侧方切道，侧方切道在矢状面内和基准水平面所成的角叫作矢状侧方切道斜度。相

图5-2　尖牙诱导在回避编入人类遗传因子中的水平运动习惯方面是行之有效的。

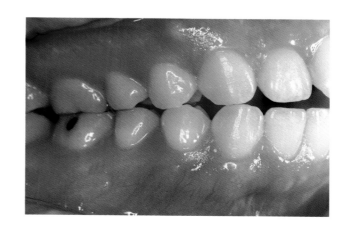

对于轴平面（Axis plane）的矢状侧方切道斜度平均68°，可是作为咬合主要因素的重要性被降低了（图5-1）。

矢状前方切导斜度（平均47°）和矢状前方髁导斜度（平均42°）之间存在5°角度差。作为获得适当后牙咬合分离的条件，McHorris[2]希望这两者之间的角度差在5°以内，据此阐述如果角度差比5°更大，患者就会感觉不适。前面叙述的结果和这个观点非常一致。

与此相对应，Slavicek[3]阐述牙尖交错位时，把上颌中切牙舌面和下颌中切牙接触的位置作为边界，并据此区分上方的平缓斜面和下方的陡峭斜面。平缓斜面和下颌三角平面几乎平行，闭口时沿下颌中切牙长轴方向直行。陡峭斜面比矢状前方髁道的陡度平均大9°，与McHorris值形成了差异。

把侧方切道在水平面上的投影叫作水平侧方切道，如果把左右水平侧方切道组合在一起就形成了有名的哥特式面弓。这是根据哥特建筑的屋顶形状而命名，是Gysi从执教的苏黎世大学眺望教堂形貌获得的启发。左右水平侧方切道在水平面内形成的角叫作水平侧方切道角，根据Gysi（1929）的研究那个角度平均为120°。

哥特式面弓的顶点和正中颌位一致。如果给哥特式面弓添加前方切道，就可以形成类似于鸟脚印的3根爪形状图形。如果把这个图形描记在咬合面上，上颌和下颌的顶点方向不同，上颌朝向远中，下颌朝向近中。

D'Amico贡献

1958年D'Amico对原始人和纯白印度人咬合进行了广泛的人类学研究。虽然可以想象人和猴共同祖先"化石猿"拥有粗大的尖牙，但是随着进化一旦具备了人的特征，尖牙就变得很小，并在牙列中确认了严重的切端咬合和咬合磨耗。这个特征为所有原始人共有，一直持续到2000年前弥生时代的人类。

一方面从"化石猿"分化出不同后代的现代类人猿拥有粗大的尖牙，仅做开闭口运动。他们的牙列没有发现磨耗。通常认为原始人拥有厉害的切端咬合和咬合磨耗是强行咀嚼坚硬生肉或草木的结果。人的牙齿生来就有吃果实、吃肉的中间形态，并不适合杂食。随着"化石猿"的进化，一旦能够以各种动植物为食物，就要求下颌做水平运动，正是为了适应这样的要求尖牙就发生了退化（图5-2）。

现代类人猿和"化石猿"一样进行饮食生活。由于食用柔软的果实时只做开闭口运动就足够了，所以类人猿的尖牙也就不可能变小。尖牙粗大意味着制约偏离正中颌位运动，就会发生后牙咬合分离。其结果是类人猿牙尖保持原有的形态，不发生磨耗。

现代人日常摄取以水果为基准的柔软食物，没必要进行过度的水平运动，然而经过几十万年进化，由于把不得不咀嚼坚硬食物的习惯编入遗传因子之中，所以就有了必须进行水平运动的倾向。为了防止这种现象，D'Amico主张了尖牙诱导和后牙咬合分离。

通过尖牙诱导形成后牙咬合分离这种现象无非就是让尖牙单独承受偏离正中颌位运动时产生的水平压力。D'Amico把尖牙适合承受水平压力的解剖生理学依据列出了以下事项：

（1）尖牙被致密的牙槽骨包绕，即使一点点的刺激也会敏感地做出反应。

（2）冠根比例优越，牙根很长。

（3）位置距离颞下颌关节较远，难以受到水平压力的作用。

（4）尖牙牙周膜中存在敏锐的感受器，具有自我感受作用，控制着下颌的位置和运动。

尖牙诱导验证

牙齿感压能力大约为5g，其阈值前牙比后牙高（Lowenstein 1955）。河村等（1967）举证从中切牙到第二磨牙越往远中感压能力就越低，暗示尖牙诱导符合生物学的要求。

Slavicek[3]研究咬合模式和肌肉活动的关系，

阐述了与尖牙诱导降低肌肉活动相对，组牙功能提高肌肉活动。小林和志贺等[4]报告咀嚼循环、咀嚼节奏和肌肉活动，无论从哪个方面看尖牙诱导都比组牙功能稳定。纵观这些研究明白尖牙才是抵制有害水平压力来保护后牙的最适合牙齿。

D'Amico提倡的尖牙诱导最初是以诱导前方运动和侧方运动为特征。根据这个理论，只要在上颌尖牙舌面安装舌面板就可以顺利实现后牙咬合分离，于是这种修复方法很快得到了普及。由于舌面板制作过程中完全没有考虑与下颌运动的关系，所以这项技术造成尖牙负重过度，没有获得成功。

尖牙诱导通过侧方运动过程中，工作侧上颌尖牙舌面与下颌尖牙牙尖和下颌第一前磨牙颊尖近中斜面发生接触滑移形成。由于天然牙列中尖牙诱导前方运动十分罕见，所以经过时间的考验，尖牙诱导仅适用于侧方运动，并改称为尖导。Stallard和Stuart[5-6]表达了考虑正中颌位和髁道理想咬合关系的想法，引入D'Amico的尖牙诱导并提倡了组牙保护𬌗。

前牙诱导

GPT-6（Glossary of prosthodontics terms, sixth edition）把前牙诱导分为天然牙、𬌗架和修复体进行了以下定义：

（1）生体上下颌牙接触滑移时前牙接触面对下颌运动的作用。

（2）切导针和切导盘接触面对𬌗架运动的作用。

（3）人体所有偏离正中颌位运动中防止后牙接触制作的前牙修复体。

前方运动和咬合相关联的部分是从正中颌位到切端咬合位的距离，中野[7]的报告是3.6mm，

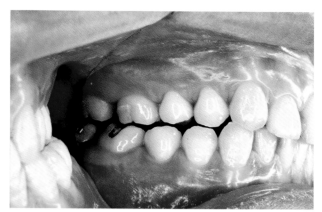

图5-3a 尖牙诱导和侧方髁道共同形成后牙咬合分离。

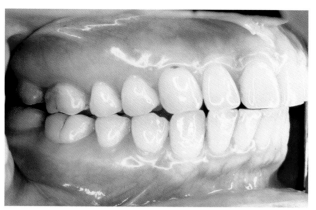

图5-3b 前方切道和前方髁道共同形成后牙咬合分离。

保母等[8]的报告是4.1mm。把这段距离的切牙接触叫作切牙诱导。另外，侧方运动和咬合相关联的部分是从正中颌位到尖牙的牙尖咬合位，其距离上下切牙点之间为5.0mm，尖牙牙尖之间为4.1mm[7]。把这部分的尖牙接触叫作尖牙诱导。切牙诱导和尖牙诱导与后牙咬合分离密切相关。

根据尖牙诱导和组牙功能在形态方面的比较研究，两者差异来自尖牙的覆𬌗，其大小是尖牙诱导为4.0mm，组牙功能为2.2mm。覆𬌗是通过下颌尖牙牙尖的位置差形成。正因为如此，调改尖牙诱导时应该修整下颌尖牙牙尖，而延长上颌尖牙牙尖来确保尖牙诱导是错误的[9]（图5-3）。

施加在下颌尖牙上的咬合力容易沿牙齿长轴方向汇集，而且可以通过接触点把侧方压力分散到邻牙。所以调改尖牙诱导路径时修整下颌尖牙比修整上颌尖牙更适合生物力学的原理。

当前，前牙诱导这样的术语与尖牙诱导和切牙诱导这些术语一起具有不统一使用的趋势。但是前牙诱导这样的术语为了形成后牙咬合分离包含前牙所起的综合作用，纳入前方运动和侧方运动两个要素，所以用来说明这些现象也许是最恰当的术语。Dawson[10]建议不区分尖牙诱导侧方运动、切牙诱导前方运动这些功能，让所有前牙诱导下颌偏离正中颌位运动，提倡前牙组牙功能这

样的术语。他的意图也和想象的一样具有共同之处。

前牙诱导是在上下颌牙接触滑移条件下，下颌偏离正中颌位运动时，通过切点描记的运动路径（切道）所发现的成果。可是天然牙列诱导的主角不仅仅是中切牙（前方运动）和尖牙（侧方运动），而且还有工作侧牙尖干扰与非工作侧牙尖干扰形成的前磨牙和磨牙诱导。无论哪种情况，下颌运动都是通过下颌三角形前方顶点的切点运动路径即切道来呈现。

前牙诱导作为有牙颌咬合关系在牙科界被定论，它和后牙咬合分离的发现相关，现在已经成为牙科的常识。可是关于后牙咬合分离的形成机制直到现在还没有弄清楚。所以前牙诱导和后牙咬合分离在修复操作中通过试错法完成，众人认可的科学方法还没有出现。

以前包含𬌗学的咬合研究中，由于不存在实验证明和科学说明前牙作用的方法，所以临床上也没有指导具体怎么做的答案。关于这一点，1982年从𬌗学创始人之一Stuart在临终前对保母吐露"前牙诱导还没弄清楚"这样率直的感想中也能有所察觉。Stuart最后用"想把这个研究拜托给McHorris或保母"这样的语言结束了。这就成为来自𬌗学的托付。

种植牙应用

前牙诱导是由前牙被覆盖而形成。天然牙被覆盖诱导下颌的情况是通过神经肌肉系统保护前牙，这样的咬合关系非常有效。可是用种植牙修复前牙的情况下，是否也能期待神经肌肉活动的作用，其详细机制还没有被弄清楚。

在偏离正中颌位运动时，为了形成后牙咬合分离，必须上下颌某颗牙发生接触来诱导下颌。这颗牙虽然受到了水平压力，但它如果是发生在牙列前方，危害性就很小，可以看作为生理性接触。根据这个理论给尖牙诱导赋予了合理性。

种植修复的尖牙是否适合这个理论还不清楚。作为安全对策，建议使用包含尖牙的组牙功能。另外，像无牙颌病例那样工作侧牙齿缺失的情况下，也有让非工作侧牙齿接触的方法。非工作侧牙齿接触和尖牙诱导同时发生情况对颞下颌关节有防御作用，也就有了安全性这样的意见。

前牙诱导虽然是殆学提倡的理论，但是种植修复怎样引入这样的理论还没有答案。本书主要介绍佩戴临时树脂修复体，再更换经喷砂处理的金属咬合面临时修复体，一边调磨闪亮点，一边确认前牙诱导，进而为种植牙寻求稳定下颌位的方法。

参考文献

[1] Posselt U. Studies in the mobility of the human mandible. Acta Odontol Scand 1952; 10: 13-160.

[2] McHorris WH. Occlusion with particular emphasis on the functional and parafunctional role of anterior teeth. J Clin Orthod 1979; 13: 606-620.

[3] Slvicek R. Die funktionellen determinanten des kauorgans. Zahnärztlich-medizinisches Schrifttum München 1984.

[4] 志賀博ほか．咀嚼運動の機能的分析・咬合型別にみた正常者の咀嚼運動経路（その2）．歯学 1987; 75: 528-529.

[5] Stuart CE, Stallard H. Principles involved in restoring occlusion to natural teeth. J Prosthet Dent 1960; 10: 304-313.

[6] Stuart CE. Why dental restorationsshould have cusps. J Prosthet Dent 1960; 10: 553-555.

[7] 中野雅徳．側方滑走運動における顆路と歯牙路に関する研究．補綴誌 1976; 19: 647-665.

[8] 保母須弥也編．新編咬合学事典．東京：クインテッセンス出版1998.

[9] 江田清．矢状面における上下顎犬歯尖頭および臼歯各咬頭頂の位置関係について–3次元座標測定器による研究．歯学1982; 70: 36-56.

[10] Dawson PE. Evaluation, diagnosis and treatment of occlusal problems. 2nd ed. St Louis: CV Mosby 1989.

第**6**章

下颌运动电子解析

前牙诱导调节髁道

下颌运动最新研究的主体变成了具有三维空间6自由度计测能力的电子下颌运动计测装置。如第3章描述的那样，从工作侧髁道的研究结果显示，工作侧髁道移动轨迹一般位于水平基准轴上朝向正侧面，在矢状面上不发生偏离。这暗示了对于健康的颞颌关节来说，在这样的方向上工作侧髁道移动最自然[1-3]。

Coffey等[4]人为地给被试验者形成后侧方和前侧方两种尖牙诱导，研究工作侧髁道后发现后侧方尖牙诱导工作侧髁道移向了远中。佐藤等[5]制作上颌尖牙近中与下颌尖牙远中接触和上颌尖牙远中与下颌尖牙近中接触两种类型尖牙诱导。结果确认后者诱导下工作侧髁道通过靠近远中的轨迹，髁突后方关节间隙有变狭窄的趋势。这些事实显示髁道通过前牙诱导发生改变。把前者的诱导形态叫作M型，后者的诱导形态叫作D型。

保母和高山[6]假设工作侧髁道在水平基准轴上向正侧面移动，用计算机算出每个受试者测量值形成的侧方切道，并命名为中间线。每位受试者工作侧髁道在矢状面内发生偏移，要么偏向上方，要么偏向下方，并非向正侧面移动。理所当然设想每个受试者的侧方切道也不一样（图6-1）。

对每位受试者中间线和侧方切道偏离研究后发现，侧方切道通过中间线上方时工作侧髁道偏向上方，侧方切道通过中间线下方时工作侧髁道也偏向下方。确认了前后方向也有同样的趋势。根据这个研究清楚了工作侧髁道在矢状面内偏移（Bennett运动）与前牙诱导路径和中间线之间发生的偏离有很强的关联性。两者之间的相关系数是上下方向为0.99，前后方向为0.97，$P<0.0017$（图6-2）。

侧方切道位于中间线上方，压下颌向下的分力较小，所以后牙咬合分离量减少。为了修正这种情况，工作侧髁道必须偏向上方。相反，侧方切道位于中间线下方，压下颌向下的分力较大，所以后牙咬合分离量变大。为了修正这种情况，工作侧髁道必须朝向下方。前后方向也是一样。

与牢固直立在牙槽窝内的上下前牙形成的前牙诱导相对，髁道诱导是通过软组织比较柔和地连接颞下颌关节而形成。据此启发在机械理工学

—41—

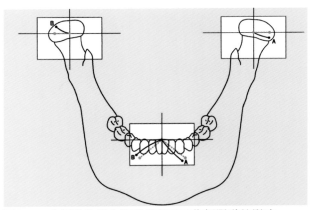

图6-1 中间线和侧方切道偏离对工作侧髁道的影响。

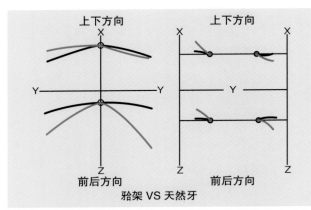

图6-2 侧方切道通过中间线上方时工作侧髁道偏向上方，通过下方时偏向下方。这就暗示了工作侧髁道在矢状面内偏移对后牙咬合分离量具有调节作用。

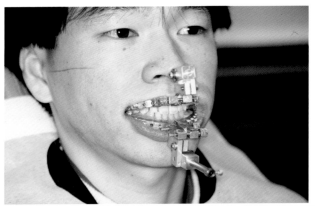
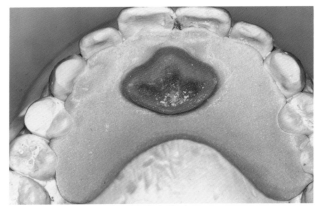

图6-3a，b 佩戴再现中间线的树脂殆叉，人为修正前牙诱导。工作侧髁道在矢状面内的偏移大约减少1/4。

a | b

方面可动性高的髁道受几乎没有可动性的前牙诱导影响。结果也就产生了这样的疑问，髁道难道不是随前牙诱导的变化而变化吗？

为了确认以上这种情况选择矢状面内工作侧髁道有明显偏移的受试者，给每位受试者佩戴可以再现中间线的树脂殆叉，人为修正前牙诱导，研究工作侧髁道。结果确认矢状面内偏移平均减少1/4[8]（图6-3）。

这个试验确认一位受试者水平侧方髁道发生变化，发现迅即侧移一旦消失，工作侧髁道侧方

偏移（侧向移位）也随之消失。据此启示通过前牙诱导不仅工作侧髁道发生变化，非工作侧髁道也发生变化（图6-4）。

当然，前牙诱导虽然代表切点运动，但是其中也包含通过工作侧和非工作侧牙尖干扰形成的上下牙列间异常咬合关系，并且隐藏了偏离正中颌位运动时的所有咬合接触关系。因此，可以说前牙诱导详细记录着患者的咬合信息。

前牙诱导由患者的咬合决定，髁道受其影响无非是髁道根据患者的咬合而改变。这个事实表

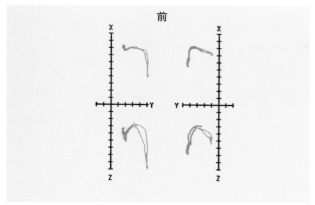
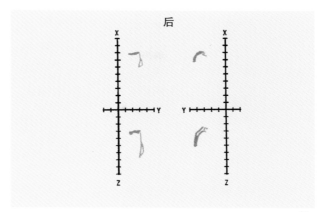

图6-4a，b　迅即侧移和工作侧髁道侧向偏移消失的病例。

a｜b

明，患者咬合不良的情况下，髁道也有可能变得不良。所以即使以髁道为基准制作修复体，如果髁道不良，咬合也可能变得不良。

　　根据以上情况计测的患者髁道，即使让其再现到𬌗架上，结果能否使修复体形成良好的咬合也是个疑问。与其相应，应该以令人信服的咬合为目标，于是脱离患者咬合制作新的前牙诱导，侧方运动时让工作侧髁突在横向水平轴上向正侧面移动。因此，迎来了告别𬌗学重视的髁道计测时代。

后牙咬合分离机制

　　前牙诱导和后牙咬合分离相关虽然成了牙科的常识，但必须要弄清楚这个发现的机制。保母和高山通过几何作图法清晰地做了描述。这里将以二维平面运动的前方运动为例进行说明[9]。

　　图6-5矢状髁道斜度为标准值40°，矢状切道斜度和牙尖斜度在这种情况下显示平行状态（40°）。这种状态如果做前方运动，下颌只能平行移动，结果上下颌后牙就滑移形成平衡𬌗。

　　图6-6保持矢状髁道斜度和牙尖斜度40°不变，设定矢状切道斜度为60°的状态。这种状态如果做前方运动，下颌就会平行移动的同时做旋转运动，结果上下颌后牙就会稍许分离。像这样通过让矢状切道斜度变得陡峭形成的后牙咬合分离量称为前牙诱导分量。

　　McHollis推荐让矢状切道斜度比矢状髁道斜度大5°，如果比此角度更大，患者就会感觉不舒适，这在前面已经有所叙述。这种情况下如果用计算机计算通过前牙诱导分量形成的后牙咬合分离量，结果仅为0.2mm。

　　图6-7表示设定矢状髁道斜度为40°，矢状切道斜度为45°，牙尖斜度为标准值25°的状态。这种状态如果做前方运动，上下颌后牙就会完全分离。这是由于牙尖斜度比髁道平缓而形成的后牙咬合分离量增加。因此把这种情况称为"牙尖形态分量"。

　　通过围绕横向水平轴旋转的前牙诱导分量和牙尖斜度比髁道平缓形成的牙尖形态分量的共同作用，上下颌后牙就会分离得很大。这时用计算机验算后牙咬合分离量，结果发现和标准的后牙

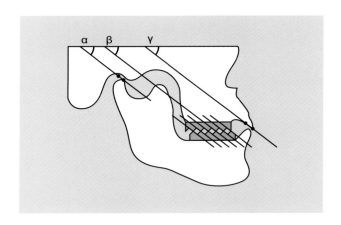

图6-5 这个系列后牙咬合分离量变为0。

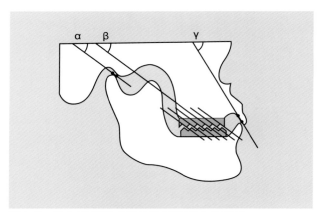

图6-6 这个系列形成微量的后牙咬合分离量。

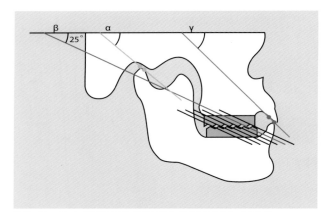

图6-7 这个系列可以获得充分的后牙咬合分离量。

咬合分离量相同。

综上所述，后牙咬合分离主要受髁道斜度、切道斜度和牙尖斜度3个方面要素影响。

前牙诱导影响程度

把髁道、前牙诱导和牙尖斜度对后牙咬合分离的影响程度通过计算机演算进行比较。结果发现髁道、前牙诱导和牙尖斜度对于第二磨牙咬合分离量的影响是前方运动为1∶2∶2、侧方运动非工

作侧为1∶3∶3、工作侧为1∶4∶4。过去，髁道作为咬合的基准引起了重视，然而根据前述结果，其影响程度只是前牙诱导的1/2或1/4。因此，和前牙诱导相比，必须逆转从前重视髁道的想法。

另外，髁道代表开闭口运动路径的差异有很大的偏离，其值相对于平均值来说前方运动达到29%，侧方运动达到57%。根据这样的事实可以得出，仅仅以髁道为基准是不可能获得良好咬合的结论。

前牙诱导可信度

前牙的生理动度为中切牙108μm左右，尖牙64μm左右[10]。所以前牙诱导就像颞颌关节一样通过软组织平缓地和关节窝相连的构造决定发生偏离的余地很少。尽管电子测量装置计测的数据没能确认前牙诱导过程中开闭口运动路径的差异，但也不能说是完全没有，只不过是偏离量很少而已。

然而，仅凭那一点不能把下前牙诱导代替髁道作为咬合基准的结论。正常咬合时人的前牙诱导标准偏差无论是前方运动还是侧方运动都约为10°。根据这种情况形成的偏差大小相对于平均值来说前方运动达到26%，侧方运动达到37%。这种在髁道方面存在的偏差大小还没有达到可以忽略不计的程度。

有关咬合异常的发生率，根据Kelly等[11]的研究深覆𬌗为6.6%，开𬌗为2.5%，安氏Ⅱ类为9.4%，安氏Ⅲ类为0.8%，合计达到19.3%。根据这个结论发现每5名患者中就应该有1名患者符合本人的标准没有前牙诱导。虽然前牙具有牢固直立在牙槽窝内很难动摇的特征，但是由于前牙诱导存在偏差，并且咬合异常发病率高，所以把前牙诱导作为咬合基准的可信度还不够充分。

牙尖斜度可信度

与后牙咬合分离相关的3个要素中最后一个牙尖斜度的探讨。牙尖斜度对后牙咬合分离的影响程度是髁道的2~4倍，和前牙诱导相同。为了验证牙尖斜度的可信度，关川等[12]、Kanazawa等[13]参考了用云纹法（Moire method）分析萌出后不久的小学生牙列模型𬌗面牙尖和沟窝位置关系的数据。结果发现，尖窝距离及高度的偏差相对于平均值仅10.6%。这和上面所述髁道诱导29%~57%、前牙诱导26%~37%的数据相比，大约有4倍的可信度。由于牙尖斜度是从尖窝距离求得的相关数据，所以可以认为具有同样的可信度。

综上所述，在修复临床上，只有把牙尖斜度作为咬合的基准才是最合适的因素。体现后牙咬合分离的重要因素不是髁道，而是萌出不久的磨牙牙尖斜度。

种植牙应用

电子解析数据带来了很多新的见解。一方面，种植体植入手术可以在计算机3D图像上进行虚拟设计，确定植入位置。植入位置参考设想的最终修复方式制作影像学导板（Radiographic guide）咬合面，自上而下进行分析并做出决定。

根据这些数据委托工厂生产外科手术导板（Surgical template），可以不翻瓣在事先设想的位置植入种植体。而且也可以使用相同的导板在植入种植体手术之前制作工作模型和上部结构。通过这样的方法能够容易地实行即刻负重。这样种植牙修复就进入了数字化时代。

虽然最终修复体可以通过CAD/CAM进行生产，但是现阶段𬌗面还是影像学导板的复制品。将来下颌运动电子解析数据和这对接是理所当然的趋势，最终实现咬合和种植牙数字信息相结合。

口腔种植咬合技术

参考文献

[1] 保母須弥也. 下顎側方運動における顆頭の運動顎的中心に関する研究. 顆頭間軸運動範囲における集束点の存在について. 歯科学報　1982; 82: 1509-1545.

[2] Hobo S. A kinematic investigation of mandibular boder movement by means of an electronic measuring system. Part II. A study of the Bennett movement. J Prosthet Dent 1984; 51: 642-646.

[3] Hobo S. A kinematic investigation of mandibular boder movement by means of an electronic measuring system. Part III. Rotational center of lateral movement. J Prosthet Dent 1984; 52: 66-72.

[4] Coffey JP, Mahan PE, Gibbs CH, Welsch BB. A preliminary study of the effects of tooth guidance on working side condylar. movement. J Prosthet Dent 1989; 62: 157-162.

[5] 佐藤裕ほか. 側方運動のガイドの変化が顎運動に及ぼす影響. 補綴誌　1995; 39: 47.

[6] 保母須弥也, 高山寿男. 咬合学. 東京：クインテッセンス出版　1995: 298-301.

[7] Hobo S, Takayama H. Effect of canine guidance on the working condylar path. Int J Prosthodont 1989; 2: 73-79.

[8] 保母須弥也, 高山寿男. 前歯誘導が作業側顆路に及ぼす影響の解析. 補綴誌　1997; 41: 38.

[9] 保母須弥也, 伊藤秀文, 高山寿男. 咬合学臨床アトラス. 東京：クインテッセンス出版　1995; 4-8.

[10] Rudd KD, O'Leary TJ. Horizontal tooth mobility in carefully screened subjects. Periodontics 1964; 2: 65-68.

[11] Kelley JF, Sanchez M, van Kirk LE. An assessment of the occlusion of teeth of children Deta from the National Health Survey: National Center for Health Statistics. US public Health Service 1973.

[12] 関川三男ら. 日本人下顎第一大臼歯咬合面の立体計測. 歯基礎誌　1983; 25: 737-744.

[13] Kanazawa E, Sekikawa M, Ozaki T. Three-dimensional measurements of the occlusal surface of upper first molars in modern Japanese population. Acta Anat 1984; 116: 90-96.

第**7**章

后牙咬合分离的解释

后牙咬合分离和咬合关系

下颌偏离正中颌位运动时上下颌后牙不发生接触滑移而离开的现象叫作后牙咬合分离。偏离正中颌位运动时形成的水平压力由于给天然牙增加非生理性应力，所以被视为有害，为了分散这些应力在咬合关系方面提出了各种各样的建议。后牙咬合分离虽然被认为是最合理的方法，但是在此过程中形成了平衡殆、组牙功能殆、尖牙诱导殆、相互保护殆等咬合关系。

平衡殆是偏离正中颌位运动时，上下颌所有牙齿接触滑移，尽可能让更多的牙齿分散水平压力，尽管最初适用于全口义齿，后来就如前面所述也用于有牙颌。因为两侧牙列同时接触，所以也叫作双侧平衡。

矢状面内二维平面运动的前方运动中制作平衡殆比较容易，然而三维空间运动的侧方运动中制作这种咬合非常困难。下颌被比作倒立的三脚架，在三维空间内的位置是由左右髁突中心和切点3点决定。然而，平衡殆除了两个髁突中心以外，左右两侧牙列必须接触，合计受到4个条件

制约。

如果把下颌比作桌子，那么就可以知道3条腿桌子即使在凹凸不平的地板上也能简单地获得平稳。可是，4条腿的桌子如果桌脚不能精密地制作整齐，就不可能获得稳定。然而，在左右两条腿上有相当于牙尖数目的脚趾。为了形成平衡殆，必须准确地制作每个牙尖。因此，实现那样的结果是非常困难的，如果勉强地制作每个牙尖，那么殆面的颊舌径就会变得异常宽大，或者牙尖就会变得非常陡峭，并且垂直距离会变得很高。安装这样的修复体一定会引起各种各样的副作用。

组牙功能殆是从平衡殆中除去非工作侧牙尖接触（异名尖相对）和工作侧舌侧同名尖接触（同名尖相对）的咬合关系，这是1961年由Schuyler提出的概念。天然牙经常可以见到，20世纪60年代得到了普及。

Schuyler观察咀嚼运动发现闭口运动时工作侧下颌颊尖超越牙尖交错位向舌侧偏移，有时和上颌舌尖颊斜面发生碰撞，在这里如果存在食物，就会对接触部位产生强大的侧方压力。

组牙功能殆是把侧方运动过程中产生的水平压力由工作侧中切牙到最后磨牙所有牙齿承担的

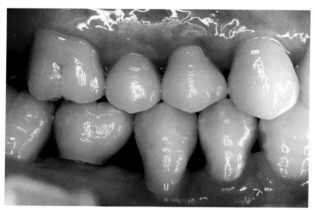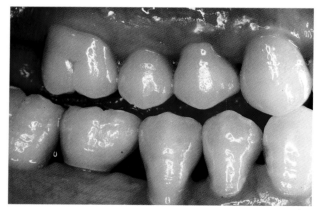

图7-1a，b　尖牙诱导和后牙咬合分离形成情况。

a | b

咬合关系。Schuyler对D'Amico的尖牙诱导持有怀疑，认为与其让工作侧1颗尖牙来承担侧方运动过程中产生的水平压力，倒不如让工作侧所有牙齿来均匀分担。

　　这种咬合如果用桌子来比喻，就相当于3条腿桌子。然而，前面可以看作1条腿，在那儿有相当于工作侧牙齿的脚趾。虽然只是单侧，但是在天然牙列中像这样所有的脚趾都整齐地配备情况非常少见。当然，给修复体形成这样的咬合关系还是非常困难的。

　　根据保母和高山[1]的研究显示侧方运动中工作侧所有后牙接触滑移精度在0.1mm以内的受试者50名中有4名，不超过8%。据此表明符合严格意义组牙功能殆的显现率非常低。所以，不接受把此咬合关系作为天然牙列常见生理咬合关系的意见。

　　GPT-5（1987）中组牙功能殆的定义被改为"侧方运动时工作侧上下颌有2颗牙以上同时接触滑移的关系，把那些牙齿作为组群来分散咬合力的咬合关系"[2]。也有称作组牙功能而除去咬合这样的用语。这个定义表明即使工作侧后牙的大半部分形成后牙咬合分离也可以，此概念无限地接近尖牙诱导。所以把组牙功能看作是尖牙诱导的一种形式也无妨。

　　D'Amico为了避免下颌水平移动不良惯形成的咬合磨耗而守护牙列，指出尖牙诱导和后牙咬合分离的必要性，以这个学说为基础，Stallard和Stuart（1963）提出了前述的组牙保护殆。组牙保护殆在GPT-5（1987）中被定义为"牙尖交错位时后牙防止前牙的过度接触，下颌所有偏离正中颌位运动时前牙让后牙咬合分离的咬合关系"。而且尖牙诱导是"组牙保护殆"的一种形式，被定义为尖牙垂直和水平方向被覆盖是下颌偏离正中颌位运动时让后牙咬合分离的咬合关系（图7-1）。

　　这样的咬合关系是侧方运动时工作侧尖牙诱导下颌运动，让工作侧和非工作侧所有后牙咬合分离。其结果，下颌就成为由两侧髁突中心和工作侧尖牙组成的"3条腿"诱导，修复操作也就变得更容易。

后牙咬合分离量

经过以上历程后牙咬合分离的概念在牙科界固定了下来。Shooshan[3]和Scott等[4]虽然记述了侧方运动时非工作侧磨牙间必须分离0.5mm以上，但是其定量解析还完全没有进行，涉及天然牙列后牙咬合分离量的科学文献还没有出现。

这也就是说，临床上确认有牙尖干扰的情况下，调磨相应的部位时，到底磨除多少牙体组织合适，那样的指针还没有明示。换句话说，就是偏离正中颌位运动时，上下颌牙尖最好不发生碰撞，让上下颌牙在极限的状态接触滑移。如果比作飞机，就相当于异常接近的状态，并且不觉得危险。

Thomas[5]指示侧方运动过程中，上下颌尖牙在尖对尖的关系时，要形成后牙咬合分离量。就像为了吸干墨水用的一张吸墨纸（厚度大约1.0mm）厚度。后牙咬合分离在日常临床工作中尽管被广泛使用，但是现实情况是其具体数值还一直处于未知的状态。

为了定量地解析后牙咬合分离量进行以下研究。把受试者上下颌牙列模型固定在𬌗架上，髁球移到距离正中颌位3mm的位置制作硅橡胶咬合记录，诱导𬌗架做偏离正中颌位运动，在前方位置和左右侧方位置制取硅橡胶咬合记录。沿与牙列成直角的方向裁断硅橡胶，测量下颌第一磨牙近中颊尖部分的厚度。其平均值为前方运动1.06mm、非工作侧1.00mm，工作侧0.47mm[6]。

另外，把固定有牙列模型的𬌗架髁球移动3mm时用正中关系咬合片研究后牙咬合分离量。通过保持几张厚度为0.1mm的正中关系咬合片测量后牙咬合分离量，结果平均值为前方运动1.06mm、非工作侧1.10mm、工作侧0.41mm。小数点后两位数通过统计学分析求得[1]。

表7-1　后牙咬合分离量基准值（单位：mm）

髁道长为3mm时在下颌第一磨牙近中颊尖顶的测定值	
前方运动	1.0
侧方运动（非工作侧）	1.0
侧方运动（工作侧）	0.5

过去，后牙咬合分离没有进行定量，其判定是通过牙科医生和技师的目测进行主观判断，这也有与被定量意义相关的一面。以临床应用为目的情况下，即使失去了一些严密性，也还是期待无论谁都能简单测量的方法。通过硅橡胶咬合记录进行判定失去了断面以外的部分信息，不能进行立体的判定。这点使用正中关系咬合片的方法具有能够检测到插入咬合片部位后牙咬合分离量最小值的优点，非常简便，而且也很适合临床应用。

使用后牙咬合分离量作为咬合诊断基准的情况下，希望数值简单明了，而且测量位置必须确定。根据这样的观点下颌运动3.0mm时，把下颌第一磨牙近中颊尖顶部选作测量位置时的后牙咬合分离量，设为前方运动1.0mm，侧方运动非工作侧1.0mm、工作侧0.5mm（表7-1）。保母等[7]把这作为后牙咬合分离量的标准值。

如果下颌第一磨牙缺失的情况下，可以把它的近远中邻牙牙尖作为测量部位。顺便说一下，比较了包括下颌第一磨牙测量值和前磨牙在内的全部后牙咬合分离量的平均值，几乎没有发现什么差异。根据这种情况可以认为，设定在这个位置的后牙咬合分离量标准值可能适合于所有后牙。

新临床技术基础方案

根据下颌运动电子测量和运动学的解析，定

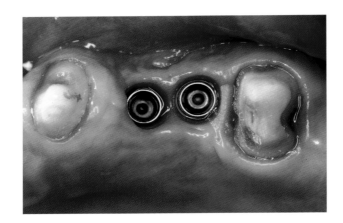

图7-2a　后牙咬合分离：殆面状态。

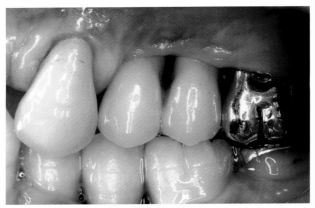

图7-2b　牙尖交错位咬合状态。

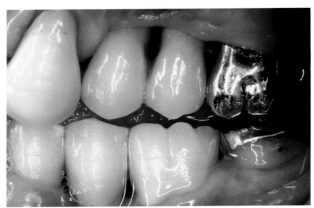

图7-2c　后牙咬合分离的形成。

量地阐明了后牙咬合分离的机制，弄清楚了后牙咬合分离和髁道斜度、前牙诱导和牙尖斜度3个因素有关。进一步明确了这3个因素中牙尖斜度应该作为咬合的基准。

从前，初诊时采用测量髁道调节殆架，以此为基准修复后牙咬合，然后设定前牙诱导这样的顺序。但是，由于清楚了髁道的影响力不超过前牙诱导和牙尖斜度的1/4 ~ 1/2，所以这种方法的说服力就不能获得认可。

目前为止，在修复技术方面诱导下颌三角前方顶点的切导盘调节方法还没有确定，而是反复地动摇。即使像全可调殆架那样具有很高的调节性，然而，由于切导盘仅拥有简单的平面形状，所以对前牙诱导设定完全不起作用的情况也非常多。以此为背景McCollum的思想忽隐忽现，把前牙诱导的构建委托给技师操作，结果偏心运动时后牙咬合分离达到了完全无法控制的状态。

为了改善这样的问题，最好首先构建后牙的牙尖斜度，然而形成前牙诱导，让那些牙尖在偏离正中颌位运动时获得标准后牙咬合分离量。正因为一开始髁道就存在比较大的偏移，所以无论构建什么样的咬合，髁道都应该适应它。认可这样的想法完全可以说是前牙诱导和后牙咬合分离关系被科学阐明的结果（图7-2）。

比较使用运动面弓和全可调𬌗架正确再现髁道的情况和没有正确再现髁道的情况，不认可有显著差异的意见不是少数。这是由于轻视了影响后牙咬合分离的前牙诱导和牙尖斜度的关系。因此整理𬌗学未解决的问题，建立新临床技术基础方案。继承Stuart的遗愿，把McCollum等先人的贡献应用于种植牙修复方面。

种植牙应用

𬌗学紧紧抓住从髁道发展到后牙咬合分离的现象，通过这样的途径来避免施加在后牙上的侧方压力。一方面，在种植牙修复过程中，作为难以给种植体施加侧方压力的𬌗面形态，推荐减小颊舌径和平缓𬌗面窝沟展开角度的咬合形式。因为避免侧方压力可以通过后牙咬合分离和𬌗面形态两方面达成，所以发现𬌗学理论在种植修复与表里如一的关系上同样成立。

后牙咬合分离通过尖牙诱导来实现，组牙功能是以后牙接触滑移作为条件而成立。尖牙诱导产生的侧方压力由距离颞下颌关节最远位置的尖牙来承担，这种咬合关系危害性很小。与此相对，组牙功能不存在位置的有利之处。

植入多颗种植体的情况，把种植体连接固定起来是形成成功骨结合的关键。包含尖牙的多数牙种植修复情况这个条件也不改变。这种情况到底是形成尖牙诱导还是使用组牙功能，没有明确的指针。但是根据学者等观察，使用组牙功能造成对颌天然牙过度磨耗或引起楔状缺损的情况较多。

连接多颗种植牙的纯钛支架也许会给对颌牙带来破坏性的影响。为了避免这种情况，希望形成尖牙诱导。尽管应该把种植体连接起来，但是下颌诱导必须在尖牙的一个位置进行。如果考虑到这点，后牙咬合分离应该成为种植牙成功的关键。

参考文献

[1] 保母須弥也. 側方運動における白歯離開の実験的解析. 顎咬合誌1993; 14: 110-114.

[2] GPT-5. Grossary of prosthodontics terms. 5th ed. The Academy of prosthodontics. J Prosthet Dent 1987; 58: 717-762.

[3] Shooshan ED. A pin-ledge technique- its application in periodontal splinting. Dent Clin North Am 1960; March: 189-206.

[4] Scott ME, Baum L. Procedure and technics for restoring "canine function" for abraded teeth. J South Calif Dent Assoc 1964; 32: 23-38.

[5] Thomas PK. Personal communication 1967.

[6] 保母須弥也, 高山寿男. ディスクリュージョン量の予備的計測結果とその解析. 補綴誌 1985; 29: 472-473.

[7] 保母須弥也, 伊藤秀文, 高山寿男. 咬合学臨床アトラス. 東京: クインテッセンス出版 1995.

第8章

两步法

咬合的三维空间基准值

以发现精密后牙咬合分离为重点的新临床技术为目标，保母和高山开始了以下工作。在殆学方面判明了作为咬合基准被重视的髁道可信度仅为前牙诱导的1/4～1/2，而且还发现前牙诱导有很大的偏差，很难成为基准。因此，新的临床技术不得不重视，到目前为止几乎没有被研究的牙尖斜度。萌出后不久的后牙解剖形态几乎不存在偏差，具有髁道和前牙诱导大约4倍的可信度[1]。把这种牙尖斜度作为起点来摸索构建后牙咬合分离的方法。

为了达到这样目的，牙尖斜度三维空间数据就变得很重要。偏离正中颌位运动不仅包含二维平面前方运动，而且还包含三维空间侧方运动。与此相对应殆面三维空间数据就不可缺少。可是，由于从立体空间抓住下颌运动进行运动学解析的姿态还很欠缺，所以在牙科界三维空间数据也不存在（图8-1）。

为了获得这样的数据，使用计算机从后牙咬合分离量测量值算出牙尖斜度三维空间数值。这样求得的数值是矢状前方有效牙尖斜度为25°，非

工作侧冠状侧方有效牙尖斜度为20°，工作侧冠状侧方有效牙尖斜度为15°。这些数值适用于所有人，其偏差应该不超过10.6%。

牙尖斜度偏差少并不是说所有人一生保持相同的角度不变。不否认成长过程的不均衡、疾病、咬合磨耗、事故、牙科治疗等因素引起角度不断地变化。但是刚萌出后的数据非常稳定。众所周知的事实是，人的咬合以第一磨牙为基准成长发育，所以，此牙就成了构建咬合最值得信赖的基准。

新临床技术认为，学习这样的自然机制构建咬合最合乎道理。根据上述的数据一定能发现简单而且精密地构建修复体殆面形态的方法。这虽然是CAD/CAM最适合的工作，但并非说是简单的方法。因此，不是为了把下颌运动再现到牙科医生和牙科技师都熟悉的殆架上，而是考虑用作再现这样牙尖斜度的模拟。为了这个目的开发了Twin Hoby殆架（图8-2）。

虚拟调节值

如果利用虚拟殆架髁道诱导装置和切导盘，在三维空间调节修复体的牙尖斜度，就可能形成

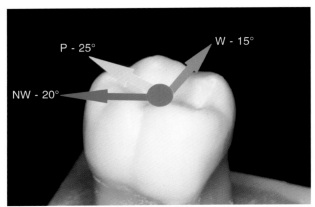

图8-1 牙尖斜度三维空间数据模式图。

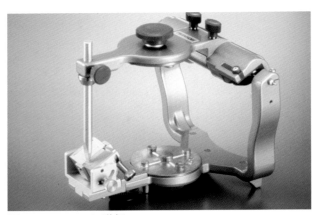

图8-2 Twin Hoby 𬌗架。

表8-1 实现牙尖斜度标准值适合的𬌗架髁道和切导盘调节值

	SCI	BA	SII	LWA
条件1	25°	15°	25°	10°
条件2	40°	15°	45°	20°

表8-2 𬌗架上后牙咬合分离量（mm）

N=16（左右）	𬌗架上
前方运动时	1.06±0.13
非工作侧	0.98±0.05
工作侧	0.52±0.07

表8-3 口腔内后牙咬合分离量（mm）

N=16（左右）	口腔内
前方运动时	1.01±0.11
非工作侧	0.94±0.12
工作侧	0.52±0.07

所规定的值。这种情况下，把上面所述的牙尖斜度标准值作为目标，为了实现这个目标，就会有无数组适合𬌗架髁道和切导盘的调节值组合（表8-1）。

这种情况下，必须注意如果髁道和切导盘调节值不一致，后牙咬合分离量在第一磨牙近中颊尖的前后就会形成偏差。为了确保所有后牙有均等的咬合分离量，两者的值必须相等。结果选择了矢状髁道斜度25°、水平侧方髁道角（Bennett角）15°、矢状切牙诱导斜度25°、切导盘侧翼角10° 这些数值。

在偏离正中颌位运动中，为了实现上下颌后牙一边接触一边滑行，如果调节虚拟𬌗架髁道和切导盘到这些数值制作蜡型，那么具备牙尖斜度标准值的𬌗面就可以在三维空间完成。这个调节值称作**条件1**（图8-3）。

保母和高山这样设计制作𬌗面的目的是在偏离正中颌位运动中获得标准后牙咬合分离量的前牙诱导（表8-2，表8-3）。这种情况也使用虚拟𬌗架，如果切导盘倾斜度比髁道平缓，前方运动

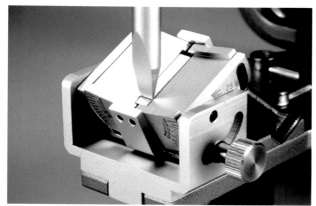

图8-3a 切导盘。条件1：红色；条件2：蓝色。

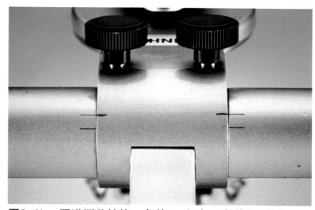

图8-3b 髁道调节结构。条件1：红色；条件2：蓝色。

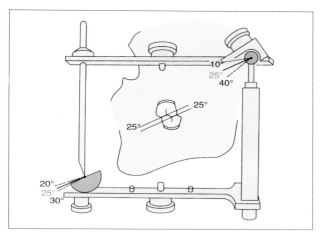

图8-4a 用条件1制作后牙牙尖斜度。

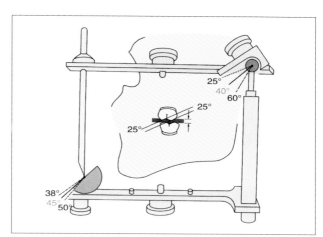

图8-4b 用条件2制作前牙诱导。据此获得标准后牙咬合分离量。

过程中髁突就会围绕与下颌转动方向相反的方向旋动，肌肉的应力就会增高，后牙咬合分离也就很难形成。相反，如果切导盘倾斜度比髁道陡，患者就会感觉不舒服。两者之间的差应该控制在5°以内，McHorris在前面已经说明了这一点。

考虑到以上因素选择矢状髁道斜度40°、水平侧方髁道角15°、矢状切牙诱导斜度45°、切导盘侧翼角20°这些数值。把这些调节值称作条件2。如果调节虚拟𬌗架到这些值进行前牙蜡型，就会形成标准值后牙咬合分离。由于半可调𬌗架工作

侧髁道沿横向水平轴向正侧面移动，所以这样制作的前牙诱导就会和中间线一致（图8-4）。

此外，运用条件1制作后牙𬌗面形态时必须在石膏模型上制作上颌前牙可卸代型以便取消患者固有的前牙诱导状态。否则虚拟𬌗架的运动被石膏模型前牙阻挡而变得无法正确移动，结果导致不能精密地构建后牙牙尖斜度。正因为使用了条件1和条件2两组调节值，所以把这样的临床技术称作两步法[2-3]。

评价试验

用正中关系咬合片测量通过两步法形成的后牙咬合分离量。在石膏模型上测量牙齿蜡型形成的后牙咬合分离量发现精度在一片正中关系咬合片厚度（0.1mm）以下的误差允许范围内。进一步测量通过两步法治疗的16组全口固定义齿修复病例在口腔内出现的后牙咬合分离量。结果显示，测量值与标准的后牙咬合分离量值具有极高的一致性（图8-5，图8-6）。

当然，𬌺架的运动是通过髁导结构和切导结构的调节值来控制。可是像口腔内能见到的偏移和偏差在𬌺架上不可能发生，仅仅受到各种各样的调节值影响。即使𬌺架上也和口腔内相同，因为前牙诱导对后牙咬合分离影响为髁道的2~4倍，所以切导盘调节值的意义很大。

以前的修复技术关于代表下颌三角前方顶点的切导盘处理没有明确的指针。如果坦率地说，前牙诱导的构建全凭制作者的恣意，偏离正中颌

位运动时后牙咬合分离也就完全不能被控制。

顺便说一下，Gysi利用铰链轴理论上使用的描图法，为了获得**条件1**和**条件2**的调节值必须要描3000~4000张图，这样的要求是超出人类的工作极限。保母和高山由于具备计算机技术，能够进行三维空间6自由度测量的电子下颌运动轨迹描记仪以及以物理学为基础推导出的下颌运动数学模型等工具，所以大大地提高了研究精度。

通过两步法建立了切导盘科学的使用方法，开辟了从未想过的修复体品质管理的道路。这完全是弄清了前牙诱导和后牙咬合分离关系的成果，如果从这个观点来看，即使把两步法说成是当今构建偏离正中颌位理想咬合的最科学修复技术也不为过。

髁道调节

尽管两步法完全没有进行髁道的测量，但是规定的后牙咬合分离量无论是在𬌺架上还是在口腔内都能精密地再现。理论上分析确认髁道对后

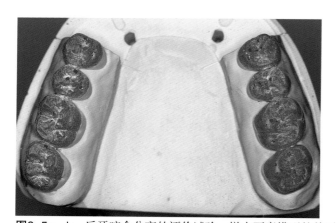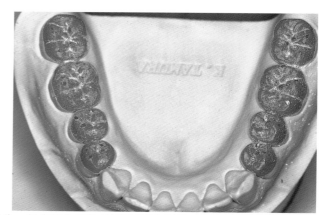

图8-5a，b 后牙咬合分离的评价试验。撤去石膏模型的前牙部分，制作符合**条件1**的后牙牙尖斜度。　　　　a | b

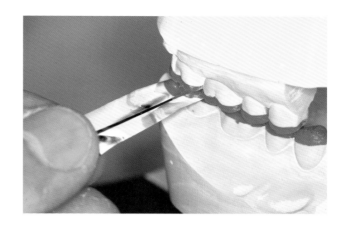

图8-5c　偏离正中颌位运动中安放金属聚酯（Shimstock）咬合箔而形成的紧密咬合。

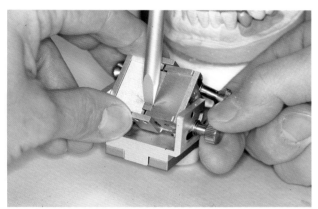

图8-5d，e　根据**条件2**调节𬌗架。

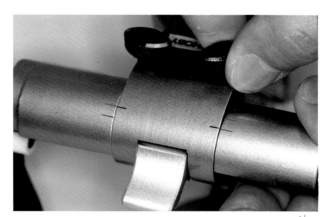

d｜e

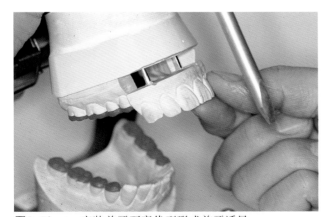

图8-5f，g　安装前牙石膏代型形成前牙诱导。

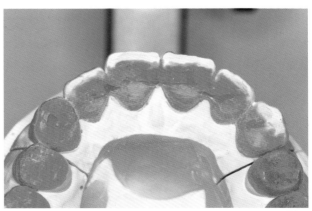

f｜g

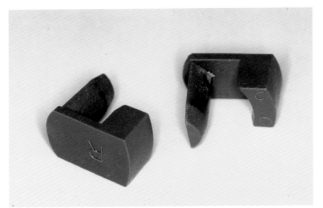
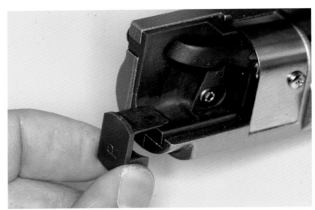

图8-5h，i 安装髁道固定夹具再现3mm的偏离正中颌位运动。

h | i

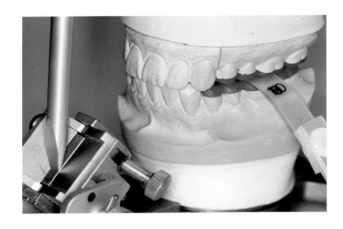

图8-5j 咬0.1mm厚正中关系咬合片，用片数来测量偏离正中颌位运动时的后牙咬合分离量。

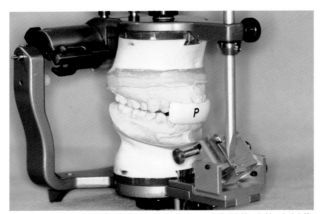

图8-6a 后牙咬合分离临床检查。用黏稠状硅橡胶制作3mm偏离正中颌位运动时的夹具。

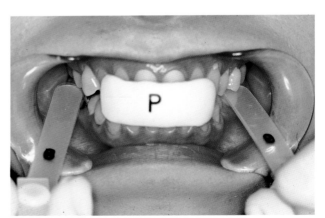

图8-6b 后牙咬合分离状况的测定。

牙咬合分离量影响很小，然而，这一点在临床上也得到了确认。

由于虚拟𬌗架形成的髁道和患者的实际髁道本来就存在差异，所以𬌗架上呈现的后牙咬合分离量和患者口腔内呈现的后牙咬合分离量也应该不同。尽管这样，也没能确认两者之间存在显著性差异，这与其说是髁道对后牙咬合分离量的影响很小，倒不如认为通过修复体咬合形成的患者髁道受到𬌗架上设置的髁道值控制更妥当。

工作侧髁道矢状面内偏移（Bennett运动）和迅即侧移受中间线控制首先发生偏离，这意味着下颌三角后方两顶点的位置比较灵活。假设代替下颌三角前牙诱导面内存在诱导下颌的小三角。在偏离正中颌位运动中下颌被这个小三角各个顶点的诱导控制，结果也就认为髁道受到了影响。

那样的话，用**条件2**形成前牙诱导时由于𬌗架的髁道被调节到40°，如果在口腔内再现前牙诱导，患者的髁道也就被认为着落到𬌗架调节值附近（40°）。结果后牙咬合分离的精度就可能呈现0.1mm。

如果患者的髁道和𬌗架调节值不同，那么𬌗架上和口腔内的后牙咬合分离量也应该产生偏差，患者的髁道如果比𬌗架上的髁道陡，那么后牙咬合分离量就应该变大；如果更平缓，那么后牙咬合分离量就应该变小。因为所有人不可能有相同的髁道值，所以为了让后牙咬合分离量的值变得相同，只有考虑改变髁道（图8-7）。

前面已经阐述了开闭口运动路径的不同象征髁道存在偏差，这是由颞下颌关节内软组织发生松弛而产生，在某个范围内髁道有可能发生变化很容易被想象，而且髁道受前牙诱导控制的事实已经被试验证明。

综上所述，一旦咬合关系发生改变，髁道也不会滞后，瞬间就发生改变。换句话说，髁道是原因，咬合不是结果；咬合是原因，髁道是结果。这就意味着如果咬合关系不良，那么与其相对应的髁道也会变得不良，最终将导致工作侧髁道矢状面内偏移和迅即侧移不能呈现令人满意的结果。

因此，初诊时患者的髁道由患者当时的咬

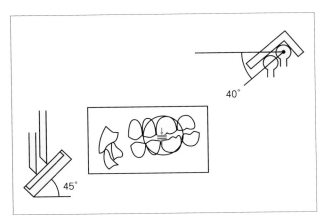
图8-7a　形成后牙牙尖斜度时𬌗架的髁道设定为40°。

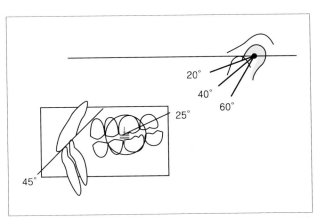
图8-7b　为了让髁道存在个体差异的患者获得标准后牙咬合分离量，建议根据形成的咬合调节髁道到40°。

合关系决定，咬合关系不良的情况下，即使把患者的髁道精密地再现到𬭚架上，在此基础上制作的修复体咬合关系仍然不良。如果考虑到这种情况，那么制作修复体时暂时取消患者的髁道，根据所有人共同的标准构建修复体的咬合关系很重要。这时甚至可以说不应该用假想的咬合关系反映现实的髁道。

牙科医生都非常熟悉咬合关系控制髁突位置这种模式在正中颌位的早接触。咬合关系异常且有早接触时髁突就会发生偏移使牙尖交错位发生改变。一旦去除早接触修正咬合关系，髁突就会回到正中颌位。这种情况很明显咬合关系是原因，髁突位置在三维空间被控制。即使偏离正中颌位运动也会发生同样的事情。

后牙咬合分离已经成为确定的牙科一般思想。为了构建这样的咬合关系，两步法可以说是最适合的方法。调节虚拟𬭚架的髁导结构和切导结构至理想值，如果在这样的状态进行技工制作，就能完成具有理想后牙咬合分离量的修复体。如果把这样的修复体安装到患者的口腔内，髁道就能被控制得很理想，最终通过自然的路径。这样的结果从实验上得到了证明。据此启示通过两步法制作的修复体避免了颞下颌关节受到应力，使整个口腔系统维持在生理状态。

2005年，保母为了这样的目的以新思想为基础开发了Zero Hoby𬭚架。这种𬭚架包含**条件1**和**条件2**两种调节值，为了能够精密形成后牙咬合分离而设计。其详细情况请参考书后的附录（图8-8）。

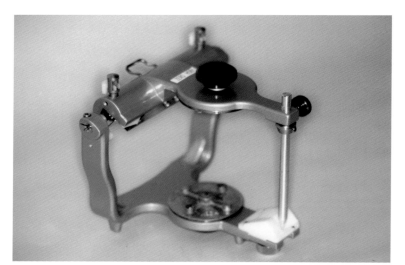

图8-8a　*Zero Hoby𬭚架。作为Twin Hoby𬭚架的新版本在2005年登场。*

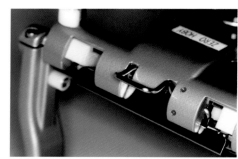

图8-8b　通过控制柄调节髁道至**条件1**和**条件2**。

图8-8c，d　髁道斜度的调节状况。

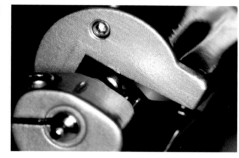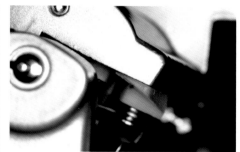

c | d

图8-8e，f　通过改变切导盘的前后位置可以改变**条件1**和**条件2**。

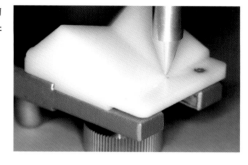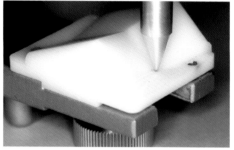

e | f

图8-8g，h　根据**条件1**形成后牙牙尖斜度。撤去下颌前牙。

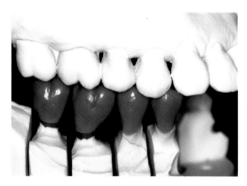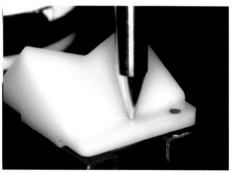

g | h

图8-8i，j　根据**条件2**形成标准值后牙咬合分离。

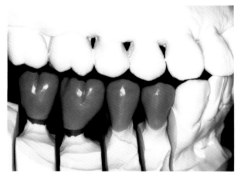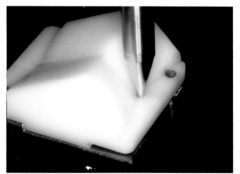

i | j

实现后牙咬合分离的临床病例（图8-9 ~ 图8-14）

病例1

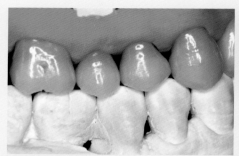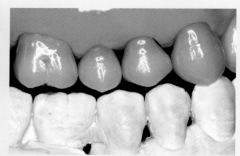

图8-9a，b　𬌗架上的冠修复体和后牙咬合分离。　　　　　　　　　　　　　　a | b

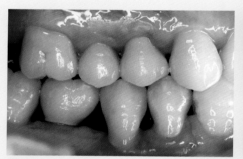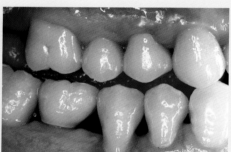

图8-9c，d　口腔内。形成和𬌗架上相同的后牙咬合分离。　　　　　　　　　　c | d

　　通过两步法形成的后牙咬合分离即使在口腔内也能达到0.1mm的精度。没有测量髁道为什么会导致这样的结果，有必要再一次说明。其最有可能的理由是髁道对咬合关系的影响非常轻微，相反，髁道经常受咬合关系影响。尽管不测量髁道也能精密地再现后牙咬合分离，意味着髁道几乎不影响后牙咬合分离。

　　髁道、切道和牙尖斜度如果不平行就不能形成平衡𬌗。三者平行关系哪怕有一点点失调，在偏离正中颌位运动过程中上下颌后牙就会分离，出现后牙咬合分离的咬合关系。所以，两步法的目的就是把形成标准值后牙咬合分离量的三者关系（失调）设置到𬌗架上，来制作修复体后牙牙尖斜度和前牙诱导。

　　受修复体咬合关系影响，患者的髁道受设置到𬌗架上的髁道值调控。在𬌗架上形成的后牙咬合分离即使在口腔内也能几乎不变地再现并且已证明了这样的事实。

病例2

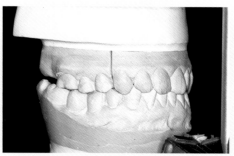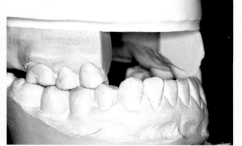

图8-10a，b　咬合诊断。撤去石膏模型的前牙部分解除前牙诱导（**条件1**）。　　a｜b

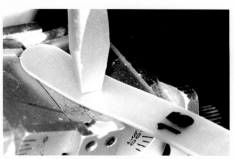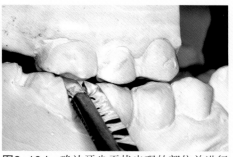

图8-10c　侧方运动时测量切导针尖端从切导盘上浮量。这就成为非工作侧牙尖干扰量。

图8-10d　确认牙尖干扰出现的部位并进行修正。

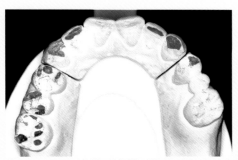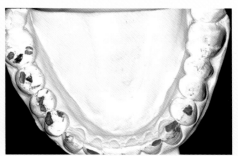

图8-10e，f　安装石膏模型的前牙部分（**条件2**），削除诱导面直到上浮的切导针尖端与切导盘接触为止，确认尖牙诱导必要的调整量。以这个模型为基础在口腔内进行咬合调整。

e｜f

　　两步法也可以用于咬合诊断。这是非工作侧牙尖干扰导致尖牙诱导异常的病例（病例2）。根据**条件1**去除非工作侧的干扰后，把石膏模型前牙部分安装回模型上再现**条件2**。这种状态下进行修正使尖牙诱导功能与殆架上的切导盘移动相一致。

　　后牙咬合分离是通过非工作侧牙尖干扰导致的结果，还是通过过度尖牙诱导造成的结果，可以根据**条件1**和**条件2**的要求进行检查并鉴别诊断。

病例3

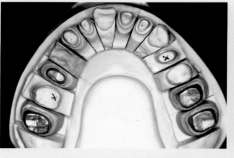
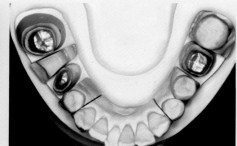

a|b
图8-11a 上颌工作模型咬合面状况。
图8-11b 下颌工作模型咬合面状况。

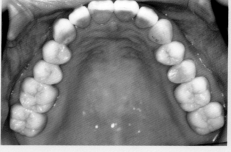
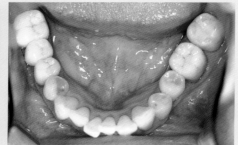

c|d
图8-11c 佩戴在口腔内的上颌冠修复体。
图8-11d 佩戴在口腔内的下颌冠修复体。

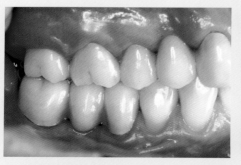
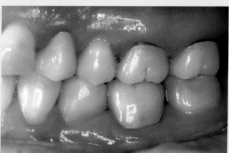

图8-11e 唇面状况。

f|g
图8-11f 牙尖交错位右侧面状况。
图8-11g 牙尖交错位左侧面状况。

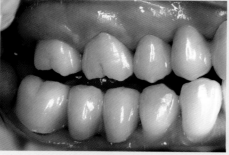
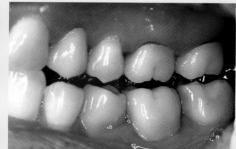

h|i
图8-11h 右侧后牙咬合分离。
图8-11i 左侧后牙咬合分离。

病例4

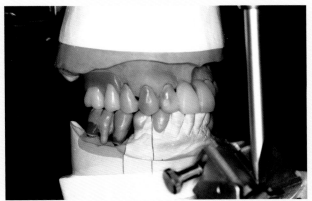

图8-12a　工作模型和诊断用蜡型。

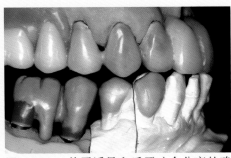

图8-12b　前牙诱导和后牙咬合分离的确认。

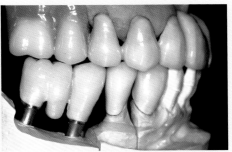

图8-12c　完成的最终修复体。

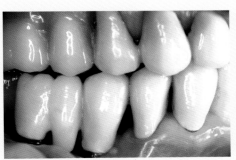

图8-12d　牙尖交错位。

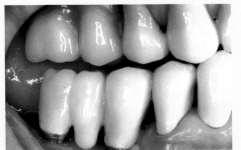

图8-12e　后牙咬合分离状况。

　　众所周知，后牙咬合分离和尖牙诱导相关。可是，这种现象到底是应该由上颌尖牙来完成，还是由下颌尖牙和第一前磨牙来完成，必须根据每个病例进行判断。本病例以诊断蜡型为基础，以上前牙笑线为基准来区分上下颌牙间的诱导功能。

病例5

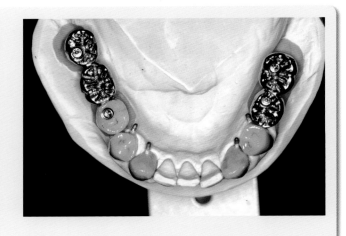

图8-13a　工作模型上最终修复体咬合面状况。

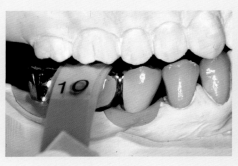
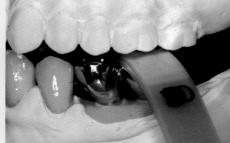

b│c

图8-13b，c　工作模型上形成后牙咬合分离状况。用咬合硅橡胶进行记录。

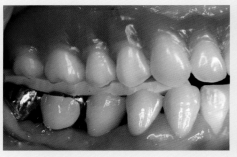
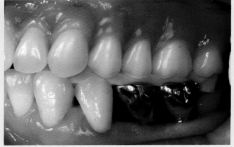

d│e

图8-13d，e　用咬合硅橡胶确认在口腔内形成的后牙咬合分离量。

图8-13f　咬合硅橡胶咬合面状况。

病例6

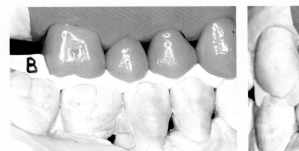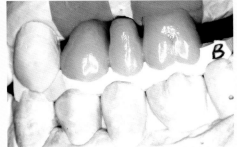

图8-14a，b　工作模型上用咬合硅橡胶记录后牙咬合分离量。

a | b

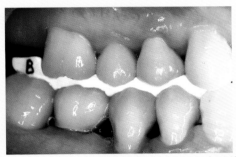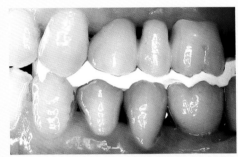

图8-14c，d　从工作模型上记录的咬合硅橡胶在口腔内完全密合，发现口腔内的后牙咬合分离量与模型上相同。

c | d

　　通过两步法形成的后牙咬合分离精度很高，具有普遍性。无论谁给谁制作都能得到相同的结果。牙科医疗工作者本来就应该具备这样的医疗技术。全世界追求这种方法形成后牙咬合分离精度的研究者虽然很多，但是常常由于获得的精度相同，所以研究热情好像有所削弱。

　　病例5和病例6在殆架上进行偏离正中颌位运动，用硅橡胶印模材记录此时呈现的后牙咬合分离量。把记录的硅橡胶印模材在口腔内试戴，在视觉上确认呈现后牙咬合分离量的精度。其精度高低一目了然。

　　过去，牙科修复已经从与咀嚼运动有密切关系这样的观点转变为对侧方运动的重视。再现侧方运动非常困难，经过150年的研究，研制出了运动面弓和全可调殆架。可是，那样辛苦的结果也没有呈现后牙咬合分离。随着髁道的束缚解开，我们才发现了新的方向。

种植牙应用

两步法再现标准的前牙诱导和后牙咬合分离是现存最现实的方法。再现出来的是平均值。这方面由于有明确提出异议的临床工作者，所以从开发者的立场进行说明。

种植牙修复时为了避免水平压力，前牙诱导和后牙咬合分离具有重要价值这点没有异议，问题在于形成方法。最常用的方法是佩戴树脂临时修复体，让其在功能运动时咬合磨耗，等患者完全适应后复制其形态，制作最终修复体。

这乍一看好像是符合生理要求，然而问题是最初谁制作临时修复体。如果从修复工作的步骤来说，应该是委托给技师的工作。那么，技师怎样才能形成前牙诱导和后牙咬合分离呢？现实仅仅依靠他们的习惯和经验。

戴上临时修复体后，谁来判断舒适度呢？当然是患者自己。没有牙科知识的人能正确地做出判断吗？最初佩戴的临时修复体如果不良，最终下颌位置就可能陷入无论如何也避免不了水平压力的风险。和正中颌位早接触引起牙尖交错位偏移相同，虽然适应了牙尖交错位，但也并不能保证那个位置就是生理性正确的下颌位。

用两步法制作标准的前牙诱导和后牙咬合分离与技师的技能及经验无关，世界任何地方无论谁来制作都能正确地再现相同的值。牙科医生把标准的前牙诱导和后牙咬合分离作为出发点，判断怎么加减比较合适。学者们用树脂临时修复体是为了让患者适应那个颌位。形成标准咬合关系后即使以那个颌位为基础进行修正也很难偏离正常值。

哥伦比亚大学用计算机3D画像进行种植牙修复的评价试验，明确记载使用两步法制作上部结构的咬合[4]。原因是形成标准的前牙诱导和后牙咬合分离时减少了实验精度的偏差。

从前，前牙诱导还没有弄清时，就有给尖牙佩戴树脂临时修复体进行咬合磨耗，完全适应后制取印模，调整𬌗架的切导盘，诱导其制作最终修复体的方法。如果最初就使用连形成什么样的尖牙诱导都完全不清楚的方法，结果就不会明白终点在哪儿。

以循证医学为立足点，进行种植牙修复就是认为两步法有效又能怎么样呢？

参考文献

[1] 関川三男，赤井淳二，南部暁博，金沢栄作，尾崎公. 日本人下顎第一大白歯咬合面の立体計測. 歯基礎誌 1983; 25: 737-744.

[2] Hobo S. Twin-stage procedure Part I A new method to reproduce precise. eccentric occlusal relations. Int J Perio and Rest 1997; 17: 3-13.

[3] Hobo S. Twin-stage procedure Part II Clinical evaluation test. Int J Perio and Rest 1997; 17: 457-463.

[4] Lal K, White GS, Morea DN, Wright Rf. Use of stereolithographic templates for surgical and prosthodontic implant planning and placement. Part 2. A clinical report. JProsthodontics 2006; 15: 1-6.

第**9**章

取正中关系

口腔系统为了避免破坏性的应力受到神经肌肉系统重重保护。患者现有正中关系保护结果的可能性很高。为了确认这点，必须暂时解除神经肌肉系统的保护来检查真实的咬合。应该根据检查结果判断是原封不动地使用现有的正中关系还是使用修正的正中关系。取正中关系最难就是这点。

牙尖交错位

一听到正中关系这样的术语最先浮现在眼前的就是上下颌牙齿紧密咬合的状态。这被叫作牙尖交错位，被定义为相对的牙尖和斜面最大面积接触，牙尖紧密嵌合达到稳定的上下颌牙列的三维空间位置关系。这样的咬合关系和关节窝内髁突的位置没关系，仅仅是上下颌牙紧密嵌合的状态。英语被叫作Intercuspal Position，可是最近被改成了Maximum Intercuspation这样的术语。

咀嚼运动终了回到这个咬合位置使用Glickman[1]遥测仪研究得到确认。这个咬合位置由于通过上下颌牙列决定，所以牙列健全者非常稳定，再现性也很高。可是，受到牙齿缺损和畸形咬合等原因引起咬合变化的影响，具有时刻发生变化的特性。

Plasmans等[2]说明牙尖交错位上下颌牙实际接触点数比书中记载的数量少得多。Korioth[3]阐述牙尖交错位接触点数在左右两侧平均不超过7点，其分布偏向于第一磨牙和第二磨牙，尖牙偶见接触。金山[4]等用厚度为12.5μm的咬合纸计测牙尖交错位上下颌牙间的间隙后报告前磨牙和第一磨牙为120~130μm，第二磨牙为50μm。所以清楚了牙尖交错位牙齿接触间隙为人的1~2根头发的直径。

正中颌位

左右髁突在下颌窝内夹着关节盘朝向关节结节后方倾斜部位，被下颌窝上方和前上方两点支撑的下颌基本位叫作正中颌位。根据McCollum（1921）的命名最初定义为髁突位于下颌窝内最后方时头颅和下颌的位置关系。诒学把髁突位于下颌窝最后方时的下颌位（旧定义正中颌位）和牙尖交错位一致的状态称作点正中（Point Centric），并把这认为是最终的颌位。

然而，下颌闭口到后退接触位时全牙列完全

接触的状况很少见，大部分情况下最初1颗牙最早接触而阻挡闭口路径。殆学上把这样的牙叫作正中颌位早接触。

由于闭口运动时所有肌肉的力量都集中到早接触部位，所以为了避免这种情况发生，下颌就会偏移到应力最小的位置嵌合。因此，牙尖交错位就会形成在与下颌后退接触位不同的位置。这样的位置为了维持下颌稳定就会给肌肉和颞下颌关节增加负重，所以通常认为早接触可能会诱发颞下颌关节紊乱病。

Ramfjord和Ash[5]从神经生理学立场进行咬合研究，说明了仅仅从机械角度处理下颌位置关系是有缺陷的，必须要考虑神经肌肉的适应性。根据这个事实使用殆垫测量殆力后得出距离后退接触位0.5mm前方位置产生的殆力最大这样的结果。这个主张成了支持Schuyler长正中的论据。正因为紧咬和轻咬时下颌位前后产生0.2mm左右的偏离，所以Dawson[6]也认为牙尖交错位位于后退接触位的稍前方比较合理。

McCollum的点正中，作为殆学学派的教义，后来被继承了半个世纪，然而1973年Celenza阐述即使勉强地把下颌推到后退接触位重建咬合，可是随着时间的推移那个位置还会进一步重新调整到没有应力的地方[7]。1984—1985年Celenza用以下描述的主旨发表了髁突位于下颌窝前上方位置才是合理的生理位置这样的见解[8]。

"髁突后方被称作关节盘后部结缔组织是分布着丰富神经和血管的软组织，不适合承受强大殆力产生的应力。同样下颌窝最深部位骨组织层比较薄弱，不能成为承受强大压力的构造。后退接触位由于给相应的部位施加强大的压力，所以有可能给颞下颌关节产生危害作用。

下颌窝中适合承受咬合力产生应力的唯一软组织是关节盘。它是由致密结缔组织构成，拥有

胶原纤维束相互交织而成的毛毡样构造。特别是关节盘中央部位不存在神经和血管，具有优越的耐压性。在前上方位置给颞下颌关节施加很强应力时，髁突就会移到下颌窝前上方位置，通过具有很强耐压性的关节盘中央部位与位于关节窝前方的关节结节相对。正因为下颌窝这个部位由特别厚的致密骨组织层组成，所以可以说前上方位置是颞下颌关节维持髁突的解剖位置关系和生理组织结构相匹配的下颌位。"

GPT-5（1987）中原封不动地采纳了Celenza的见解，把正中颌位定义为"左右髁突位于各自下颌窝内的前上方，与关节结节倾斜部位相对，并且和关节盘最薄的止血部位相嵌合的上下颌位置关系"，并被追加盘-髁复合体（Disc-condyle complex）这样的概念[9]。和以前从机械学角度观察颞下颌关节相比更重视从生物学方面掌握的表现形式。

正中颌位是不依赖于牙齿接触的独立下颌位，仅限于下颌围绕横向水平轴做单纯旋转运动范围内，然而，已经多次说明在临床上不存在计测这个轴的方法。所以说后退接触位的旋转轴=终端铰链轴=殆架的旋转轴，过去殆学提出的明确图解不能成立。

可是，正中颌位闭口路径上如果存在早接触，牙尖交错位发生偏移这就是事实，生理调和的牙尖交错位一定和正中颌位（前上方位置）一致的想法现在也广泛使用。总之，即使种植牙修复也必须以和神经肌肉系统相协调的无应力殆位关系为目标。

关于取正中关系的最近见解

到目前为止，关于正中关系的思想发生了各种各样的变迁，所以取正中关系的方法也发生了

各种各样的变化。以下为总结的最近的见解：

（1）McCollum 提倡的正中颌位（后退接触位）概念形成与牙尖交错位独立考虑髁突位置的思想转变有意义。

（2）根据X线片不能判定下颌窝内髁突位置是否合适（McNeil 1991）。即使在相同条件下进行比较发生偏移的判断，用肉眼也不可能获得0.6mm以下的精度[10]。

（3）虽然在取正中关系时希望借助肌电图（MKG），但是与其相对应的临床条件还不具备。

（4）精密地计测横向水平轴的方法不存在。

（5）目前在理论和临床上最适合再现正中颌位的方法是正中关系咬合片法。

（6）颞下颌关节被确认有症状的情况下，应该通过使用𬌗垫等方法进行治疗，确认症状消失后取正中关系[11-13]。

（7）即使再现了正中颌位，如果不确定垂直距离就不能决定下颌位置。决定垂直距离的一般原则不存在。

（8）把正中颌位上下颌牙列的咬合说成是正中𬌗位（Centric occlusion）。这与牙尖交错位既有一致的地方，也有不一致的地方。这与有无早接触有关。

正中颌位的定义从当初的后退接触位修正为前上方位，临床的再现方法虽然还不能说是确立了，但是那个概念的核心是"在下颌窝内髁突位于生理合适的位置，下颌能够非勉强地进行单纯蝶番旋转时患者固有的下颌基本位"，据此寻求理想下颌位的主旨，无论是现在，还是将来都不会发生变化。

取正中关系

牙尖交错𬌗：牙尖交错位通过上下颌石膏模型紧咬就可以再现，不需要特别地取咬合方法。日常临床广泛使用的是咬软而稠的混合物法（Mush bite），就是把流动性高的硅橡胶等咬合材料放置在上下牙列之间，趁没有硬化时，让其紧咬来取咬合关系的方法。由于咬合位置会因患者的姿势而改变，所以必须注意，尽可能在自然放松的状态下取得。关于患者的姿势在取正中颌位咬合关系中有所说明。

正中颌：取正中颌关系最重要的就是，此位置如果上下颌牙齿的接触没有完全分离就不能取得这一点。正中颌位如果下颌在闭口过程中发生早接触，神经肌肉系统就会起作用，反射性地使牙尖交错位发生变化偏移。所以取正中颌关系时闭口位置上下牙齿无接触是绝对条件。

McCollum设计了推髁突到后退接触位让其发生接触面旋转，并把此时的旋转轴（终端铰链轴）转移到𬌗架的体系。据此𬌗架就会以与患者相同的半径进行开闭口运动，使用开口位取得的正中颌位咬合关系固定下颌模型后𬌗架闭口时就会和患者口腔内闭口路径相同，正中颌位就能被正确地再现到𬌗架上。

可是，由于Celenza把正中颌位从后退接触位修正到前上方位置，所以不可能把髁突推到后退接触位并发生接触面旋转。说到转移旋转轴（横向水平轴）到𬌗架，用𬌗学传统的方法也不可能实现。即使在开口位取得正中颌位关系并固定下颌模型到𬌗架上，由于和患者口腔内闭口时的旋转半径不同，所以正中颌位就不可能被正确地再现到𬌗架上。

从一开始寻求𬌗架开闭轴精度就和取正中颌位关系时开口度有密切关系。如果让上下颌牙列充分张开时取咬合关系，闭口度就会变得很大，所以在开闭轴没有精密再现的情况下，下颌也就不可能咬到正确的位置，也就不能进行正确的诊

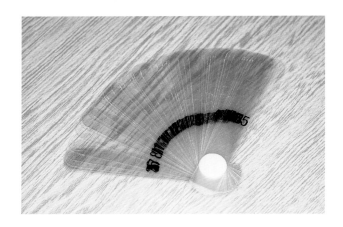

图9-1a　正中关系咬合片。厚度为0.1mm乙烯酯片用扣眼固定。

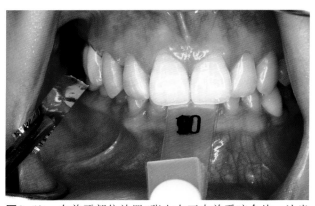

图9-1b　在前牙部位放置6张左右正中关系咬合片，让患者在正中颌位咬住，确认上下颌牙是否未接触。如果接触，就增加咬合片的张数。

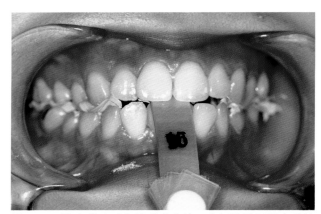

图9-1c　让患者咬正中关系咬合片，在解除神经肌肉系统作用的状态注入咬合材料。为了让下颌保持在正中颌位必须事先对患者进行说明。

断。

　　如果在开口度无限地接近0的状态取咬合关系，即使开闭轴没有正确地再现，闭口路径上产生的误差也能变成可以忽略的程度。但是，尽管在开口路径上产生误差，由于那样的偏差是在上下颌牙列分开过程中形成的，所以对修复操作没有影响。

　　取正中颌位关系时，怎样诱导下颌的问题存在着各种各样的争论。然而，确定在前上方位置取得，让下颌张开1mm左右上下颌牙接触稍许

处于解除状态，在闭口肌群的作用下保持髁突在下颌窝的前上方。正中关系咬合片法引起了重视（图9-1）。

　　正中关系咬合片是由厚度为0.1mm醋酸乙烯酯等制作的几十张薄片用扣眼固定的工具。把大约6张薄片放在上下切牙之间，让上下颌牙稍许分离，暂时阻挡神经肌肉系统，保持髁头位于正中颌位状态取得正中关系。

　　根据Williamson等[14]说明如果让上下颌牙咬正中关系咬合片，翼外肌上头和颞肌就会收缩，咬

肌和翼内肌直到后牙接触为止不活动。由于翼外肌的上头附着在关节盘上，所以通过这块肌肉的收缩关节盘就被固定在下颌窝的前方斜面。另外通过颞肌的收缩髁突被固定在下颌窝的上方，结果髁突被固定于前上方位置。McHorris[15]和岩田等[16]也阐述正中关系咬合片对于诱导下颌到正中颌位有效。

如果咬合材料硬化，咬肌和翼内肌就开始紧张，处于牙尖交错位的正常肌肉活动就开始。因为使用正中关系咬合片开口度在1.0mm以内，所以不考虑横向水平轴的精度也可以。此外，如果在上下颌牙之间放有正中关系咬合片让其闭口，患者无论怎样都容易形成下颌前伸，所以术前必须充分了解正中颌位的意义。

取正中颌位关系时也有各种各样的姿势。推荐让患者就座时鼻翼耳屏面与地面平行，用大约10mm开口的距离让其咬合的方法。此时髁突处于髁头安定位，无限地接近前上方位。

种植牙应用

在无牙颌和后侧游离端缺失病例的种植修复过程中，取正中颌位关系适合使用殆堤法。技工在诊断模型上安装金属临时基台制作殆堤。如果

图9-2a　对颌牙咬合面状况。

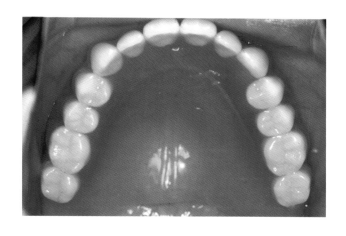

图9-2b　殆堤咬合面状况。
图9-2c　殆堤组织面状况。

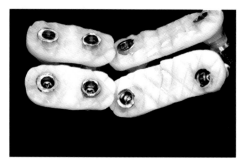
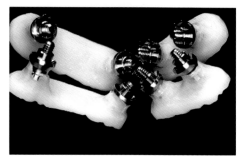

b | c

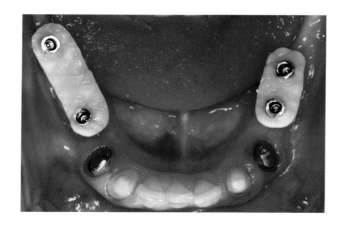

图9-2d　把殆堤安装到口腔内的咬合面状况。

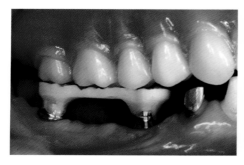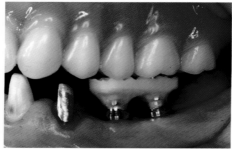

图9-2e　口内殆堤右侧面状况。
图9-2f　口内殆堤左侧面状况。

e | f

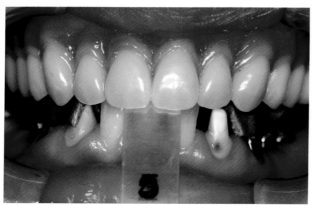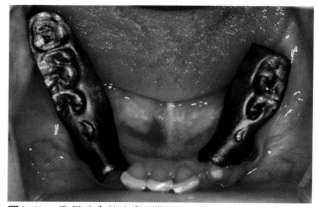

图9-2g　让患者咬住正中关系咬合片，解除神经肌肉系统作用，取咬合。

图9-2h　取得咬合的咬合面状况。

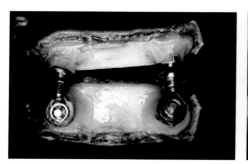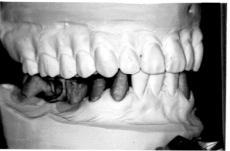

图9-2i　取得咬合后殆堤组织面。
图9-2j　殆堤固定到工作模型上。

i | j

图9-2k　完成的修复体唇面状况。

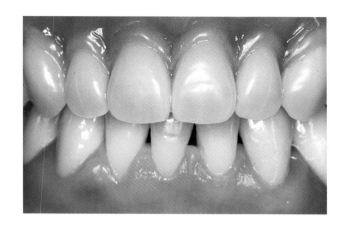

图9-2l　后牙咬合分离右侧面状况。
图9-2m　后牙咬合分离左侧面状况。

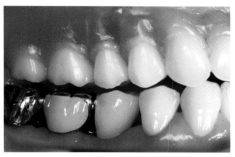
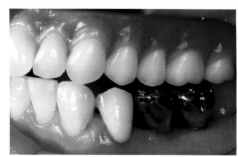

l｜m

种植体数量多，金属临时基台之间就用薄的树脂板连接。如果种植体数量少并且靠近缺损端有余留牙，那么就连余留牙一起制作树脂板。

金属临时基台固位部分要用树脂仔细包绕牢固固定。对于余留牙制作时要尽可能盖过咬合面，但不要超过外形高点进入倒凹区甚至到达颈缘部位。最后和对颌模型进行对咬合，去除多余的树脂。如果制作过程中金属临时基台过长，为了和对颌牙不接触就必须切除过长的部分。树脂薄板表面打磨平整后，为了使咬合材料不发生脱落，必须制作固位沟（图9-2）。

患者如果来院复诊，就用替代螺丝把𬌗堤临时基台连接到口腔内的植体上，检查其密合性，确认树脂薄板和对颌牙之间是否具备注入咬合材料的间隙。以上操作结束后，在前牙部位放置正中关系咬合片，让患者轻轻咬合阻断神经肌肉系统作用，然后再让患者慢慢咬向后方确认是否咬在正中颌位。

把混合的咬合材料注入𬌗堤上，再回到放置正中关系咬合片状态，让患者在正中颌位咬合等待硬化。咬合材料硬化后松开替代螺丝，取出𬌗堤，连同咬合材料一起固定到下颌工作模型上。

参考文献

[1] Glickman I, et al. Functional occlusion as revealed by miniaturized radio transmitters, Dent Clin North Am 1969; July: 667-679.

[2] Plasmans PJJM et al. The occlusal status of molars. J Prosthet Dent 1988; 60: 500-503.

[3] Korioth TWP. Number and location of occlusal contacts in intercuspal position. J Prosthet Dent 1990; 64: 206-210.

[4] 金山英明. レジストレーション・ストリップスを用いた咬頭嵌合位における咬合面間距離の計測. 顎咬合誌 1994; 15: 13-16.

[5] Ramfjord SP, Ash MM. Occlusion 2nd ed. Saunders Philadelphia 1971.

[6] Dawson PE. Evaluation diagnosis and treatment of occlusal problems. CV Mosby St Louis 1974.

[7] Celenza FV. The centric position-replacement and character. J Prosthet Dent 1973; 30: 591-598.

[8] Celenza FV. The theory and clinical management of centric position: II Centric relation and centric relation occlusion. Int J Periodont Rest Dent 1984; 6: 63-86.

[9] Grossary of prosthodontic terms5th edition. GPT-5. The Academy of Prosthodontics. J Prosthet Dent 1987; 58: 717-762.

[10] Gerber A, Steinhardt G. Dental occlusion and the temporomandibular joint. Chicago: Quintessence 1990.

[11] Dyer EH. Importance of a stable maxillomandibular relation. J Prosthet Dent 1973; 30: 241-251.

[12] Capp NJ, Clayton JA. A technique for evaluation of centric relation tooth contacts. Part I: During normal temporomandibular joint function. J Prosthet Dent 1985; 54: 569-574.

[13] Warren K, Capp N. A review of principles and techniques for making inteocclusal records for mounting working casts. Int J Prosthodont 1990; 3: 341-348.

[14] Williamson EH, Steineke RM, Morse PK, Swift TR. Centric relation. A comparison of muscle determined position and operator guidance. Am J Ortho 1980; 77: 133-145.

[15] McHorris WH. Centric relation; defined. J Gnathology 1986; 5: 5-21.

[16] 岩田健男. 日常臨床のためのオクルージョン. 東京: クインテッセンス出版 2002: 21-22.

[17] 池田圭介, 河野正司, 土田幸弘ら. 顆頭安定位の立場からみたタッピング運動による水平的下顎位の検索. 補綴誌 1996; 40: 964-971.

第10章

面部信息

面弓转移

面弓定义为记录上颌相对于颞下颌关节的位置关系，并把这样的关系相对于殆架开闭轴安装上颌模型的卡尺样装置。另外，GPT-6[1]中记述"记录上颌牙列和特定解剖标志（复数）的空间关系，并把那样的关系转移到殆架上的两脚规状器具，用于把同样的关系相对殆架开闭轴的方向安装牙列模型"。

解剖标志点有前标志点和后标志点。前者是在患者上颌中切牙切缘向上从殆架髁球中心到下颌体距离1/2的点处得来的。后者是在正中颌位下颌开闭口时的髁突旋转轴贯穿面部皮肤的点。后标志点左右各一个，连接这两个点形成的轴叫作横向水平轴（图10-1）。

通过面弓转移横向水平轴，可以在殆架上正确地再现患者的开闭口运动。正因为如此，认为面弓具有更有效的运动学价值[2]。面弓是由记录上颌牙列位置的殆叉，记录前标志点（眶下点）的眶指针和记录后标志点的髁突指针组成。髁突指针位于弓体侧臂的后端，左右各一个。

面弓是1899年由美国人Snow开发，初期由于没有参考指针，所以只能记录上颌牙列和殆架开闭轴的半径。Wadsworth设计的参考指针，是1919年为Wadsworth殆架开发的T形附加装置。把此附加装置和Snow面弓组合在一起，殆架的上颌体和下颌体中间就能成为安装上颌模型的位置。

1921年Hanau开发Hanau H型殆架时，把那样的附属装置作为现在面弓的原型。然而，正因为同年McCollum介绍终端铰链轴理论时，使用的面弓和现在的面弓相比一点也不逊色，所以当时面弓的基本形状在牙科界一直被熟悉（图10-2）。

最先使用试错法真实测量正中颌位髁突开闭口轴的人是McCollum。根据这种方法面弓精度获得了飞跃发展是众所周知的事实。通过殆架开闭轴和患者开闭口运动轴一致能够在殆架上改变上下颌的垂直距离，而且也让下颌在稍许开口的状态下取咬合变成可能。因此，可以再现不受早接触妨碍的正中颌位。这也就成为口腔修复的基本技术。

1973年，Celenza指出后退接触位和正中颌位不一样，正中颌位的定义如前所述被修正为髁突在关节窝的前上方位置[3-4]。通过试错法寻求终

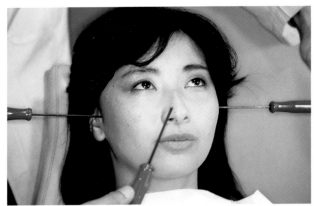

图10-1　根据前方标志点与后方标志点设定上颌三角。

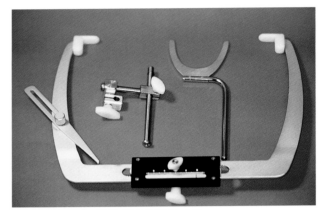

图10-2a　Hoby牙科专用面弓Mark Ⅲ。

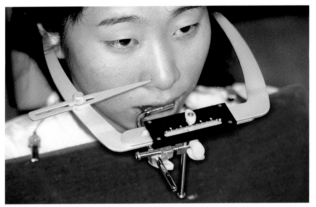

图10-2b　安装在面部的面弓。

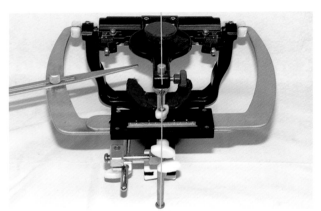

图10-2c　安装在𬌗架上的面弓。

端铰链轴时，在计测过程中，常常把髁突挤压至后退接触位而必须发生接触面旋转。前上方位置髁突位于关节窝的中间，不发生接触面旋转。因此，不发生纯粹的旋转运动，旋转轴也不确定。随着正中颌位的定义由后退接触位变为前上方位置，开闭口轴的定义就变得模棱两可，对于后标志点的思考方法也就发生了改变。

现在后标志点是通过使用解剖平均值的目测

法求得，简便的耳机式面弓被广泛使用。它是直接把指针的后端插入外耳道的类型，把轴眶平面（Axis orbital plane）上距离外耳道上缘前方13mm的位置确定为开闭口轴，其精度被认为是 ± 5mm左右。如果和McCollum的终端铰链轴以误差在1mm以内为目标计测的结果相比，那么不可否认精度降低了很多。

考虑到这点，取正中颌位咬合时使用正中关

系咬合片在开口度最小位置进行，并且把过去𬌗架上保持颌间垂直距离不变的注意事项普通化。随着两步法的开发可以把全牙列修复分成前牙和后牙两部分来实施，构建咬合时常常可以留下牙列中的一部分牙作为参考。因此，正中关系再现精度就不能要求达到以前那样高的水平。现在觉得面弓后标志点如果具有±5mm的精度就足够了。

面弓操作方法

为了说明面弓的操作方法，这里以Hoby牙科专用面弓MarkⅢ（Hoby Exacta face-bow MarkⅢ）为例进行说明。这是1978年保母为Hoby𬌗架和Denar𬌗架开发的耳机式面弓。通过齿轮传动装置侧臂可以从中央向左右等量移动，使用按钮式操

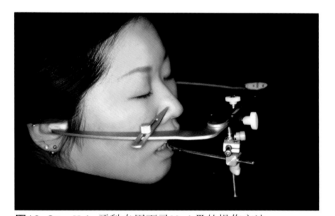

图10-3a Hoby牙科专用面弓MarkⅢ的操作方法。

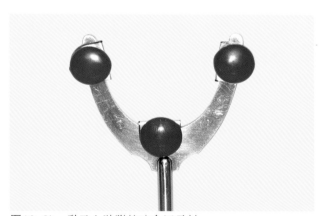

图10-3b 𬌗叉上贴附的咬合记录材。

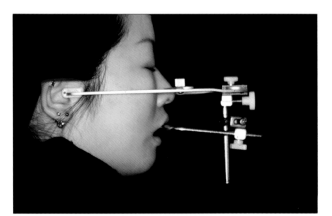

图10-3c 面弓的侧面状况。记录基准水平面。

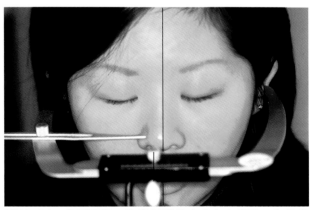

图10-3d 前面状况。注意侧臂的中点向右偏移，和患者的正中线不一致。

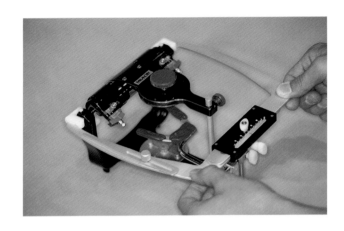

图10-3e 侧臂的中点虽然位于拾架的中线，但这不是患者的正中线。

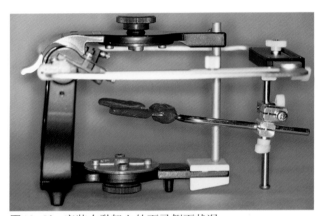

图10-3f 安装在拾架上的面弓侧面状况。

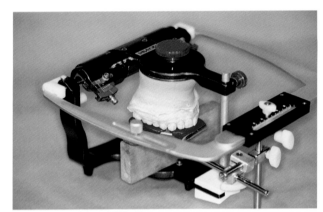

图10-3g 固定上颌模型。

作可以调节髁头间的距离（图10-3）。

使用这个面弓的第一步，把距离上颌右侧中切牙切缘上方43mm的位置标记为前标志点。这个点和左右后标志点形成水平基准平面（轴平面），这个面和拾架的上颌体平行。把矢状髁道斜度与矢状切道斜度和这个面所成的角设定为0°。

首先在拾叉上面贴附3个红膏，然后放进温水中软化、混合与塑形。把拾叉插入口腔内，压红膏在上颌牙列上，印记前牙切缘和后牙咬合面压痕。把拾叉从口腔内取出后放在冷水中冷却，检查咬合面压痕。

特别要注意咬合面咬得很深的情况下，如果沟窝等被准确地记录，就可以用锋利刀片进行修整，仅留下牙尖和切缘。如果红膏被咬通露出下面金属，那个部位牙齿就可能处于被压低状态，这种情况下如果用石膏模型在拾叉上进行试戴，就可能出现上浮现象，所以必须进行重新印记压痕。

接着再把拾叉放回口腔内，在前下方放置棉

卷，让患者咬住，确认𬌗叉是否与上颌牙列紧密贴合，无不稳定。如果存在不稳定现象，可以增加棉卷的数量。然后把𬌗叉柄插入转移杆夹（固定扣），把两侧臂后端的耳塞插入外耳道。由于侧臂可以从面弓中央向两边滑动，所以调节两侧宽度，使两侧耳塞与外耳道贴合并固定。

完成上面的操作后，让面弓的弓体上下移动，参考（鼻翼点）指针正确地指向前标志点后拧紧转移杆夹（固定扣），固定面弓。通过上面操作完成上颌三角的计测，记录患者开闭口运动轴（横向水平轴）到上颌牙列的距离及基准水平面到上颌牙列的高度。

固定面弓到𬌗架的操作。把面弓两侧侧臂向外侧移动，从外耳道分离耳塞。让患者轻轻地张口，把面弓连同𬌗叉一起从口腔内取出。调整切导针到0刻度，让上下颌体保持平行。

把面弓安装到𬌗架上，调整面弓两侧侧臂的宽度，使左右耳塞对称就位于𬌗架的髁杆。这时虽然指针指示的数值与患者面部指示的数值有差异，但是由于中央部位的位置没有变化，所以没有必要担心。

拧紧滑动部位螺丝，把两侧侧臂固定到𬌗架上。让𬌗架和面弓转移杆位于同一平面上，在与𬌗架上颌体平行的位置安装面弓。通过模型的重量和固定石膏的压力紧紧压住𬌗叉，𬌗叉下方用铸造支架支撑，同时使上颌模型与𬌗叉上红膏的压痕相吻合。如果𬌗叉被牢固地固定到𬌗架上，就完成了整个颌位转移。

面弓存在的问题

无论是有牙颌，还是无牙颌，间接法制作修复体时都必须用到面弓转移，而且为了把上颌牙列和颞下颌关节的三维空间关系再现到𬌗架上，面弓一定不能缺少。可是，尽管如此也未必能够转移面部的所有信息。最大的缺陷是面弓不具备转移像中线和瞳孔线这些审美信息的功能。

实际上人在水平面上的横向水平轴和面部中线并不能垂直相交，而且冠状面上的横向水平轴在很多情况下也和瞳孔线不平行。转移面弓到𬌗架上时，固定左右侧臂后端的耳塞在髁杆位置，通过这种方法转移患者的横向水平轴，使𬌗架的开闭口轴与患者的开闭口轴一致。

这个操作过程中，为了把耳塞固定到髁杆位置，使左右侧臂从面弓中央进行等距离移动。通过这样操作使面弓中心部位与𬌗架中心部位一致。这是面弓颌位转移的基本操作，左右侧臂的中点自动与𬌗架中线相对。

然而，实际上人面部左右后方标志点的中点不一定位于正中位置。与其说人的头部不一定是从正中央开始等距离均等发育，还不如说左右不均等发育的情况占多数。所以左右侧臂的中点和正中位置一致的情况非常稀少。正因为这样，𬌗架的中心未必能再现患者的正中位置。因此，与𬌗架正中位置相吻合制作的前牙修复体佩戴到口腔内，有可能与患者的正中位置发生偏离。根据以上所述，明确了𬌗架的中心只不过是患者面部宽度的二等分线，和正中位置有差异，所以未必能成为审美修复的参考。

另外，根据参考标志点在𬌗架上再现的是运动学基准水平面，这和瞳孔线的审美基准完全没有关系。基准水平面是前方标志点和左右后方标志点形成的平面，它是推断出矢状髁道斜度后根据运动学的必要性而设定的。所以，基准水平面与瞳孔线和笑线不可能一致。正因为以上原因，即使前牙修复体的切缘与𬌗架上颌体平行，也不可能和患者的颜面部协调。

如上所述，𬌗架中心和基准水平面（上颌

体）不能用作审美的基准。面弓是根据运动学的需要产生的工具，正因为误解了这一点，所以在过去的100多年牙科界弄错了殆架的使用方法。现在应该非常了解在殆架上无论怎么努力也不可能制作出与患者颜面部相协调的修复体。

面部分析仪的开发

为了改善面弓存在的缺陷，必须从根本上重新思考其设计。面弓是根据运动学需要制作的工具，与其相区别，必须附加能够记录审美信息的功能。那样的面弓由阿部[5]开发，成为同时兼顾审美与运动学功能的先驱。其他方面虽然进行了各种各样的开发试验，但是其结果不是结构复杂就是使用目的不明确，没有得到广泛的普及[6]。以解决这些问题为目的，2005年保母和宫本开发了面部分析仪[7]。

称作面弓是因为两侧侧臂具有明显的形状特征，像一把弓。两侧侧臂决定殆架的中心，并且起到记录横向水平轴到上颌牙列半径的作用。然而，殆架中心和患者中线的不一致在前面已做说明。

伴随正中颌位的髁突位置从后退接触位变为前上方位置，计测精度也减少到±5mm，这点在前面已经有所阐述。减少横向水平轴精度也就是说上颌三角顶点位置发生了偏移。根据宫本的研究[8]，横向水平轴和三角形顶点（上颌中切牙切缘）的距离（半径）几乎不存在个体差异，平均值为（93.4±3.7）mm。使用耳塞求得的横向水平轴精度位于±5mm范围内是把半径的个体差异纳入了误差范围[7]。

因此，使用侧臂即使不特意记录不确定的中心和横向水平轴，如果把距离上颌模型切缘93mm的位置设定为殆架的旋转中心，那么也可以获得

与目测法求得的后方标志点相同的精度。综上所述，面弓的侧臂不起作用。

面弓的另一个目的是设定基准水平面。如果没有基准水平面，就不能确定矢状髁道和切导盘矢状倾斜度。并且咬合平面也很难确定。由于基准水平面是由前方标志点和左右后方标志点决定的，所以面部分析仪是通过福克斯板（Fox plate）和这些标志点相吻合来设定基准水平面。

左右瞳孔的连线叫作瞳孔线，正因为这条线与上颌中切牙切缘和尖牙牙尖形成的面及上颌切牙颈缘线最低点形成的面平行，所以，众所周知，瞳孔线通常被作为审美修复的参考。可是，在实际的临床上，把瞳孔线再现到殆架上的工具还没有被开发。瞳孔线的形成与基准水平面无关，而且也未必与正中线垂直相交。因此，瞳孔线必须独立于其他参考数据进行记录，面部分析仪为了这样的目的使用眼水平仪。

综上所述，面部分析仪是能够同时记录与再现像横向水平轴和基准水平面这样的运动学信息及像正中线和瞳孔线这样的审美信息的装置，特别对种植牙审美修复很有效[9-11]。

面部分析仪的用法

面部分析仪是由记录上颌牙列压痕的殆叉、记录基准水平面的福克斯板（Fox plate）、记录正中线的正中杆（安装到殆架上时就变为切导针）、记录瞳孔线的眼水平仪以及转移这些参数到殆架上时再现横向水平轴的夹具构成。面部分析仪的使用方法如以下所述（图10-4）。

首先在距离患者上颌右中切牙切缘上方43mm部位，用记号笔做记号并设定前方标志点。把位于Hoby定位器后端的耳塞插入外耳道，其上缘与前方标志点相吻合，用记号笔在皮肤表面画线。

接着为了印记上颌牙列压痕，在𬌗叉上贴附红膏咬合材，浸入温水中软化、混合与塑形，然后压𬌗叉到上颌牙列。此时𬌗叉的根部和中切牙切缘相接触。

由于这个位置的金属面上具有正中线，所以尽可能注意正中线与患者的面部中线一致并固定𬌗叉。必须注意，如果这步操作出现差错，审美的信息就不能正确地传递。𬌗叉的柄最好与冠状面成直角，并且从正中位置不发生偏移，笔直地伸出。

𬌗叉下面放置棉卷等，让下颌闭合并紧紧咬住。拧紧位于垂直杆上的螺丝固定福克斯板（Fox plate），在其上方垂直固定正中杆。松开位于垂直杆前方可移动的夹板并调节其倾斜度，使其与福克斯板（Fox plate）上用记号笔描绘的线相互平行。据此设定福克斯板（Fox plate）和基准水平面平行。同时从前方和上面观察时正中杆与患者的正中线一致，侧面调节正中杆与基准水平面成直角，固定可移动的夹板。

最后调节附着在正中杆上的眼水平仪高度，

图10-4a　Hoby面部分析仪。

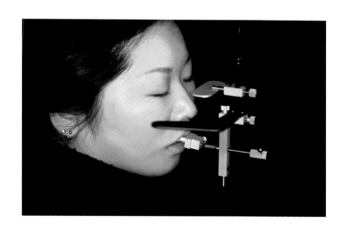

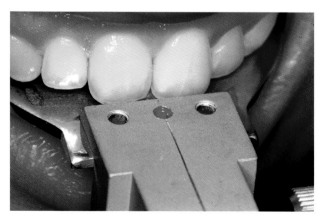

图10-4b　让𬌗叉上的红点与正中线吻合，纵线与矢状面一致。

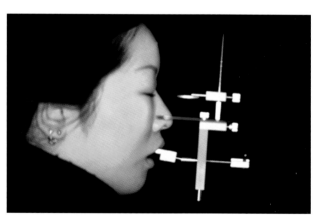

图10-4c　面部分析仪侧面状况。眼水平仪记录瞳孔线。

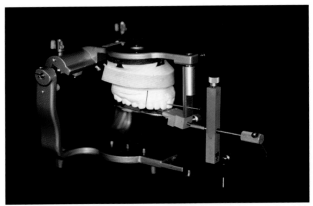

图10-4d 用固定夹具固定面部分析仪垂直杆。让指示针和红色标记吻合。

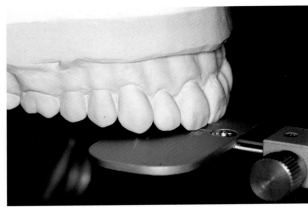

图10-4e 石膏模型的前牙和眼水平仪的关系。

使其与左右瞳孔位置相对，调节其倾斜度，使其与瞳孔线平行后固定。通过以上操作可以记录上颌中切牙切缘位置、基准水平面、正中线、瞳孔线等各种信息。由于调节各个部件的操作通过一个可移动的夹板就能够完成，所以如果一次就能掌握面部分析仪的操作方法，以后的操作应该在短时间内就能完成。调节福克斯板时如果有助手的帮忙就更方便。

从面部撤下面部分析仪时，首先取下带有眼水平仪的正中杆，接着分离福克斯板。由于所有信息都记录在垂直杆和𬌗叉上，所以必须注意这部分操作。为了把从患者面部撤下的面部分析仪固定到𬌗架上，准备了固定夹具。取下𬌗架上的切导盘，安装固定夹具，固定面部分析仪垂直杆。

固定夹具的侧面附有87～100mm刻度。大部分患者固定在93mm就可以了，但是有些特殊患者面部凹陷较深或者较长的情况下在93～100mm范围内调节就可以了。夹具位于93mm情况下，上颌中切牙切缘和横向水平轴之间的距离就为93mm。并且固定夹具的刻度为100mm情况下，这个距离就为100mm。根据宫本的调查，对于日本人来说没有发现刻度在100mm以上的患者，大部分为93mm左右。所以一般不使用100mm以上的刻度。

如前所述，面部分析仪横向水平轴虽然是根据解剖平均值推断出的结果，但是其精度与使用耳塞没有太大差别。虽然考虑到原本计测后方标志点和上颌中切牙切缘之间的距离来调节固定夹具刻度的方法，但是使用解剖平均值仅可以设定后方标志点，其精度必然受到限制，可以说没有计测的意义。

为了防止𬌗叉移位，在其下方用铸造支架支撑，同时使上颌模型与𬌗叉上红膏的压痕相吻合。为了能在安装着面部分析仪状态下闭合上颌体，插入替代切导针的延长杆。这样使上颌体和下颌体平行，然后固定。由于杆上有指示针，所以让其前后移动，调节尖端和𬌗叉柄根部上面的红色标记一致。如果红色标记向旁边偏离，就让

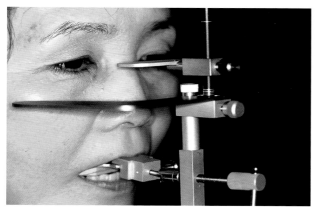

图10-5a 用面部分析仪记录正中线和瞳孔线。

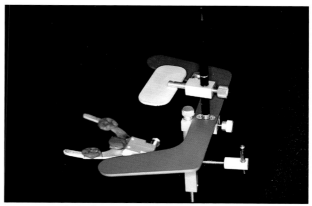

图10-5b 完成计测的面部分析仪。

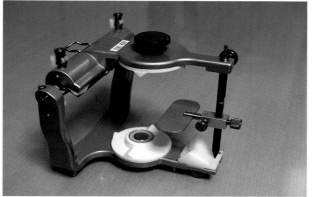

图10-5c 安装在𬌗架上的眼水平仪。

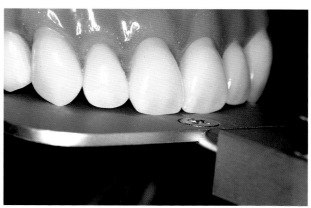

图10-5d 以眼水平仪为基准排列切牙切缘。

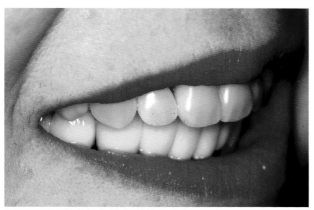

图10-5e 修复体切缘与笑线相协调。

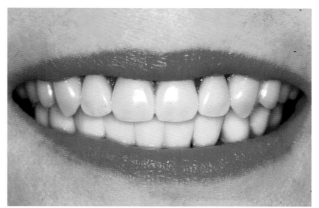

图10-5f 修复体切缘与笑线相协调的唇面状况。

垂直杆稍微旋转。这样殆叉柄从矢状面偏离的部分就得到了修正，正中线就能正确地传递。最后在这种状态下调和石膏固定上颌模型。

固定了上颌模型后撤去面部分析仪，安装切导针，在正中颌位固定下颌模型。这个操作结束后，把殆架切导针交换成面部分析仪的正中杆。记录患者瞳孔线的眼水平仪即使上下颠倒，由于不改变其倾斜度，所以不需要担心。眼水平仪作为决定上颌6颗前牙切缘高度的参考，不用时为了不妨碍技工操作，可以放置在前方或者抬高放于上方（图10-5a～f）。

种植牙应用

传递到殆架上的审美信息在尖牙诱导路径发生变化情况下发挥作用。缺少尖牙诱导病例使用**条件2**形成诱导面的情况下，到底是修复上颌还是修复下颌，有时会犹豫不定。此时把眼水平仪作为参考，让左右中切牙切缘轻轻接触来调节高度比较好。

另外，侧切牙切缘和尖牙牙尖描绘Spee曲线

从眼水平仪向远中稍微向上升起。这样描绘的假想曲线和笑线非常一致。如果把尖牙向上抬高1mm左右，那么审美性虽然得到了提高，但是尖牙诱导距离变短，后牙咬合分离有可能得不到再现。

这种状态下决定尖牙牙尖是位于假想线上方还是下方，到底修复上颌尖牙还是修复下颌尖牙。上颌尖牙牙尖位于假想线上方时如果修复下颌尖牙，那么笑线就会倾斜，结果不仅审美性差，而且后牙咬合分离也会出现左右不均衡。相反或许正确。

面部分析仪是为了满足新时代口腔修复的需要，把运动学信息和审美信息再现到殆架上作为目的开发的工具。它不仅具有以前面弓的功能，而且还能记录与再现正中线和瞳孔线。由于记录基准水平面的福克斯板和记录瞳孔线的眼水平仪分别被单独配置，所以能够把横向水平轴、基准水平面、正中线和瞳孔线的三维空间位置关系准确地设置到殆架上。通过运动学信息和审美信息的组合，特别在全牙颌种植修复方面一定能提高修复效果[7-9]。

参考文献

[1] GPT-6. Grossary of prosthodontics terms 5th ed. The Academy of prosthodontics. J Prosthet Dent 1994; 58: 717-762.

[2] 保母須弥也編. 新編咬合学事典. 東京：クインテッセンス出版 1998.

[3] Celenza FV. The centric position-replacement and character. J Prosthet Dent 1973; 30: 591-598.

[4] Celenza FV. The theory and clinical management of centric position: II Centric relation and centric relation occlusion. Int J Periodont Rest Dent 1984; 6: 63-86.

[5] 阿部晴彦. Shilla system の概念とその臨床活用. 東京：クインテッセンス出版 2006; 20-72.

[6] Gurel G. The science and art of porcelain laminate veneers. Berlin: Quintessence 2003: 458-477.

[7] 保母須弥也，細山恒，宮本容正. 顔面の審美情報. Dental Magazine 2005; 115: 38-44.

[8] 宮本容正. パーソナル・コミュニケーション 2005.

[9] 笹原俊介. 咬合崩壊症例の検討と評価. 顎咬合誌 2005; 25: 396-401.

[10] 武井賢郎. 頭蓋の三次元的位置の再現性. 顎咬合誌 2005; 25: 408-413.

[11] 細山恒. 咬合器を再考する. 顎咬合誌 2005; 25: 414-421.

第 2 部分

应用篇

种植牙咬合

第11章

种植牙咬合功能

国内外与种植牙咬合相关的论文虽然有150篇以上，但是具体阐述到底什么样咬合模式适合种植牙上部结构的论文非常少。这样的意思倒不如说成种植牙咬合还没有科学地研究清楚更好。种植牙咬合仅仅模仿天然牙咬合是非常欠缺的，为了让咬合力不给种植牙造成创伤，必须加以独立修正[1]。本章关于种植牙咬合归纳总结了各种各样的意见。

咬合重要性

虽然在牙科医学界大家一致认为种植修复治疗中咬合具有非常重要的意义，但是如果具体地说到底有多重要，那么拥有科学认识的学者好像很少。Isidor[2]使用猴子实验，给其形成负载很强水平压力的咬合模式以及完全不做口腔清洁，比较种植牙修复的预后。结果出现遭受过强水平压力的8颗种植牙有5颗丧失了骨结合而脱离，而不做口腔清洁的情况无种植牙脱落。所以，此研究揭示了与感染相比咬合负重过度（创伤咬合）才是引起骨结合丧失（骨吸收）的主要原因。

Rosenberg等[3]研究感染引起失败和创伤引起失败情况下种植体周围菌群，阐述了前者42%是螺旋体和运动性杆菌，而后者主要是存在于健康牙周组织的细菌，特别是链球菌比较多见。咬合和感染所占百分比为90%和10%，相对于感染出现在1年内比较早的时期，咬合创伤的45%出现在1年以内，剩下出现在1年以后。所以，咬合调控是维持骨结合的最重要原因。

天然牙和种植牙的区别

天然牙和种植牙在咬合学方面最大的区别是天然牙有牙周膜而种植牙没有。牙周膜起缓冲负重冲击、分散应力到周围骨组织的作用。牙齿如果受到强大的咬合压力就会发生动摇，一旦撤去咬合压力就会恢复到原来的状态。然而，种植牙和天然牙相比只有非常微小的动度。据此认为种植牙比天然牙更牢固的理论不能成立。天然牙通过微弱动度缓冲负重冲击。

健康牙齿负重情况下动度为56～108μm，吸收冲击力[4-6]。与此相对种植牙即使遭受冲击也不会直接动摇，但是如果连续遭受两次冲击就有可能发生动摇，其动摇范围非常小，一般分布在

$10 \sim 50 \mu m$ 之间[7]。如果咬合创伤增加，种植牙就会发生动摇，并且，咬合创伤即使去除也不可能恢复到原来状态。相对于天然牙动摇是生理性活动，种植牙动摇可以说成是病理性改变。

天然牙弹性模量接近于骨组织，与此相对金属制作的种植体弹性模量达到了骨组织的 $5 \sim 10$ 倍，这也是不可回避的问题。如果弹性模量比较接近，即使遭受负重冲击，骨组织及其界面也不会发生破坏性变化。可是，如果两者之间差异增大，变形就会变大，结果就会引起骨结合破坏。

天然牙咬合创伤的早期症状为牙髓充血和冷热刺激反应。另外也可能出现釉质层咬合磨耗、应力线、牙颈部楔形缺损、牙尖凹陷等症状[8]。然而，没有牙周膜的种植牙完全不会出现这些早期症状。一直维持没有自觉的状态，如果在骨组织和种植体之间应力持续集中，种植体周围骨组织就可能发生微小的折断。并且还可能突然发生骨吸收和种植体折断。

由于种植牙既没有缓冲咬合创伤生物保护结构的牙齿动度和敏感的感受器，也不会出现让人感知的早期症状[9]，所以失败就会突然发生。为了避免这种情况的发生，只有非常了解种植牙的特殊性，仔细调整，才能形成不超越种植牙能力界限的合适咬合关系。如果细菌是天然牙的天敌，那么种植牙的天敌就是应力。

咬合负重能力

种植牙和天然牙到底哪个咀嚼效率高，必须要好好研究。通过基台把植在口腔内的种植体用种植牙桥和覆盖义齿连接起来，根据调查负重状态的研究发现，无论哪种修复方法施加在种植体上的力都相似[10]。有报告认为，虽然种植牙的咬合力远远高于活动义齿，但是比天然牙低，和牙

周病造成牙周组织减退的牙做基牙的桥接近[11]。

那么，种植牙实际咬合力怎么样呢？看看目前为止已经报告的数据。文献报告口腔内发挥最大咬合力的牙是第二前磨牙，所以把第二前磨牙和在同样位置埋入的种植牙最大咬合力进行比较。

根据 Muhibradt 等[12]报告，天然第二前磨牙咬合力为 435N，然而在同样位置埋入的种植牙咬合力为 285N。Mericske-Stern[13]也报告天然第二前磨牙咬合力为 450N，同样位置种植牙咬合力为 300N。综上所述，种植牙咬合力不超过天然牙的 60% 左右。

水平压力与扭力

施加在种植体上的力有垂直压力、水平压力和扭力3种。垂直压力由于通过包绕种植体的螺纹以压缩应力方式均匀地分散到种植体周围，所以危害性很小。然而，水平压力由于使种植体形成弯曲形变而对骨组织产生压缩与拉伸作用，所以危害性很大（图11-1，图11-2）。

Binderman[14]研究了50多种种植体，发现所有种植体对于长轴方向的应力有很强的耐受能力。然而，无倾斜的水平方向应力可以产生压缩应力10倍以上的拉伸应力及剪切应力[15]。皮质骨对于压缩应力耐受性很强，可是对于拉伸应力和剪切应力就很弱，分别为30%和65%。

假设骨结合完全，此时垂直压力造成的压缩应力为27.6MPa，骨组织及其界面上产生的拉伸应力为0MPa，这样进行验算，如果负重的方向倾斜到45°，那么压缩应力为96.6MPa时拉伸应力就为27.6MPa[8-9]。由于剪切应力具有负重越接近水平方向就越大的特性，所以和垂直方向负重相比，如果负重方向倾斜30°，那么对骨组织的压缩应力

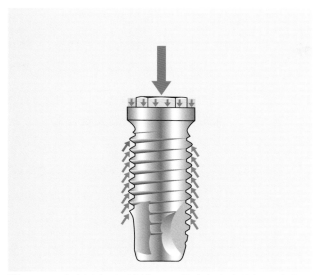

图11-1　垂直压力通过螺纹以压缩应力方式均匀地分散。
（Rangert 1997）

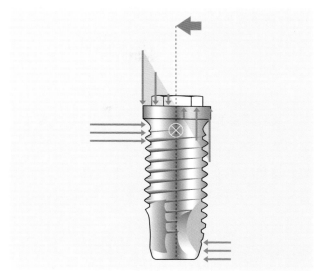

图11-2　水平压力形成弯曲形变而对骨组织施加应力。
（Rangert 1997）

减小10%，拉伸应力减小25%。如果负重方向变为60°，那么对骨组织的压缩应力减小到30%，拉伸应力减小到55%。

有报告咀嚼时，产生的水平压力达到近远中方向弯矩的4～5倍[16]。倾斜负重情况下，种植体周围负重增加，骨组织耐受应力能力减少。所以水平压力比垂直压力破坏性大的特征完全适合种植牙的情况。

另外，种植牙因种植体的机械构造特征有时可能会产生扭力，严重病例就是无牙颌修复的游离端。游离端形成牙挺的作用，给作为基牙的种植体造成强大的水平压力[17]。为了避免这种缺陷，尽可能把种植体连接起来，防止游离端折断（图11-3a～e）。

种植体植入位置如果和咬合面发生偏离也可能会发生同样的情况。如果把种植体埋入到健全骨组织位置，那么骨量丰满的地方就不一定位于牙列中央。大部分情况种植体植入位置偏向腭侧或舌侧，其结果为了和对颌牙咬合，种植体上部结构咬合面不得不与种植体植入位置发生偏离，如果形成游离端就会产生扭力。这种现象在单颗牙特别多见（图11-4）。

天然牙列情况下，水平压力经常会伴随着咀嚼运动和夜磨牙等生理及病理功能而产生。然而，种植牙修复时，必须注意形成游离端这样医源性水平压力。形成种植牙咬合时，必须要考虑怎么回避这些有害的应力。

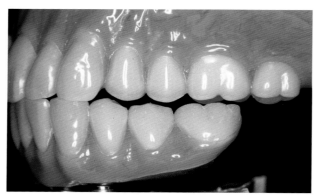

图11-3a 瑞典式游离端修复。

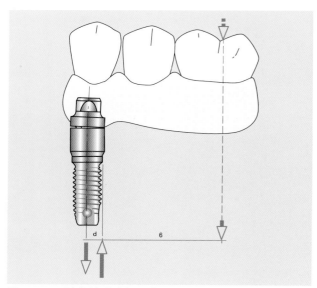

图11-3b 游离端形成挺子作用。

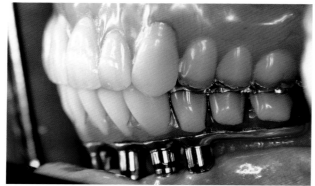

图11-3c 经过了10年的游离端病例（河津宽先生的奉献）。

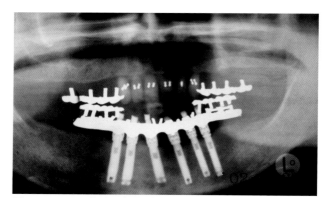

图11-3d 经过了10年的游离端病例全景片（河津宽先生的奉献）。

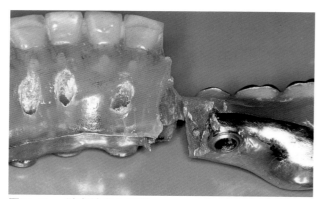

图11-3e 游离端发生折断。

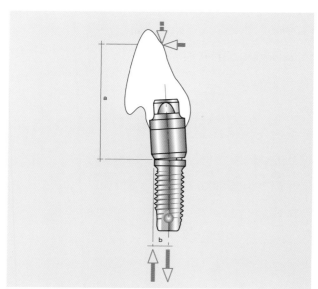

图11-4 单颗牙形成的游离端模式图。

咬合精度

为了了解种植牙的咬合精度，必须知道对种植牙有害的牙尖干扰大小。虽然这个干扰值大小有各种各样的报告，并且范围为60～200μm，但是无论如何都缺乏足够的证据，而且研究者们所得的值也有很大差异等，所以不可否认缺少足够的说服力。由于牙尖干扰可能造成种植体过度负重，所以引起骨结合失败就很容易想象。可是，牙尖干扰多大的范围是允许的，超过多少是不允许的，没有统一的标准。

在研究这个问题之前，先说明天然牙的咬合精度。田中[18]人为地形成牙尖干扰，研究这种情况引起的基牙松动度和牙周膜中毛细血管脉动的变化。结果发现100μm的牙尖干扰没有发现任何变化，如果牙尖干扰的高度增加到300μm，牙齿的松动度和脉动也就随之增加。

必须要注意，这并不是意味着天然牙可以耐受高度300μm以下的牙尖干扰。300μm是真正引起破坏的值，并不是健康咬合的基准。作为健康牙齿咬合精度值，田中特别指出为20μm。这个值和很久以前矜学方面开始使用的12.5μm（金属聚酯Shimstock咬合箔1张的厚度）值大致相符。

宫田等[19]为了研究种植牙咬合精度，使用食蟹猴人为地形成牙尖干扰。结果报告100μm的牙尖干扰几乎没有发现骨结合的破坏，但是180μm和250μm的牙尖干扰在组织病理学上出现显著的骨吸收，并且250μm的牙尖干扰比180μm造成的骨吸收更大。

综上所述，可以得出引起病理性变化的牙尖干扰天然牙为300μm、种植牙为180μm这样的结论。300μm和180μm的比例为10∶6，所以种植牙只能耐受天然牙牙尖干扰的60%。这与前面所述的天然牙和种植牙咬合力不同相比较也是符合60%的值。

这些是根据不同的研究者通过不同研究得到的数值，而且大部分还是反复勉强地比较人和猴的数据。然而，正因为目前的实际情况是我们能够获得更科学的数据还非常有限，所以只有指导性的方法。前面所述天然牙的咬合精度为20μm，根据种植牙的咬合精度为天然牙的60%计算，建议种植牙的咬合精度为12μm。

种植牙感压能力

如果出现咬合创伤，天然牙就会在X线片上出现牙周膜增宽、X射线不透性、牙齿周围筛状骨板（固有牙槽骨）增加等症状。然而，种植牙除了在X线片上出现种植体上部骨吸收以外，没有其他任何症状。为了防患于未然，必须要懂得种植牙到底具有怎样程度的感压能力。

根据天然牙与种植牙感压能力的对照研究，垂直压力情况下天然牙可以感知13.9g压力，然而种植牙直到284.3g都不能感知。水平压力情况下，天然牙可以感知13.4g压力，然而种植牙直到307.9g都不能感知[20]。据此发现，种植牙感压能力大约不到天然牙的1/20。因此，所谓感压能力也就是种植牙在负重状态时做出的各种各样生体反应。

上下颌天然牙在咬合状态下能感知到20μm厚度，然而种植牙和天然牙相对咬合时只能感知48μm厚度。天然牙和种植体支持的覆盖义齿在咬合时能够感知的厚度为108μm[21]。根据Jacobs和van Steenberghe[21]、Hammerle等[22]、Mühlbradt等[112]报告，种植牙感压能力不超过天然牙的1/100～1/10。因此，种植牙感压能力与天然牙相比远远处于劣势。

　　另外，根据种植牙修复与通常全口义齿修复的比较研究，无论是感压能力还是咀嚼能力，种植牙修复都处于优势，而且两者之间存在很大差距[23-24]。据此发现，种植体支撑修复体的最大咀嚼力远远高于可摘义齿。这些事实暗示种植体周围也许存在某种感觉结构。因此，还是认为种植牙感压能力远远低于天然牙，而远远优于活动义齿比较好。

参考文献

[1] 岩田健男. インプラント補綴：バイオメカニックスと咬合 パート2、インプラントの咬合様式. 日本歯科評論 2004; 64: 103-108.

[2] Isidor F. Loss of osseointegration caused by occlusal load of oral implants. A clinical and radiographic study in monkeys. Clin Oral Implants Res 1996; 7: 143-152.

[3] Rosenberg ES, Torosian JP, Slots J.Microbial differences in 2 clinically distinct types of failures of osseointegrated implants.Clin Oral Implants Res 1991; 2: 135-144.

[4] Mühlemann HR, Savdirl S, Rakeitshak KH. Tooth mobility: its cause and significance. J Periodontol 1965; 36: 148-153.

[5] Mühlemann HR. Tooth mobility: a review of clinical aspects and research findings. J Periodontol 1967; 38: 686-713.

[6] Parfit GS. Measurement of the physiologic mobility of individual teeth in an axial direction. J Dent Res 1960; 39: 68.

[7] Sekine H, Komiyama Y, Hotta H et al. Mobility characteristics and tactile sensitity of osseointegrated fixture supporting systems. In: van Steenberghe D (ed) Tissue integration in oral maxillofacial reconstruction. Elsevier Amsterdam 1986: 306-332.

[8] Bidez MW, Misch CE.Force transfer in implant dentistry: basic concepts and principles.J Oral Implantol 1992;18:264-274.

[9] Misch CE. Contemporary implant dentistry. 2nd ed Mosby St. Louis 1999; 609-628.

[10] Mericske-Stern R, Fahrländer F, Bürgin W.In vivo force measurements on maxillary implants supporting a fixed prosthesis or an overdenture: a pilot study.J Prosthet Dent 2000;84:535-547.

[11] Haraldson T, Carlsson GE. Bite force and oral function in patients with osseointegrated oral implants. Scand J Dent Res 1997; 85: 200-208.

[12] Mühlbradt L, Ulrich R, Möhlmann H, Schmid H.Mechanoperception of natural teeth versus endosseous implants revealed by magnitude estimation.Int J Oral Maxillofac Implants1989;4:125-130.

[13] Mericske-Stern R, Assal P, Mericske E, et al.Occlusal force and oral tactile sensibility measured in partially edentulous patients with ITI implants.Int J Oral Maxillofac Implants1995;10:345-353.

[14] Binderman. NIH grant study on two dimensional FEA study of 54 implant body designs. 1973 In: Misch CE. Contemporary implant dentistry. 2nd ed Mosby St. Louis 1999; 609-628.

[15] Clelland NL, Lee JK, Bimbenet OC, et al.A three-dimensional finite element stress analysis of angled abutments for an implant placed in the anterior maxilla.J Prosthodont1995;4:95-100.

[16] Wennerberg A, Carlsson GE, Jemt T. Influence of occlusal factor on treatment outcome: a study of 109 consecutive patients with mandibular implant-supported fixed prostheses opposing maxillary complete dentures. Int J Prosthodontics 2001; 14: 550-555.

[17] 佐藤裕二，山縣徹哉. 咬合と咬合面形態. 補綴臨床別冊：インプラント修復の最新エビデンス 2004; 34-37.

[18] 田中伐平. 咬頭嵌合位における補綴物の高さが顎口腔系に及ぼす影響. 補綴誌 1976; 4: 206-232.

[19] Miyata T, Kobayashi Y, Araki H, Shin K.The influence of controlled occlusal overload on peri-implant tissue: a histologic study in monkeys.Int J Oral Maxillofac Implants 1998;13:677-683.

[20] Mühlbradt L, Ulrich R, Möhlmann H, et al.Mechanoperception of natural teeth versus endosseous implants revealed by magnitude estimation.Int J Oral Maxillofac Implants1989;4:125-130.

[21] Jacobs R, van Steenberghe D.Comparative evaluation of the oral tactile function by means of teeth or implant-supported prostheses.Clin Oral Implants Res1991;2:75-80.

[22] Hämmerle CH, Wagner D, Brägger U, et al.Threshold of

tactile sensitivity perceived with dental endosseous implants and natural teeth.Clin Oral Implants Res 1995;6:83-90.

[23] Haraldson T, Karlsson U, Carlsson GE.Bite force and oral function in complete denture wearers. JOral Rehabil 1979;6:41-48.

[24] Lundgren D, Falk H, Laurell L.Influence of number and distribution of occlusal cantilever contacts on closing and chewing forces in dentitions with implant-supported fixed prostheses occluding with complete dentures.Int J Oral Maxillofac Implants1989;4:277-283.

第12章

种植牙变位量

种植牙变位量

由于种植牙没有牙周膜，所以与天然牙相比在咬合压力作用下变位量很小[1-2]。也就是说，在咬合压力作用下天然牙可以活动，而种植牙几乎不动。根据种植牙变位量的研究显示，上下颌有差异，上颌有更大的变位量[3]。因为种植牙的变位量来自牙槽骨的变形，所以海绵样骨组织多的上颌具有更大的动度。

根据对种植牙水平方向施加2kg力的变位量研究，颊侧方向值为15～58μm，舌侧方向值为17～66μm[4]。种植牙的变位量比天然牙小，而且天然牙的变位为两相，而种植牙变位量与负重大小呈直线比例关系。Sekine说明这样的变位来自骨组织弹性样变，其观点已经被广泛认可。

有关天然牙下沉量，根据报告在3～5磅（1磅=0.4536千克）的垂直压力作用下为8～28μm，现在这已成为普遍认可天然牙下沉量为30μm的依据[5-6]。对于此，Sekine的试验研究显示种植牙下沉量（上下移动量）不超过3～5μm[4]。因此，种植牙和天然牙之间存在受压变位特性的

不同，承受咬合作用时也存在差异。

种植牙和天然牙混合病例，由于轻度咬合时种植牙和天然牙同时接触和重度咬合时天然牙下沉，所以咬合压力可能全部由种植牙来承担而超载[7]。为了避免超载情况，必须在天然牙下沉到30μm前种植牙无咬合接触。

具体地说，如果轻度咬合时种植牙不接触，重度咬合时开始接触，天然牙和种植牙就能比较均匀地分散负重[8-9]。假设重度咬合时天然牙下沉量为30μm，那么天然牙垂直下沉到30μm为止种植牙最好不接触。

Misch[10]把重度咬合时天然牙下沉量定为28μm，种植牙下沉量定为5μm进行以下验算。如果上下颌都是天然牙，那么两者进行咬合时总下沉量就为28+28=56（μm）。如果对颌关系分别为天然牙和种植牙，那么两者进行咬合时总下沉量就为28+5=33（μm）。如果上下颌都是种植牙，那么两者进行咬合时总下沉量就为5+5=10（μm）。

综上所述，通过天然牙和种植牙的不同组合进行咬合，可以使下沉量发生各种各样的变化。另外，即使相同的负重，因为牙齿种类、牙齿长轴的方向和牙周组织的状态不同，下沉量也可能

不同，所以也有人指出，必须考虑把下沉量30μm这个值作为统一的指标是否合适[7]。

前牙间隙量

猞学传授牙尖交错位时，上下颌牙列仅有后牙接触，前牙存在30μm的间隙。这就是说后牙完全下沉时前牙才开始接触，也是防止后牙下沉过程中引起前牙向外移动的原因。

就像前面提及的一样，如果上下颌后牙分别下沉30μm，那么上下颌后牙下沉量总和就为60μm。与其相对应上下颌前牙理论上必须形成60μm间隙。然而猞学上采用了30μm的间隙获得了非常好的长期临床效果。这就是说天然后牙下沉的同时，为了补偿前牙下沉间隙量而采用了一半的间隙。

因此，上下颌后牙都为天然牙咬合，用种植牙修复的前牙与天然牙咬合情况下，轻咬合上下颌后牙接触时，前牙种植牙最好形成30μm间隙。然而，如果上下颌前牙都为种植牙时，必须形成60μm间隙。在咬合压力作用下，由于不能期待种植牙下沉，所以前牙部位必须严格按照上下后牙变位量形成间隙。

假设上下颌前后牙都为种植牙，也就是无牙颌病例，由于后牙种植体不发生下沉，所以最好只考虑形成前牙间隙。关于这点细山建议给无牙颌种植病例形成0.50~0.75mm的覆盖。如果没有这么大的间隙，患者咬合时就会感觉不舒适。这种咬合模式不同于天然牙下沉的范畴，无科学依据。

以上，假设天然牙下沉必须调节种植牙咬合，这点能够理解。然而，实际临床工作中进行具体操作并不是件容易的事。经常使用的检查方法是在上下颌牙列之间放置专用咬合试验纸让患者在咬合状态下抽出，用是否能够抽出咬合试验纸来判断接触部位与咬合松紧。如果咬合试验纸能够无阻力地抽出就可以判定为无咬合接触。大部分情况使用8μm厚度Shimstock咬合试验纸（德国Hanel公司）和12.5μm厚度咬合记录条（Occlusal registration strips）（美国Artus公司）。

使用12.5μm厚度咬合记录条时，在猞架上让种植牙上部结构咬合时如果2张能够拔出、3张被咬住，就可以判定上部结构咬合与天然牙相比低于30μm。如果5张能够拔出、6张被咬住就是60μm。

另外，咬合纸也被广泛地使用。咬合纸厚度一般为8~60μm，可是使用咬合纸只能进行静态检查。咬合纸越薄，对于压应力的变形越小，容易掌握被压变位量。由于种植牙被压变位量非常小，所以用塑料作为模型基础材料时，应该注意尽可能使用更薄的咬合纸[7]。其他像T-Scan和Dental Prescale（咬合力分析仪）等也行之有效。

咬合面位置关系

对于种植牙来说，最希望垂直方向负重，这样由于咬合压力沿种植牙长轴方向传递，所以种植牙对这样的负重具有很好的耐受性。正因为负重沿种植牙长轴方向，所以上部结构咬合面位置和角度非常重要。咬合面位于种植体正上方并且种植体长轴与咬合面垂直的情况下，所有咬合压力都向种植体中心方向传递。这虽然是最期望的状态，但是临床上这种情况非常少见。其原因是种植体植入方向与咬合面发生了倾斜，或者是种植体直径相对于咬合面太小等。

因解剖结构的原因种植体被倾斜植入的情况下，咬合面和种植体之间允许的最大角度差为20°。与其相比如果角度差增大，即使负重方向与

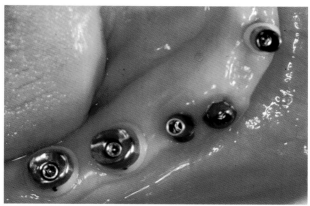

图12-1a 植入的种植体咬合面状况。

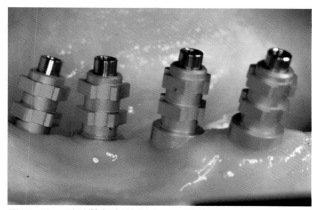

图12-1b 种植体倾斜控制在20°以内。

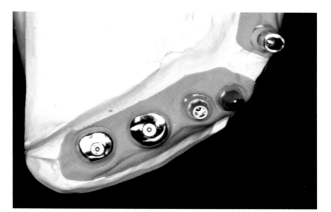

图12-1c 工作模型咬合面状况。

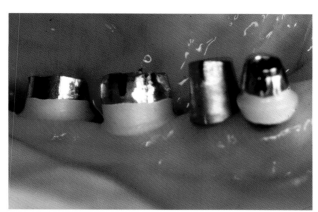

图12-1d 用成品基台调节平行关系。

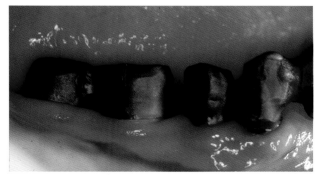

图12-1e 金属基底。

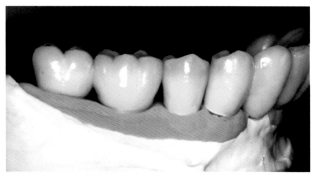

图12-1f 上瓷烧结后状态。

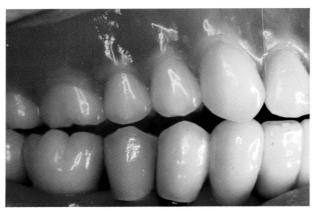

图12-1g　上部结构形成后牙咬合分离状态。

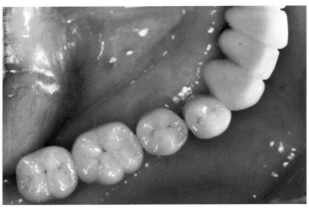

图12-1h　咬合面状况。

咬合面垂直，也会对种植体产生水平压力而形成弯矩[11]。所以希望种植体植入方向尽可能与咬合面垂直（图12-1a～h）。

　　种植体直径比天然牙咬合面小太多也是问题。咬合面超出种植体直径部分就是游离端，特别要注意后牙位置形成的颊舌侧游离端。如果给5mm长游离端施加25磅的力，那么产生的弯矩负重为125磅，所以游离端危害性可想而知。

　　种植体位置相对于咬合面偏向舌侧并且倾斜植入的情况与垂直植入种植体垂直方向负重的基准模式相比，产生更大的拉伸应力和压缩应力，咬合面负重形成弯矩。这时形成的侧方压力就会造成机械及生物学障碍。机械障碍有固定螺丝松动和破折或种植体本身破折[12]。生物学障碍引起骨水平降低。

　　如果螺丝松动重新拧紧就可以恢复，然而如果根本就不能修理或者再发生松动，最终就可能导致骨水平降低和骨结合破坏等严重症状。所以也有螺丝松动和破折是防止骨结合破坏的预防措施这样的见解。骨水平降低意味着骨结合破坏而最终导致种植体失败，毫无挽救方法。

　　另外，如果咬合面超出种植体直径范围太多，超出的部分容易形成过度外形（Overcontour）和盖嵴部分（Ridge lap），这样无论是在审美性方面还是在口腔卫生方面都不能令人满意。所以，为了使上部结构咬合面位于种植体正上方，在外科手术前慎重制订治疗计划，严密处理非常有效。

牙冠与种植体长度比

　　和天然牙相比，由于种植体比牙槽嵴顶低，所以牙冠与种植体长度比不可避免处于劣势。这是产生水平压力的一个原因。这种情况下，把埋入骨内的部分看作种植体，其上方部分看作牙冠。

　　天然牙理想的冠根比为2：3，然而种植牙修复很难获得这样的结果。牙冠与种植体长度的理想比为1：1。很多情况下面临比这个比例更严峻的状

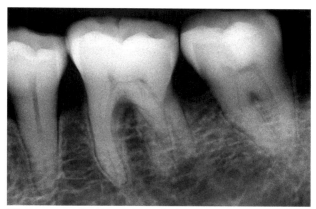

图12-2a　正常天然牙冠根比例为2:3。

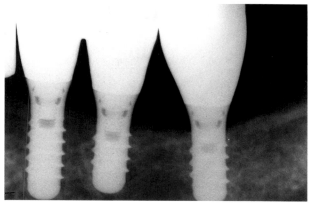

图12-2b　表示有良好发展过程的种植牙牙冠与种植体比例为1:1。

况。所以，种植牙与天然牙相比本来就容易形成侧压力（图12-2a，b）。

　　单颗种植牙由于孤立在牙列中没有形成连接，所以更容易受到牙冠与种植体长度比的影响。因此，必须通过降低牙尖斜度或减小咬合面颊舌径的方法使咬合压力向种植体中心集中来减小水平压力。但是，也必须注意，牙尖斜度降得太低，而形成平坦的咬合面就不能获得足够的咀嚼效率。

负重方向

　　把咬合小面负重投影到基台上的点称作作用点，如果作用点集中到支撑负重的范围内就不会对固定螺丝形成拉伸应力。种植体被倾斜植入的情况下，如果用直基台连接，咬合压力就会对种植体施加很大的压应力，同时对基台固定螺丝形成拉伸应力而导致其破折或松动。

　　这种情况下，如果使用角度基台就能够使作用点集中到支撑负重的范围内[13]。来自咬合面压力集中到与种植体长轴方向不一致的支撑负重范围内。结果，偏离支撑负重范围的作用点减少，咬合压力沿种植体长轴方向传递。最终为了避免形成侧方压力，通过角度基台的修正来控制咬合压力行之有效。

游离端

　　种植牙桥与天然牙桥一样也最希望在负重分配方面把上部结构两端作为基牙来配置种植体。与此相对，多数种植体位于缺损部位的单侧，从那儿起上部结构一端被延长的部分叫作游离端。由于Brånemark介绍的最初用于无牙颌骨结合型种植体上部结构是游离端型，所以这种形式修复体在牙科界得到了普及。因此，游离端作为骨结合型种植体的标准被认知。

　　Rangert等介绍了计算种植体植入部位与负重关系的著名记述。以3颗牙缺失病例为例，按照缺牙数与种植体数1∶1的比例计算，植入3颗种植体，如果每颗种植体负重100N，那么上部结构搭桥而植入两颗种植体时每颗种植体负重就为150N。如果在远中植入两颗种植体，近中为游离端，那么两颗种植体负重为每颗200N。像这样由于游离端可能会给种植体增加破坏性的负重，所以应该尽可能避免[14-15]。关于这个问题后面将详细阐述。

根据用应变仪分析施加在种植体上咬合力的研究发现，游离端形成挺子作用，负重部位的压应力增加，而其他部位拉伸应力增加[16]。这种情

况靠近游离端的种植体就起支点作用，种植体就可能受到比负重更大的力。而距离游离端较远的种植体可能形成与负重对等的拉伸应力。种植牙上部结构折断的90%源于强大的咬合力，发生在游离端，而且这样的结果已得到证实[14]。

骨性相对关系不正也是形成游离端的一个原因。安氏Ⅱ类1分类下颌，由于种植体植入位置偏远中，所以前牙部位如果正常排列，这个部位就可能形成游离端。另外，安氏Ⅲ类上颌，由于种植体植入位置也偏远中，所以必须注意前牙部位如果排列成正常覆盖，就可能形成游离端[17]。

参考文献

[1] Quirynen M, Naert I, van Steenberghe D.Fixture design and overload influence marginal bone loss and fixture success in the Brånemark system.Clin Oral Implants Res 1992;3:104-111.

[2] Karayiannis AL, Lussi A, Hammerle C, et al. Perceived pressure threshold with natural teeth and single crowns on osseointegrated dental implants (abstract 1554). J Dent Res 1991: 70.

[3] 森川理．インプラントの咬合接触が臨在歯および対合歯の変位様相に及ぼす影響．口病誌 2003; 70: 224-233.

[4] Sekine H, Komiyama Y, Hotta H, et al. Mobility characteristics and tactile sensitivity of osseointegrated implant-supporting systems. in: van Steenberghe D (ed). Tissue Integration in Oral and Maxillofacial Reconstruction. Excerpta Medica Amsterdam 1986: 326-339.

[5] Mühlemann HR, Savdirl S, Rakeitshak KH. Tooth mobility: its cause and significance. J Periodontol 1965; 36: 148-153.

[6] Parfitt GS. Measurement of the physiologic mobility of individual teeth in an axial direction. J Dent Res 1960; 39: 68.

[7] 細川隆司．インプラント修復の最新エビデンス：咬合調整．補綴臨床別冊 2004; 92-99.

[8] 佐藤裕二，山縣徹哉．咬合と咬合面形態．補綴臨床別冊：インプラント修復の最新エビデンス 2004; 34-37.

[9] 武田孝之．インプラント補綴の注意点．Dental Diamond 2000; 5: 74-77.

[10] Misch CE. Contemporary implant dentistry. 2nd ed Mosby St. Louis 1999: 609-628.

[11] Morneburg TR, Pröschel PA.In vivo forces on implants influenced by occlusal scheme and food consistency.Int J Prosthodont 2003;16:481-486.

[12] Jemt T, Lindén B, Lekholm U.Failures and complications in 127 consecutively placed fixed partial prostheses supported by Brånemark implants: from prosthetic treatment to first annual checkup.Int J Oral Maxillofac Implants1992;7: 40-44.

[13] 佐藤裕二，久保隆清，細川隆司 ほか．上部構造の設計で不適切なインプラント・フイクスチャーの埋入はカバーできるか．補綴臨床 2002; 35: 533-548.

[14] Rangert B, Krogh PH, Langer B, et al.Bending overload and implant fracture: a retrospective clinical analysis.Int J Oral Maxillofac Implants 1995;10:326-334.

[15] Rangert BR, Sullivan RM, Jemt TM.Load factor control for implants in the posterior partially edentulous segment.Int J Oral Maxillofac Implants 1997;12:360-370.

[16] Rangert B, Jemt T, Jörneus L.Forces and moments on Branemark implants.Int J Oral Maxillofac Implants 1989;4:241-247.

[17] 岩田健男．日常臨床のためのオクルージョン．東京：クインテッセンス出版 2002: 127-139.

第13章

即刻负重与咬合

Brånemark等[1]在20世纪60年代中期，发明了延迟负重两步法，后来在牙科界广泛认为这种方法具有很高的预知性，这是众所周知的事实。可是，由于延迟负重两步法有很高的外科侵袭性，功能恢复需要的时间长，而且费用也较高，所以从20世纪90年代初期开始，以改善这些不足为目的，开始尝试使用早期或即刻负重一步法。

种植牙修复治疗根据负重的时期分为延迟负重（Delayed loading）、早期负重（Early loading）、即刻负重（Immediate loading）和拔牙即刻负重（Extraction and immediate loading）4类。

延迟负重是第一次把种植体植入牙槽骨黏膜下后，下颌3个月、上颌6个月暴露种植体颈部，连接上部结构的方法（病例3）。Brånemark开发的最初方法一直被广泛使用。这种方法区别于种植体不植入牙槽骨黏膜中的一次法。

早期负重是指植入种植体时直接暴露颈部，1～2周后让其咬合的方法。植入种植体后到连接上部结构这段时间是制作修复体时间。

即刻负重是植入种植体后24小时以内连接上部结构的方法（病例1）。

拔牙即刻负重是拔牙后立刻把种植体植入到拔牙窝或相邻部位即刻负重的方法（病例2）。

因此，种植牙治疗方法从植入到负重过程不仅朝时间缩短的方向发展，而且现在拔牙即刻负重的全过程用1小时就可以完成[2]。虽然有关负重时期与咬合关系的研究还没发现，但是无论谁都会认为这个问题与种植牙有非常密切的关系。

下颌即刻负重

对于即刻负重的挑战从1985年左右开始，主要以硬质骨构成的高密度下颌骨为中心进行尝试。最初动物实验[3-5]，然后以人为对象进行临床研究[6-10]，其结果并不令人满意。Schnitman[11-12]报告对植入下颌的种植体用固定义齿和可摘活动义齿连接后进行即刻负重，10年后生存率为85%。Balshi、Wolfinger[13]也阐述下颌即刻负重的生存率为80%。1986年Albrektsson警告过早负重会导致骨结合改变而形成纤维结合。

在初期研究方面拥有浓厚兴趣的要算是Tarnow等[14]，他们给10名无牙颌患者每人植入10颗以上种植体，其中5颗设置为试验失败情况而保留在黏膜下，剩下69颗让其即刻负重。把每颗种植体连接成跨弧状后有67颗种植体形成骨结合，其中6个病例是下颌、4个病例是上颌，上下颌之间没有统计学差异。根据这个研究，多颗种植体用连接杆呈跨弧状连接对即刻负重是有效的治疗选择。使用这样的方法，无牙颌患者下颌即刻负重的生存率提高到99.5%[15]。

1999年，Brånemark为下颌无牙颌患者即刻负重开发了Novam系统，给50名患者共计植入150颗种植体并进行即刻负重。3年后种植体生存率显示为98%这样惊人的数值，以此为契机即刻负重就成了种植修复治疗的主流，下颌即刻负重也就具备很高的可信度。

Lekholm[17]介绍了Novam系统的具体方案。根据他的阐述，Novam系统适合于Lekholm-Zarb（1985）骨分类中的B、C、D3种类型，由于A类不能施行双层皮质骨固定，E类骨组织太少而不能植入种植体，所以成为即刻负重的禁忌证。

上下颌关系虽然有ClassⅠ、ClassⅡ和ClassⅢ3种类型，但是ClassⅠ最适合即刻负重，ClassⅢ也有治疗的可能。然而由于对颌关系不良可能引起审美或功能障碍，所以ClassⅡ成为即刻负重的禁忌证。

牙列形状有U、V、N3种类型，下颌骨颊舌径厚度为6～7mm，垂直向最小高度必须为20mm。为了适应Novam杆状支架，牙列形状为U型最适合。这个标准也可以应用到Novam系统以外下颌类型的无牙颌患者即刻负重。

波多野[18]为下颌无牙颌患者即刻负重开发了用3颗种植体支撑跨弧状连接杆的Maxis New系统，报告了种植体生存率为97.1%。Malo[19]也开发了使用4颗种植体，其中后方种植体倾斜植入的即刻负重，这种治疗方法命名为All-on-4。结果报告这种方法的下颌种植体累计生存率为98.2%。

后来，即刻负重不断提高挑战水平，范围涉及以上颌为对象的无牙颌病例、审美区域的短跨桥和单颗牙，但是几乎都没有获得令人满意的效果[20-22]。根据这一系列的尝试发现，松软骨组织比坚硬骨组织失败率更高，究其原因，种植体稳定问题就浮出了水面[23-24]。

特别是单颗牙，不仅不可能连接，而且在行使功能时种植体可能受到各种各样的应力，条件非常苛刻。Ericsson[25]植入14颗单颗种植体，24小时内负重，其中2颗5个月内脱落，所以生存率为86%。然而，随后5年内没有种植体脱落。据此发现，即刻负重的失败一般都发生在负重后不久。有关生存率Malo[20]、Chaushu[21]、Cooper[26]、Hui[27]都报告了很相似的数值。

微小动度

种植体植入后，如果在骨界面发生微小动度，就可能引起纤维性愈合而不能形成骨结合。所以，如果不采取任何防止微小动度的措施，实现即刻负重就很困难[28-30]。众所周知，为了获得良好的骨结合，初期稳定性非常重要[31]。

有关微小动度允许值有各种各样说法，Cameron[32]阐述200μm的微小动度就会发生纤维结合。据说没有生体危害性的种植体，如果具备生物学惰性的表面特性，那么可以允许微小动度大小为50～150μm[33-34]。Brunski[35]推断机械加工面的微小动度允许值为100μm左右。相对于此Skalak[36]给出阻碍骨结合的微小动度值为10～20μm。以上这些允许值尽管因研究者不同而存在很大差异，但是为了成功地实现即刻负重种植体良好的初期稳定性非常重要，这是无可非议的事实。

手术方案的改进

影响初期稳定性的主要因素有骨质、骨量、种植体形状、手术方法等[37]。这些因素对于松质骨尤其显著[38]。然而，在1994年Henry、Rosenberg[39]提出"很好调控的即刻负重不妨碍骨结合"，暗示了改进手术方案能够克服这样的问题。

Adriaenssens、Hermans[40]使用骨钻预备比种植体直径更小的孔作为种植床，紧紧地植入种植体后可以获得非常牢固的初期稳定性。同样理由，锥形Brånemark系统Mark Ⅳ比圆柱形Brånemark系统Mark Ⅲ能够获得更强的压缩稳定性而提高了初期稳定性，因此稍微带有锥度的种植体能够获得更好的结果。

根据种植体边缘骨吸收量来研究单颗牙和局部缺损修复的即刻负重生存率，Rocci[42]报告植入稍有锥度的Brånemark系统Mark Ⅳ 1年后生存率提高到90.7%，边缘骨吸收为0.9mm。Bogaerde[43]提及骨密度低的情况下不使用扩孔钻，直接拧入微小锥度的种植体而获得很高初期稳定性的方法。这种方法的生存率为96.8%。

这一系列研究发现，即使第三种类型的松质骨，通过改善种植体植入方法也可以提高初期稳定性。随着这种思想的引入使上颌无牙颌病例、短跨度桥等即刻负重成为可能。

对于松质骨即刻负重的方法要素罗列如下：

（1）使用表面经过氧化处理的带锥度的纯钛种植体。

（2）制作种植床时制备的植入孔直径要比种植体直径小。

（3）不使用扩孔钻，最大限度地使用皮质骨。

（4）植入种植体后立刻安装临时桥或冠连接固定。

（5）单颗牙情况下避免咬合负重，临时冠只满足审美要求。

（6）安装临时冠或桥的6个月期间避免拧紧螺丝。

（7）6个月后安装最终修复体。

初期稳定性变化

把采集的数据使用谐振频率法进行分析（Resonance frequency analysis, RFA），这方面的研究也获得了迅猛的发展。根据谐振频率法分析可以得到种植体稳定系数（Implant stability quotient, ISQ）并能把种植体稳定性用1～100的数值表示。有报告显示，种植体刚植入后稳定系数平均值为60（范围45～75），6个月后为63（范围46～75）[44]。这个测定器械已商品化，名称为Osstell（Integration Daiagnostics Ltd，Savedalen，Sweden）。

与此同时，出现了表面被氧化的钛种植体，这种划时代的性状引起了广泛兴趣。Glauser[45]在骨质疏松的上颌后牙部位植入TiUnite表面加工和机械加工两种种植体，使用RFA分析初期稳定性。经过TiUnite表面加工的种植体植入2个月后稳定性最低，然后增加，6个月达到预期的水平。另外，没有进行过TiUnite表面加工而仅机械加工的种植体植入3个月后稳定性最低，然后渐渐增加，6个月达到预期的水平。无论哪个时期TiUnite表面加工的种植体比机械加工的种植体稳定性更高。TiUnite是Nobel Biocare公司氧化钛表面加工的商标名称。

植入后稳定性下降被认为是为了把种植体挤入小孔而对种植体周围的骨形成了机械压迫，

植入后发生松弛，骨初期愈合时发生的生物学变化。根据这个研究确认在防止松质骨初期稳定性丧失方面，TiUnite表面加工行之有效。许多研究者都报告所有氧化钛表面处理都有效，使用这种种植体的生存率即使即刻负重也不逊色于二次法的延迟负重[43,46-50]。

Barewal[51]根据Lekholm-Zarb的分类把患者的骨分为一类、二三类、四类3组，通过RFA分析种植体植入后初期稳定性变化。所有骨组织稳定性在植入后3周最低，随后渐渐增加，8周变得稳定。稳定性发生最大变化的骨组织是四类。

Glauser的研究是植入2~3个月后，而Barewal的研究是植入3周后，各自的稳定性最低，两者之间存在时间差异。这是因为前者实施了即刻负重，而后者没有负重。如果没有咬合负重，种植体在短时间内能够达到稳定。据此可以得出咬合与种植体初期稳定性有密切关系的结论。

与有无负重无关，种植体刚植入后稳定性较低，不经过一定的期限不可能恢复到正常水平。总之，在此期间必须注意给种植体带来创伤的操作。特别要十分注意即刻负重情况下种植体植入后稳定性最低的2个月。

综上所述，为了让即刻负重取得成功，必须注意种植体刚植入后实现牢固的初期稳定性阶段要拧紧固位螺丝，随后的6个月期间不要给种植体带来创伤。

即刻负重咬合

就像本章开头所述，有关即刻负重的咬合好像还完全没有研究。Bogaerde[44]报告在上下颌后牙部位植入经过TiUnite表面加工的Brånemark系统Mark Ⅳ种植体，在实施即拔即种即刻负重时，植入下颌的1颗种植体ISQ值从67下降到53，显示脱落的前兆，立刻去除咬合负重后稳定性得到了恢复，ISQ值上升直到超过平均值。这个事实显示咬合和种植体稳定性之间存在密切关系。

Calandriello[49]分析在下颌后牙部位植入经过TiUnite表面加工的宽直径种植体即刻负重1年后边缘骨水平和ISQ，报告其生存率为98%，给出了成功的条件是牢固的初期稳定性和轻度咬合。可以说在即刻负重的研究方面涉及咬合模式的论文还非常少。

然而，他们所说的轻咬合是指以Wiskott、Belser[52]倡导的咬合模式为基础，把种植导板作为基底，在临时冠内面注入复合树脂，在口腔内直接制作的修复体。虽然好像形成了正中咬合接触关系，但很难想象可以获得高精度的咬合关系。

即使在相同的牙槽嵴用相同的方法植入，所有的种植体也未必能获得相同的稳定性。假如植入的两颗种植体中一颗很稳定，另一颗不稳定并且有微小动度。一旦让这两颗种植体咬合负重，很稳定的种植体就会承受大部分咬合力，有可能形成超载的危险。

如果把这两颗种植体连接起来，那么不稳定种植体的微小动度就会减小，获得良好骨结合的可能性就会显著增高。可是，这种情况下也是由很稳定的种植体承受大部分咬合力，其图解不会有什么改善。如果支撑桥结构的一端比较薄弱，那一段就可能类似于游离端，结果也未必能有安全性。

为了改善这些问题，除了进行细致的咬合调整没有其他任何办法。如果能够熟练地进行咬合调整就可以防止超载，稳定性差的种植体形成良好骨结合的可能性就会增加。咬合调整的方法通常有两种，一种是佩戴金属咬合面经过喷砂的临时桥，细心地调磨在行使功能时形成的闪亮点，让整个桥修复体分散咬合力的方法。另一种方法

病例1

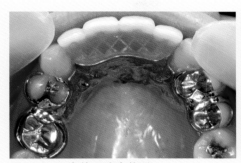

图13-1a　术前口腔内状况。

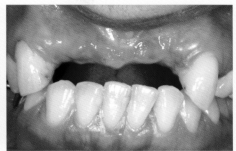

图13-1b　摘下活动义齿后唇面状态。

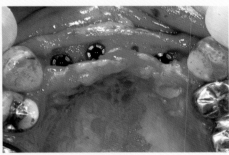

图13-1c　植入种植体。

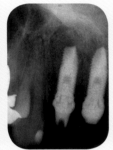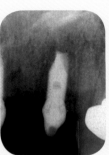

图13-1d，e　植入种植体后的牙片。　d|e

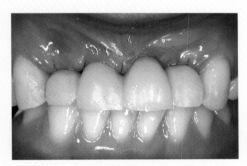

图13-1f　注意植入种植体后立刻装上临时桥，把种植体连接起来。

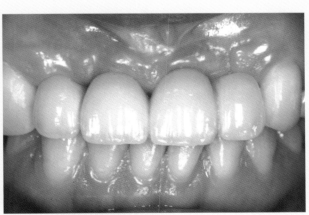

图13-1g　装上的最终修复体。

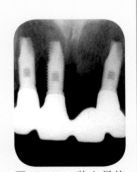

图13-1h　装上最终修复体后的牙片。

（林扬春先生的贡献）

病例2

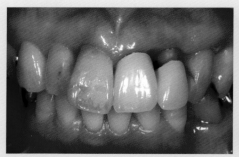
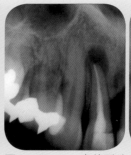
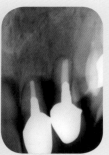

图13-2a 牙周病患者术前口腔唇面状态。　图13-2b，c 术前牙片。　　　　　　b|c

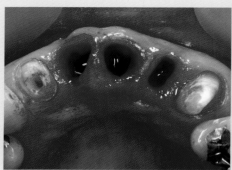
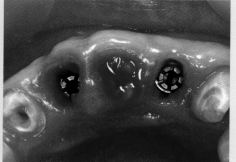

图13-2d 刚拔牙后的拔牙窝。　　　　　图13-2e 拔牙后即刻植入的种植体。

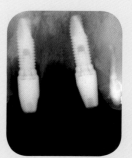
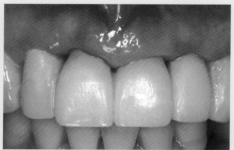

图13-2f 植入种植体后牙片。　　　　　图13-2g 植入种植体后即刻装上的临时桥。

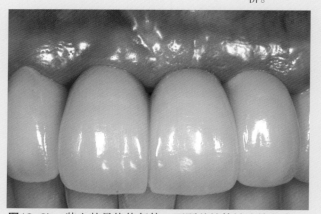
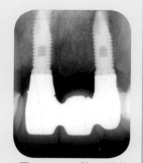

图13-2i 装上最终修复体后的牙片。

图13-2h 装上的最终修复体。两颗种植体被连接起来。

（林扬春先生的贡献）

108

病例3

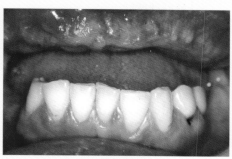

图13-3a　术前口腔内状况。上颌无牙颌。这个病例显示上部结构制作成一个整体的想法。

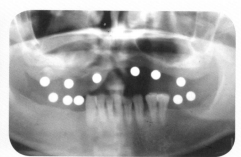

图13-3b　口腔全景片显示种植体预计植入位置。

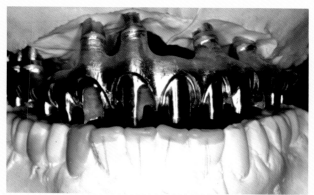

图13-3c　修复体支架。注意每颗牙齿制作成基牙预备后状态。

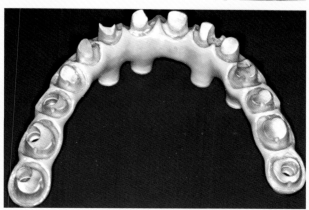

图13-3d　涂成复合树脂制作牙银色状态。

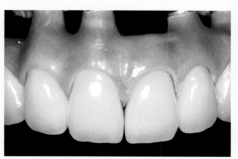

图13-3e　每颗基牙全瓷冠的密合状态。

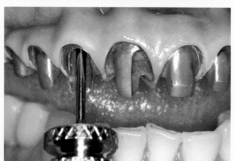

图13-3f　安装修复体支架。

（林扬春先生的贡献）

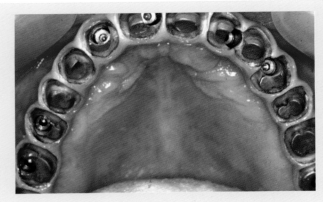

图13-3g　安装完修复体支架的咬合面状态。

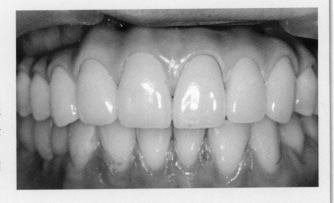

图13-3h　装上最终修复体后的状态。每颗基牙粘接全瓷冠。如果哪颗牙冠碎裂，不需要拆下修复支架重新制作一个冠就可以。

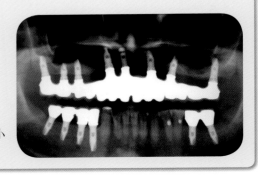

图13-3i　术后口腔全景片。为了防止微小动度，把种植体连接成整体。

（林扬春先生的贡献）

是用像丙烯酸树脂这类的柔软材料制作临时桥，让咬合较紧的部位在行使功能过程中进行磨耗，最后达到咬合协调的方法。如果能熟练地进行这样的调整，那么6个月以内稳定性差的种植体也能获得较好的骨结合，最终应该能和稳定性好的种植体一样行使功能。

河津等[53]对10年以上的病例进行了统计学分析，发现即使让正中颌位和牙尖交错位一致制作种植牙的上部结构，在长时间内下颌也会为了寻求"第三下颌位"而徘徊，或者使咬合面发生磨耗。这可以认为是稳定性不同的种植体之间均等地分配咬合负重的结果。把稳定性不同的种植体连接起来时，必须要充分考虑避免把咬合负重集中到一颗种植体上。

有关临时修复即刻负重的咬合关系虽然不得不期待今后的研究，但是现阶段最好注意以下几点：

（1）同时有多颗种植体的情况下，一植入后必须进行连接，咬合仅限于正中咬合接触，避免非正中咬合接触。

（2）无牙颌情况下，仅让前牙咬合，后牙无咬合。

（3）单颗牙情况下，修复体用作美观和保持间隙，与对颌牙之间设置1mm左右的间隙，避免咬合接触。

（4）咬合面使用易咬合磨耗的丙烯酸树脂材料制作。

今后展望

随着即刻负重与不翻瓣手术相结合，种植修复治疗的形势将发生很大变化。使用计算机软件在CT影像的基础上进行种植体植入的虚拟设计，以此数据为基础委托加工厂生产种植导板的方法被介绍。

根据这些数据在种植体植入前调整工作模型，制作种植牙的上部结构。而且种植体植入手术也通过使用种植导板，不用翻瓣在较短时间内就能完成。由于工作模型和口腔内种植体的位置关系没有发生错乱，因此只要把上部结构连接起来就可以实施理想的即刻负重。

由于上部结构是在𬭁架上花费时间制作完成的，所以可以形成符合𬭁学要求的精密咬合。与种植体植入后在有限的时间内匆忙地进行技工制作不同，使用计算机辅助的方法能够使临时修复体的咬合精度提高到与最终修复体同等程度。这种方法由Nobel Biocare公司开发，命名为Nobel Guide。即刻负重与精密咬合的对接已经不再是幻想[54]。

参考文献

[1] Brånemark PI, Hansson BO, Adell R, Breine U, Lindström J, Hallén O, Ohman A.Osseointegrated implants in the treatment of the edentulous jaw. Experience from a 10-year period.Scand J Plast Reconstr Surg Suppl 1977;16:1-132.

[2] van Steenberghe D, Glauser R, Blombäck U, Andersson M, Schutyser F, Pettersson A, Wendelhag I.A computed tomographic scan-derived customized surgical template and fixed prosthesis for flapless surgery and immediate loading of implants in fully edentulous maxillae: a prospective multicenter study.Clin Implant Dent Relat Res2005;7:111-120.

[3] Barzilay I, Graser GN, Caton J, Shenkel G. Immediate implantation of pure titanium threaded implants into extraction sockets (abstract 234). J Dent Res 1988; 67: 142.

[4] Knox R, Candill R, Meffert R. Histologic evaluation of dental endosseous implants placed in surgically created extraction defects.Int J Periodontics Restorative Dent 1991;11:364-375.

[5] Lundgren D, Rylander H, Andersson M, Johansson C, Albrektsson T.Healing-in of root analogue titanium implants placed in extraction sockets. An experimental study in the beagle dog.Clin Oral Implants Res 1992;3:136-143.

[6] Lazzara RJ.Immediate implant placement into extraction sites: surgical and restorative advantages.Int J Periodontics Restorative Dent 1989;9:332-343.

[7] Werbitt MJ, Goldberg PV.The immediate implant: bone preservation and bone regeneration.Int J Periodontics Restorative Dent1992;12:206-217.

[8] Gelb DA.Immediate implant surgery: three-year retrospective evaluation of 50 consecutive cases.Int J Oral Maxillofac Implants 1993;8:388-399.

[9] Lang NP, Brägger U, Hämmerle CH, Sutter F.Immediate transmucosal implants using the principle of guided tissue regeneration. I. Rationale, clinical procedures and 30-month results.Clin Oral Implants Res1994;5:154-163.

[10] Becker W, Dahlin C, Becker BE, Lekholm U, van Steenberghe D, Higuchi K, Kultje C.The use of e-PTFE barrier membranes for bone promotion around titanium implants placed into extraction sockets: a prospective multicenter study.Int J Oral Maxillofac Implants 1994;9:31-40.

[11] Schnitman PA, Wohrle PS, Rubenstein JE.Immediate fixed interim prostheses supported by two-stage threaded implants: methodology and results.J Oral Implantol1990;16:96-105.

[12] Schnitman PA, Wöhrle PS, Rubenstein JE, DaSilva JD, Wang NH.Ten-year results for Brånemark implants immediately loaded with fixed prostheses at implant placement.Int J Oral Maxillofac Implants1997;12:495-503.

[13] Blshi TJ, Wolfinger GJ. Immediate loading of Brånemark implants in edentulous mandibles: a preliminary report. Implant Dent 1997; 6: 83-88.

[14] Tarnow DP, Emtiaz S, Classi A.Immediate loading of threaded implants at stage 1 surgery in edentulous arches: ten consecutive case reports with 1- to 5-year data.Int J Oral Maxillofac Implants 1997;12:319-324.

[15] Ganeles J, Rosenberg MM, Holt RL, Reichman LH.Immediate loading of implants with fixed restorations in the completely edentulous mandible: report of 27 patients from a private practice.Int J Oral Maxillofac Implants 2001;16:418-426.

[16] Brånemark PI, Engstrand P, Ohrnell LO, Gröndahl K, Nilsson P, Hagberg K, Darle C, Lekholm U.Brånemark Novum: a new treatment concept for rehabilitation of the edentulous mandible. Preliminary results from a prospective clinical follow-up study.Clin Implant Dent Relat Res1999;1:2-16.

[17] Lekholm U.Patient selection for BrånemarkNovum Treatment. Applied Osseoitegration Res 2001; 2: 36-39.

[18] Hatano N. The Maxis New, a novel one-day technique for faked individualized implant-supported prosthesis in the edentulous mandible using Brånemark system implants. Applied Osseoitegration Res 2001; 2: 40-43.

[19] Maló P, Rangert B, Nobre M."All-on-Four" immediate-function concept with Brånemark System implants for completely edentulous mandibles: a retrospective clinical study.Clin Implant Dent Relat Res2003;5:2-9.

[20] Maló P, Rangert B, Dvärsäter L.Immediate function of

Brånemark implants in the esthetic zone: a retrospective clinical study with 6 months to 4 years of follow-up.Clin Implant Dent Relat Res 2000;2:138-146.

[21] Chaushu G, Chaushu S, Tzohar A, Dayan D.Immediate loading of single-tooth implants: immediate versus non-immediate implantation. A clinical report.Int J Oral Maxillofac Implants2001;16:267-272.

[22] Glauser R, Rée A, Lundgren A, Gottlow J, Hämmerle CH, Schärer P.Immediate occlusal loading of Brånemark implants applied in various jawbone regions: a prospective, 1-year clinical study.Clin Implant Dent Relat Res 2001;3:204-213.

[23] Friberg B, Sennerby L, Meredith N, Lekholm U.A comparison between cutting torque and resonance frequency measurements of maxillary implants. A 20-month clinical study.Int J Oral Maxillofac Surg1999;28:297-303.

[24] O'Sullivan D, Sennerby L, Meredith N.Measurements comparing the initial stability of five designs of dental implants: a human cadaver study.Clin Implant Dent Relat Res2000;2:85-92.

[25] Ericsson I, Randow K, Glantz PO, Lindhe J, Nilner K.Clinical and radiographical features of submerged and nonsubmerged titanium implants.Clin Oral Implants Res1994;5:185-189.

[26] Cooper L, Felton DA, Kugelberg CF, Ellner S, Chaffee N, Molina AL, Moriarty JD, Paquette D, Palmqvist U.A multicenter 12-month evaluation of single-tooth implants restored 3 weeks after 1-stage surgery.Int J Oral Maxillofac Implants 2001;16:182-192.

[27] Hui E, Chow J, Li D, Liu J, Wat P, Law H.Immediate provisional for single-tooth implant replacement with Brånemark system: preliminary report.Clin Implant Dent Relat Res2001;3:79-86.

[28] Pilliar RM. Quantitative evaluation of the effect of movement at a porous coated implant-bone interface. In: Davies EJ, (ed) The bone Biometrical Interface. University of Toronto Press Toronto 1995: 380-387.

[29] Brunski JE. Biomechanical factors affecting the bone-dental implant interface. Clin Materials 1992; 3: 153-201.

[30] Szmukler-Moncler S, Salama H, Reingewirtz Y, Dubruille JH.Timing of loading and effect of micromotion on bone-dental implant interface: review of experimental literature.J Biomed Mater Res 1998;43:192-203.

[31] Friberg B, Jemt T, Lekholm U.Early failures in 4,641 consecutively placed Brånemark dental implants: a study from stage 1 surgery to the connection of completed prostheses.Int J Oral Maxillofac Implants 1991;6:142-146.

[32] Cameron HU, Pilliar RM, MacNab I.The effect of movement on the bonding of porous metal to bone.J Biomed Mater Res1973;7:301-311.

[33] Soballe K, Hannsen ES, Brockstedt-Rasmussen H, Bunger C. The effects of osteoporosis bone deficiency, bone grafting and micro-motion on fixation of porous-coated hydroxyapatite coatings in orthopedic surgery. Raven Press NewYork 1993: 107-136.

[34] Szmukler-Moncler S, Piattelli A, Favero GA, Dubruille

JH.Considerations preliminary to the application of early and immediate loading protocols in dental implantology.Clin Oral Implants Res 2000;11:12-25.

[35] Brunski JB.In vivo bone response to biomechanical loading at the bone/dental-implant interface. Adv Dent Res1999;13: 99-119.

[36] Skalak R. A brief essay on the philosophy of a one-step versus a two-step procedure for osseointegrated fixture-supported dental prostheses. In: Brånemark P-I (ed) The Brånemark Novum protocol for same day teeth. Quintessence Publ. Chicago 2001: 16-20.

[37] Sennerby L, Roos J.Surgical determinants of clinical success of osseointegrated oral implants: a review of the literature. Int J Prosthodont 1998;11:408-420.

[38] Roos J, Sennerby L, Albrektsson T.An update on the clinical documentation on currently used bone anchored endosseous oral implants.Dent Update1997;24:194-200.

[39] Henry P, Rosenberg J. Single-stage surgery for rehabilitation of the edentulous mandible. Preliminary results. Practical Periodontics Aesthetic Dentistry 1994; 6: 1-8.

[40] Adriaenssens P, Hermans M. Immediate implant function in the anterior maxilla: A surgicaltechnique to enhance primary stability for Brånemark Mk Ⅲand MkⅣ implants. Applied Osseointegration Research 2001; 2: 17-21.

[41] Friberg B, Sennerby L, Gröndahl K, Bergström C, Bäck T, Lekholm U.On cutting torque measurements during implant placement: a 3-year clinical prospective study.Clin Implant Dent Relat Res1999;1:75-83.

[42] Rocci A, Martignoni J, Gottlpw J, Rangert B. Immediate function of single and partial reconstructions in the maxilla using Mk Ⅳ fixtures: A retrospective analysis.Applied Osseointegration Research 2001; 2: 22-26.

[43] Vanden Bogaerde L, Pedretti G, Dellacasa P, Mozzati M, Rangert B.Early function of splinted implants in maxillas and posterior mandibles using Brånemark system machined-surface implants: an 18-month prospective clinical multicenter study.Clin Implant Dent Relat Res 2003;5:21-28.

[44] Vanden Bogaerde L, Rangert B, Wendelhag I.Immediate/early function of Brånemark System TiUnite implants in fresh extraction sockets in maxillae and posterior mandibles: an 18-month prospective clinical study.Clin Implant Dent Relat Res. 2005; 7:121-130.

[45] Glauser R, Portmann M, Ruhstller P, Lundgren AK, Hammerle C, Gottlow J. Stability measurements of immediately loaded machined and oxidized implants in the posterior maxilla. A comparative clinical study using resonance frequency analysis. Applied Osseointegration Research 2001; 2: 27-29.

[46] Rocci A, Martignoni M, Gottlow J.Immediate loading of Brånemark System TiUnite and machined-surface implants in the posterior mandible: a randomized open-ended clinical trial.Clin Implant Dent Relat Res 2003;5:57-63.

[47] Glauser R, Lundgren AK, Gottlow J, Sennerby L, Portmann M, Ruhstaller P, Hämmerle CH.Immediate occlusal loading of Brånemark TiUnite implants placed predominantly in soft bone: 1-year results of a prospective clinical study.Clin Implant Dent Relat Res 2003;5:47-56.

[48] Olsson M, Urde G, Andersen JB, Sennerby L. Early loading of maxillary fixed cross-arch dental prostheses supported by six or eight oxidized titanium implants: results after 1 year of loading, case series. Clin Implant Dent Relat Res 2003; 5: 81-87.

[49] Calandriello R, Tomatis M, Vallone R, Rangert B, Gottlow J.Immediate occlusal loading of single lower molars using Brånemark System Wide-Platform TiUnite implants: an interim report of a prospective open-ended clinical multicenter study.Clin Implant Dent Relat Res 2003; 5: 74-80.

[50] Ostman PO, Hellman M, Sennerby L.Direct implant loading in the edentulous maxilla using a bone density-adapted surgical protocol and primary implant stability criteria for inclusion.Clin Implant Dent Relat Res 2005;7:60-69.

[51] Barewal RM, Oates TW, Meredith N, Cochran DL.Resonance frequency measurement of implant stability in vivo on implants with a sandblasted and acid-etched surface. Int J Oral Maxillofac Implants. 2003;18:641-651.

[52] Wiskott HW, Belser UC.A rationale for a simplified occlusal design in restorative dentistry: historical review and clinical guidelines.J Prosthet Dent 1995;73:169-183.

[53] 藤井秀明，須藤純，嶋田淳，和津寛．10年以上の長期経過症例の統計学的分析　第1報　データからわかるフィクスチャーの長期予後．クインテッセンス・デンタル・インプラントロジー　2005; 12: 57-63.

[54] 細川隆司，竹中めぐみ，正木千尋．即時荷重インプラントの過去，現在，未来．補綴臨床別冊：即時インプラント．東京：医歯薬出版　2005: 6-13.

第14章

超 载

如果种植体无限制负重，最终会导致骨结合失败，这点很容易想象。所以必须注意尽可能避免超载给种植体带来的危害作用。通过超载造成的失败有以下3种：

（1）种植体周围骨吸收。

（2）固定螺丝松动和折断。

（3）种植体本身折裂。

这些失败当中固定螺丝松动和折断最常见，这是造成上部结构发生问题的前兆[1-2]。固定螺丝松动虽然可以重新拧紧，但是如果不从根本上解决，还可能再次发生。以下对各个问题进行探讨。

骨吸收

由超载形成的应力集中于种植体与骨界面之间引起骨吸收是种植修复失败的最重要原因。超载引起的骨吸收通过动物实验[3]和临床试验[4]得到证明。宫田等的报告[5]也暗示在种植体周围炎方面炎症被确定的状态下，超载有急剧增加骨吸收的风险。因此，超载与骨吸收之间存在密切关系，超载是左右种植修复治疗成功与否的重要因素

（图14-1a～c）。

黄金螺丝

可以说黄金螺丝是种植修复的最大弱点。天然牙最大咬合力为300N，为了能够充分耐受这样的力而设计了黄金螺丝的拉伸强度，其大小达到了600N[6]。但是，正因为黄金螺丝的折断是日常临床工作中经常遇到的问题之一，所以可以想象在行使功能时种植体负重要比设想的更强大。由于固定螺丝折断的弯曲强度极限值为135MPa，所以为了避免黄金螺丝的疲劳折断，必须控制负重在折断极限的65%即90MPa以内[1]（图14-2a～c）。

在种植修复治疗的基本设计时，假设施加在整个上部结构的负重都集中在基台上，那么种植体和上部结构连接部位的设计就会变得最薄弱。由于黄金螺丝的更换比较简单，所以折断时造成的危害最轻。

从这个意义上讲黄金螺丝的折断也有防患真正种植修复治疗失败于未然的保险作用。

通常黄金螺丝折断之前一定会发生松动。反

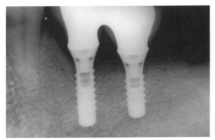

图14-1a 超载引起的骨吸收。3年后。

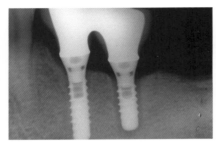

图14-1b 5年后。

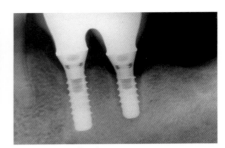

图14-1c 7年后。

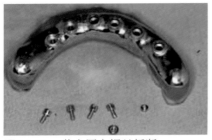

图14-2a 黄金固定螺丝折断。

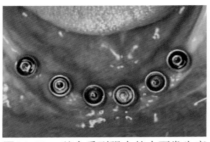

图14-2b 基台受到强大的力而发生变形。

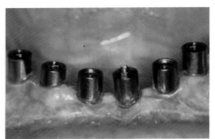

图14-2c 唇面状态。注意到基台头部变形。

复松动最终导致折断，这种现象可以认为与超载有密切关系[7]。必须切记超载在种植修复治疗初期对黄金螺丝的影响非常大。

种植体折裂

黄金螺丝反复松动和折断，最终也可能引起种植体本身的折裂。其发生率比预想的要少。根据加拿大多伦多大学的研究[8]，4～9年之间没有种植体折裂发生。根据比利时鲁汶大学的研究[9]，509颗种植体中77个月内发生折裂的是5颗。而且根据美国梅奥临床研究[10]，1778颗种植体中75个月内发生折裂的是3颗。Balshi[11]报告4045颗种植体中有8颗发生折裂。根据这些报告很清楚地看出种植体本身发生折裂的概率非常少。

Balshi阐述正因为种植体折裂前一定会发生黄金螺丝的反复松动和折断，所以注意不要对这些迹象视而不见，及时调整超载非常重要。

另外，偶尔也会发生基台螺丝折断。这样的病例作为超载的证据，基台变形的情况比较多。如果没有发现固定螺丝折断，那么瓷咬合面就会发生崩瓷。超载被种植体哪部分吸收，其表现虽然呈现不同形式，但必须要知道根源位于相同的地方（图14-3a，b和图14-4a～e）。防止超载的方法各种各样，下面逐项进行说明。

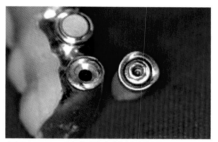

图14-3a 基台固定螺丝折断。

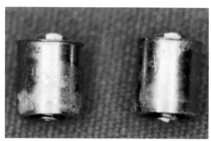

图14-3b 基台变形状况。

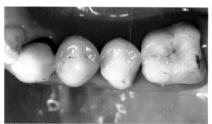

图14-4a 磨牙远中边缘嵴为陶瓷咬合面崩瓷多发部位。

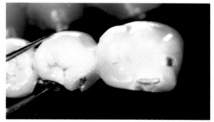

图14-4b 典型的陶瓷咬合面崩瓷病例。

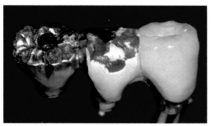

图14-4c 这个病例为崩瓷后的状态，失去原有的牙齿形态。

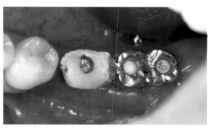

图14-4d 即使磨牙为金合金咬合面也会发生崩瓷。

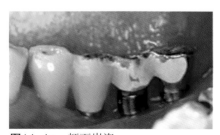

图14-4e 颊面崩瓷。

错位排列

种植牙负重因种植体排列位置不同发生变化。Daellenback等[12]说明如果改变3颗种植体的直线状排列，让其中1颗种植体向旁边偏离2~3mm，那么水平压力就能减少20%~60%。这种排列方法就是众所周知的错位排列。Gunne[13]也阐述咬合力的分配受到种植体的排列和修复体的几何学形状影响（图14-5a）。

图14-5b是Rangert[7]发表的有名图示，此图表示每颗种植体的负重通过其排列方法不同而减轻的模式。两颗种植体位于缺损部位两端就像固定桥那样植入，如果假定其支撑中间的桥体，那么每颗种植体的负重就为100%。如果两颗种植体位于一侧形成游离端桥的形状，那么每颗种植体的负重就为200%。对于这样的病例，如果植入3颗种植体来分担咬合力，那么每颗种植体的负重就减少到67%。这种情况下如果让其中1颗种植体向旁边稍微偏移形成错位排列，那么种植体负重就会减少到33%。

用相同的模式图计算宽径种植体的效果，

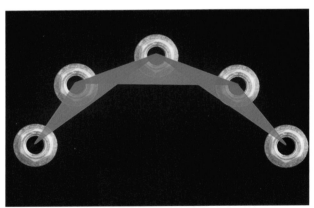

图14-5a 错位排列（Daellenback 1996）。

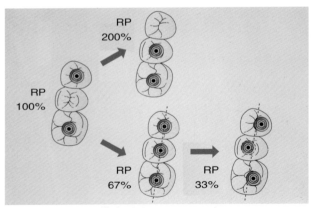

图14-5b Rangert模式图（Rangert 1997）。

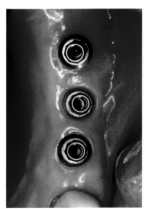 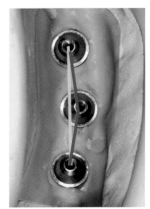 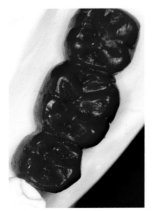 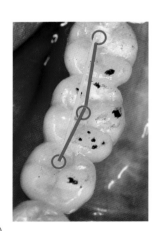

图14-5c~f c.错位排列的种植体咬合面观。d.错位排列的临床病例。（渡边隆史先生的贡献）

c | d | e | f

其结果和用两颗常规种植体像固定桥那样排列植入的情况相比，用宽径种植体由于骨组织对抗增加，所以拉伸应力就会减少到77%。据此说明如果顾及宽径种植体的机械强度，拉伸应力最终减少到63%。但是，如果使用3颗常规径种植体进行错位排列，其拉伸应力只能降低到33%，所以效果较低。

小宫山[14]也推荐在植入3颗种植体的情况下最远端的种植体偏向舌侧植入。以上显示错位排列是解决超载的有效对策。然而，有关错位排列的效果还有呈现疑问的趋势，具体如下所述。

佐藤[15]用建筑物建筑构造计算法从三维空间几何学方面解析种植体的负重。结果显示通过错位排列未必能减小固定螺丝的拉伸强度。佐藤阐述把3颗种植体中心连接成的三角形叫作负重支撑区域，重视上部结构咬合面和支撑区域的位置关系，如果咬合力不集中在这个区域当中，那么就不能获得错位排列的效果。而且还探明错位排列的3颗种植体中，如果把远中1颗改为大直径的宽径种植体，那么固定螺丝的拉伸强度就减小。

伊藤和Caputo[16]通过光弹性实验确认错位排列不能改善应力集中。而且，Ramos等[17]使用应变仪测定的结果发现错位排列的种植体会产生压缩应力。

另外也有人指出，错位排列时远中种植体与牙列发生偏移，钻孔时颊侧有穿孔的风险，容易产生审美问题。而且错位排列通过三角效果虽然形成上部结构的稳定，但是有可能产生给特定种植体加大负重的危险。

细山认为使用等离子表面处理的种植体能够获得牢固的骨结合，所以没有必要勉强地错位排列。阐述与错位排列获得的优点相比，难道1颗种植体偏离牙列形成的倾斜方向咬合力和错位排列植入种植体时发生颊侧穿孔而产生审美障碍就不是问题吗？所以对这种方法产生了疑问。

负重支撑区域

佐藤等[15]把多颗种植体中心连接成直线就像可摘局部义齿连接体那样依次命名为种植体间线。这样的线1颗种植体0根，两颗种植体1根，3颗种植体就为3根。而且3颗种植体间线围成的区域就是负重支撑区域。

日本负重支撑区域看起来好像比错位排列更受重视。其中如果咬合力集中就不会给基台固定螺丝造成拉伸应力，结合部位也就不会松开[15]。咬合力是否集中在负重支撑区域内与为了形成宽广的负重支撑区域排列种植体和让上部结构的咬合位于负重支撑区域内两方面因素有关。

为了使咬合力集中在负重支撑区域内，种植体和基台的位置关系很重要。标准基台上部结构的咬合面位于种植体长轴延长线上方。所以如果种植体的植入方向发生了倾斜，那么咬合面就会偏离负重支撑区域，咬合力就很难传递到负重支撑区域内。

为了改善这种情况，必须使用角度基台。角度基台可以使咬合面位置偏离种植体长轴方向，所以，尽管种植体植入方向发生了倾斜，也能使咬合力的方向朝向负重支撑区域。

和天然牙连接

把种植牙和邻接的天然牙连接起来获得牢固支撑的尝试伴随着种植牙的诞生已经使用了很多年。在使用过程中出现的问题是选择固定性的连接还是半固定的连接。

天然牙具有生理动度，大小分布在64（尖牙）~108μm（中切牙）之间[18]，与此相对种植体与骨组织形成牢固的结合而不可动摇。所以，种植牙和天然牙如果进行固定连接，那么天然牙就会失去生理动度，据说时间久了就会发生天然牙折裂和骨吸收及以此为原因的松动等。

天然牙如果与种植牙连接，种植体周围骨组织和种植牙内部就会出现太大的负重。另一方面，由于天然牙几乎没有负重，周围组织发生失用性萎缩的可能性就会增高。

为了避免这个问题，使用半固定连接的方法。如果在天然牙上安装阴性结构，种植体上安装阳性结构，那么负重时只有天然牙能够自由下沉。把这种阴阳结构的组合叫作栓体栓道。

但是，临床上使用栓体栓道的结果与设想正好相反，十分惨痛。那是因为装上上部结构几个月后，作为基牙的天然牙下沉，种植体上部结构变成了游离端。最初指出这种情况的人是Rieder、Parel[19]（图14-6a~c）。

天然牙下沉即使在使用套筒冠固位的情况下也会发生。作为基牙的天然牙与外冠慢慢脱离，结果种植体的上部结构与天然牙分离。Sheets、Earthman[20]把天然基牙下沉的原因归纳为4个方面：（1）失用性萎缩；（2）食物嵌塞；（3）愈后不良；（4）机械摇动。这些现象具体通过什么样的原理发生还不是很清楚（图14-7a~d）。

综上所述，如果天然牙和种植体连接时，选择固定连接是贤明之举。然而固定连接的情况下，天然牙迟早会出现下沉等问题，不可避免。因此可以得出结论：把种植体与天然牙连接起来分担负重未必是有效的方法。

种植牙负重能力

直径小的种植体机械强度低，短种植体骨支

持弱。在制订种植治疗计划时必须充分考虑这一点。如果把常规种植体换为宽径种植体，有害的拉伸应力就减少到66%~73%，这是其中一个例子。

Brånemark开发的骨结合型种植体，当初把直径为3.75mm叫作常规基台种植体（RP）。随后又开发了直径为5.0~5.5mm的宽基台种植体（WP）、直径为3.3mm窄基台种植体（NP）等各种粗细的种植体。宽基台种植体适合磨牙修复，窄基台种植体适合下颌前牙和近远中径受限的病例。种植体粗细不同负重支撑能力也不同[21]。

下颌第一磨牙牙周膜面积为475mm^2。与此相对应长度为12mm的宽径种植体表面积为354mm^2，常规种植体表面积不超过189mm^2。所以，让一颗常规种植体承受一颗磨牙所负担的强大咬合力比较困难。

宽径种植体表面积大，适合磨牙修复。由于宽径种植体横截面面积与咬合面面积相近，因此能够获得令人满意的穿龈轮廓。另外宽径种植体被颊舌侧皮质骨固定形成牢固的初期稳定性，即使不能植入长的种植体也能获得非常好的固定效果。但是，由于种植体直径大，所以仅适用于植入部位近远中径符合要求的病例。种植体直径越大，垂直方向的力、水平方向的力及力矩就越小。因此，种植体直径越大，给固定螺丝造成的拉伸应力就越小。相反，种植体直径越小，给固定螺丝造成的拉伸应力就越大，即使很小的负重也能导致固定螺丝疲劳。从这个意义上讲宽径种植体具有非常大的优势。

病例1

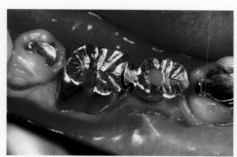

图14-6a　栓体栓道分离。发生在1年内。

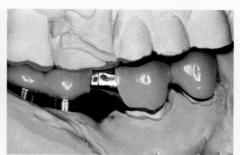

图14-6b　工作模型上连接部位的状态（Henry P）。

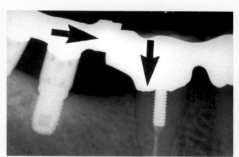

图14-6c　栓体栓道分离的X线片（Henry P）。

病例2

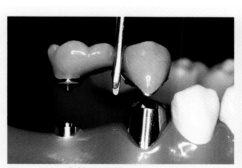

图14-7a　套筒冠连接。

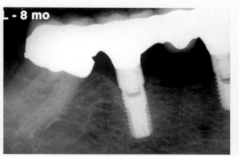

图14-7b　戴牙8个月后（Sheets CG）。

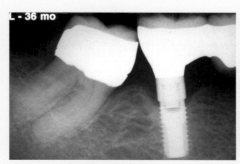

图14-7c　如果把连接部位分开，冠就会慢慢地回到原来的位置（Sheets CG）。

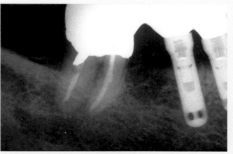

图14-7d　套筒冠外冠分离（Sheets CG）。

种植体长度

种植体长度越长，在生物力学方面就越稳定，现在这是个常识。通常认为，长种植体增加尖端部位的稳定性。因此，相信尽可能使用长种植体是成功修复的捷径。然而，如果考虑到解剖学的安全性，就不能无限制地增加种植体长度。如果种植体的长度增加，那么与其相应的解剖学限制也就会增多，适应证也就会变窄。因此，必须充分平衡实际的解剖条件来选择种植体的长度。

岩田[22]阐述天然牙理想的冠根比例为1:1.5，以此为基础算出种植体必要长度为13~15mm。施加于种植体上的力在颈部由皮质骨承受，在尖端部位由海绵状骨承受。种植体受到水平压力时，在尖端部位形成压缩应力，在颈部形成与负重方向相反的压缩应力。由于种植体受到的水平压力与种植体长度成反比，所以种植体越长，各个方向形成的压缩应力就越小[23]。

种植体每个参考面积受到的力与力矩随种植体长度增加而减小。另一方面，固位螺丝的拉伸应力和种植体受到的压缩应力绝对值不随种植体长度改变而变化。因此，长种植体有利于负重，然而对减小固位螺丝拉伸应力、种植体受到的压缩应力和水平方向的力不起作用。

使用长种植体，其颈部被皮质骨支撑，尖端在上颌前牙部位被鼻腔底部骨组织支撑，在上颌磨牙部位被上颌窦底部骨组织支撑的方法称为双皮质骨支撑（Bicortical support）。与此相对，只有颈部被皮质骨支撑，尖端植入海绵状骨内的方法称为单皮质骨支撑（Monocortical support）。

Pierrisnard等[24]为了研究种植体长度和双皮质骨支撑对于分散应力是否有效，使用有限元素法（Finite element method）进行了三维空间分析。试验使用直径为3.75mm，长度为6mm、7mm、8mm、9mm、10mm、11mm、12mm的7种种植体，对与其连接的陶瓷修复体上部结构从颊舌向30°方向施加100N咬合力的设定条件进行了分析。

结果发现颈部皮质骨（厚度为1.0mm）是种植体的主要固定部位，起最重要的作用。由于种植体的尖端被植入到疏松的海绵状骨内，所以传递到骨组织的应力是一个与种植体长度无关的恒量。顺便提一下，海绵状骨的硬度只有皮质骨的1/5。据此说明即使种植体很长，也不能确保其负重能力。

相反，种植体自身的应力随着其长度增加而变大，即使双皮质骨支撑也一样。过去一直认为双皮质骨支撑对于咬合负重具有很高的对抗性。然而，Ivanoff等[25]经过15年研究发现双皮质骨支撑时种植体的折裂是单皮质骨支撑的4倍。

种植体长度如果变长，那么就会对种植体自身和基台固定螺丝产生很大的应力。长种植体在负重情况下容易变形。然而，短种植体由于通过骨组织的弹性而发生轻微的摇动或转动，所以可以减轻机械应力。即刻负重时虽然可能会像这样发生微小动摇而带来风险，但是骨结合完成后，因此而产生的机械问题短种植体比长种植体更有利，这样的报告引起了广泛的兴趣。

Rangert也阐述为了分散强大的水平压力，种植体的颈部最重要，而且最初3~5行螺纹与分散应力有很大关系。因此，可以说种植体颈部被皮质骨牢固固定情况下，种植体的长度太长也没有更大的意义。正因为如此，Pierrisnard等一直致力于6.5mm左右短种植体实用化。

综上所述，必须根据解剖结构特点选择合适长度的种植体。可是仅仅使用长种植体也未必能够取得良好的效果。

种植体粗细

Pierrisnard等[24]认为长种植体不能获得分散应力作用，但是应力随着种植体的直径增加而减小。就像前面所述，种植体直径越粗，施加到种植体的垂直向力、水平向力及力矩就越小。

窄径种植体（3.0～3.3mm）由于施加在种植体上压缩应力和施加在基台固定螺丝上拉伸应力的作用点间距离变小，所以在杠杆原理作用下种植体和固定螺丝受到的应力就会变大。因此，在同样负重的情况下，如果标准种植体上受到的力为1，那么窄径种植体受到的力就为标准种植体的2.5倍，宽径种植体受到的力就为标准种植体的0.5倍[23]。

根据这个原理，佐藤在错位排列时，远中使用直径粗的宽径种植体抑制基台固定螺丝受到的拉伸应力，结果发现，宽径种植体具备很高的负重能力并且在生物力学方面也很优越。因此，在增加种植体负重能力方面，使用宽直径种植体是有效的手段。

双种植体

在控制超载方面植入种植体的数量具有十分重要的意义。种植牙修复不能期望像天然牙那样冠根比为1∶1.5的理想比例。如前所述，很多情况下在1∶1以下，理所当然比1更大一定很好。所以建议增加种植体数量期待错位排列效果的治疗方案[26]。Lekholm[27]也提到了为了避免咬合力的危害作用，通过增加种植体数量来分散应力。

以此为背景，现在对缺失的单根牙植入1颗种植体的想法被广泛接受。Bahat、Handelsman[28]建议在1颗磨牙缺失的情况下植入2颗种植体，这种方法叫作双种植体。由于双种植体负重支撑区域在近远中方向变宽，所以负重区域无论向近远中方向怎么偏移都完全可以应对（图14-8a～c和图9a，b）。

如果1颗磨牙的缺牙间隙不能植入2颗种植体，那么2颗磨牙的缺牙间隙植入3颗种植体的方法也可以考虑。Bahat、Handelsman尝试在近远中间隙不够植入2颗种植体情况下，在颊舌向植入2颗种植体，可是在口腔卫生方面出现了问题。因此，一般都在近远中向植入2颗种植体。

由于1颗种植体可能发生旋转，所以把多颗种植体连接起来防止形成扭矩，抵抗水平压力的牢固种植修复治疗是非常好的方法。双种植体在这方面有良好的效果。可是，把2颗种植体连接起来虽然能够防止水平方向的旋转，但是沿种植体连接方向形成了旋转轴，颊侧有形成压缩应力、舌侧有形成拉伸应力的风险。其大小随种植体数量增加而减小。另外，负重点如果向颊舌向偏移，那么越偏离负重支撑区域，危害性就越大。

如果只限在近远中使用双种植体，那么由于种植体之间骨量不足，这个部位由于不能获得充分的血液供给，所以常常会发生骨吸收。从这个意义上讲，必须慎重考虑双种植体的适应证。

把2颗窄径种植体与1颗宽径种植体进行比较研究发现，如果让2颗窄径种植体中间负重，那么咬合力就会均等地分配到每颗种植体。然而，如果让邻牙咬合，那么窄径种植体在水平方向受力是宽径种植体的1.7倍、在垂直方向受力是宽径种植体的1.4倍，这是由于负重位置不同产生的差异[23]。与此相对，宽径种植体不存在负重点不同的差异。

综上所述，即使使用多颗种植体，如果负重位置从种植体中间连线偏向颊舌向，那么就会产生水平压力，就有可能给负重侧种植体造成外

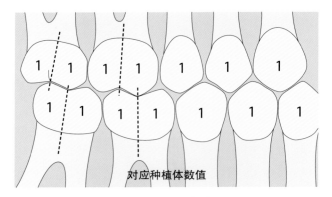

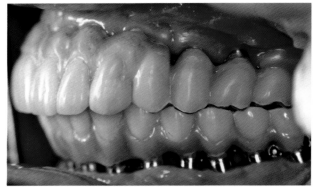

图14-8a　根据天然牙牙根数量按照1：1比例植入种植体比较安全。

图14-8b　根据这个理论执行的病例（河津宽先生的贡献）。

图14-8c　同样病例的口腔全景片。

a	
b	c

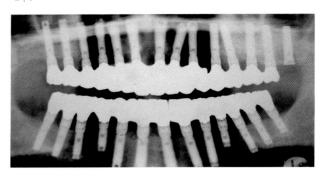

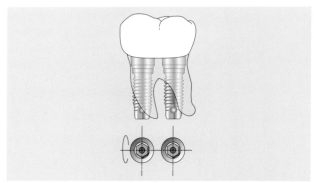

图14-9a　使用2颗种植体修复磨牙的模式图（Bahat 1996）。

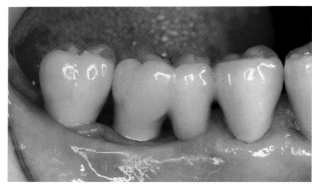

图14-9b　双种植体的临床病例。

伤。正因为这样的理由，双种植体至今没怎么被使用。

应力中断

为了缓冲种植体受到的咬合力，曾经使用过在种植体和基台之间放置具有弹性的橡胶垫圈方法。IMZ种植体的IME就是其代表产品。

对于放置橡胶垫圈方法的评价是功过各占一半，其意见分为有效[29]和无效[30]。认为无效的根据是IME垂直向弹性在100μm以下，如果牙尖干扰

比它大，负重就得不到缓冲。在实际临床应用中IME消耗非常快，必须频繁地进行更换，如此烦琐，其实用性也受到了质疑，结果还是从市场上消失了。

由于种植体周围没有牙周膜，所以其超载承受能力常常成为争论的对象。然而，最近的研究确认在种植体周围存在某种感觉反应，并以此来控制下颌运动。因此，可以说通过应力中断的弹性来机械地缓冲种植体负重的方法失去了它的意义。

参考文献

[1] Jemt T, Carlsson L, Boss A, Jörneús L.In vivo load measurements on osseointegrated implants supporting fixed or removable prostheses: a comparative pilot study.Int J Oral Maxillofac Implants 1991;6:413-417.

[2] Jemt T, Lindén B, Lekholm U.Failures and complications in 127 consecutively placed fixed partial prostheses supported by Brånemark implants: from prosthetic treatment to first annual checkup. Int J Oral Maxillofac Implants 1992;7:40-44.

[3] Hoshaw S, Brunsk J, Cochran G. Mechanical loading of Brånemark implants affects interfacial bone modeling and remodeling. Int J Oral Maxillofac Implants 1994; 9: 345-360.

[4] Quirynen M, Naert I, van Steenberghe D.Fixture design and overload influence marginal bone loss and fixture success in the Brånemark system.Clin Oral Implants Res 1992;3:104-111.

[5] Miyata T, Kobayashi Y, Araki H, Ohto T, Shin K.The influence of controlled occlusal overload on peri-implant tissue. Part 3: A histologic study in monkeys.Int J Oral Maxillofac Implants 2000;15:425-431.

[6] Rangert B, Jemt T, Jörneus L.Forces and moments on Brånemark implants.Int J Oral Maxillofac Implants 1989;4:241-247.

[7] Rangert BR, Sullivan RM, Jemt TM.Load factor control for implants in the posterior partially edentulous segment.Int J Oral Maxillofac Implants 1997;12:360-370.

[8] Zarb GA, Schmitt A.The longitudinal clinical effectiveness of osseointegrated dental implants: the Toronto study. Part III: Problems and complications encountered. J Prosthet Dent 1990;64:185-194.

[9] Quirynen M, Naert I, van Steenberghe D, et al.The cumulative failure rate of the Brånemark system in the overdenture, the fixed partial, and the fixed full prostheses design: A prospective study on 1273 fixtures. J Head Neck Pathol 1991; 10: 43-53.

[10] Tolman DE, Laney WR.Tissue-integrated prosthesis complications.Int J Oral Maxillofac Implants 1992;7:477-484.

[11] Balshi TJ.An analysis and management of fractured implants: a clinical report.Int J Oral Maxillofac Implants 1996;11:660-666.

[12] Daellenbach K, Hurley E, Burunski J, Rangert B. Biomechanics of in-line vs. offset implants supporting a partial prosthesis. J Dent Res 1996; 75: 183.

[13] Gunne J, Rangert B, Glantz PO, Svensson A.Functional loads on freestanding and connected implants in three-unit mandibular prostheses opposing complete dentures: an in vivo study.Int J Oral Maxillofac Implants. 1997;12:335-341.

[14] 小宫山彌太郎，山口芳正．インプラントを支台としたオーバーデンチャーの設計．Quintessence Dental Implantology 1998; 5: 746-755.

[15] 佐藤裕二．インプラントのオフセット配列に関する一考察．QDT 2000; 2: 206-210.

[16] 伊藤秀美，Caputo AA．頬舌側へオフセット配列した3本のインプラント，歯槽骨の光弾性解析．第28回日本口腔インプラント学会抄録集 1998; 134.

[17] Ramos TN，高橋一葉，上田一彦ほか．オフセットインプラント埋入位置に関する応力解析．日本補綴歯科学会誌;特別号2000; 4: 198.

口腔种植咬合技术

[18] Rudd KD, O'Leary TJ, Stumpf AJ. Horizontal tooth mobility in carefully screened subjects. Periodontics 1964; 2: 65-68.

[19] Reider C, Parel S. A survey of natural tooth abutment intrusion with implant-connected fixed partial dentures. Int J Periodont Rest Dent 1993; 4: 335-347.

[20] Sheets CG, Earthman JC.Tooth intrusion in implant-assisted prostheses.J Prosthet Dent 1997;77:39-45.

[21] 佐藤裕二, 赤川安正. 機能回復と生体, コンボーネントの安全を考慮したフイクスチャー埋入と上部構造の設計指針. 補綴臨床 2000; 5: 486-499.

[22] 岩田健男. インプラント補綴: バイオメカニックスと咬合パート1 負担過重とバイオメカニックス. 日本歯科評論 2004; 64: 95-100.

[23] 佐藤裕二, 小濱忠一. インプラント補綴治療のパラダイムシフト. 補綴臨床 2000; 33: 7-29.

[24] Pierrisnard L, Renouard F, Renault P, Barquins M.Influence of implant length and bicortical anchorage on implant stress distribution.Clin Implant Dent Relat Res 2003;5:254-262.

[25] Ivanoff CJ, Grondhl K, Bergstrom C, et al. Influence of bicortical or monocortical anchorage on maxillary implant stability: a 15-year retrospective study of Brånemark System implants.Int J Oral Maxillofac Implants 2000;15:103-110.

[26] 山本美郎, 河津寛. クリニカルインプラントロジー外科, 補綴, 技工.クインテッセンス出版東京 2000: 110-113.

[27] Lekholm U, van Steenberghe D, Herrmann I, et al. Osseointegrated implants in the treatment of partially edentulous jaws: A prospective 5-yearmulticenter study. Int J Oral Maxillofac Implants 1994; 9: 627-635.

[28] Bahat O, Handelsman M.Use of wide implants and double implants in the posterior jaw: a clinical report.Int J Oral Maxillofac Implants 1996;11:379-386.

[29] Skalak R.Biomechanical considerations in osseointegrated prostheses.J Prosthet Dent 1983;49:843-848.

[30] Richter EJ.In vivo vertical forces on implants.Int J Oral Maxillofac Implants 1995;10:99-108.

第15章

咬合方案

种植牙的咬合在科学依据基础上没有统一的意见。可是在日常临床工作中存在一致的见解。久保、佐藤和赤川[1]归纳了那些一般的想法，介绍以下指针。可以说这些见解在日本代表着专家们的意见：

（1）如果根据天然牙建立正中止和前牙诱导，那么就要形成不妨碍天然牙咬合接触和滑移的咬合。

（2）种植牙诱导侧方运动时，通过天然牙和种植牙形成组牙功能𬌀或通过多颗种植牙形成组牙功能𬌀。

（3）给上下颌无牙颌患者进行覆盖义齿修复时形成平衡𬌀。

（4）给上下颌无牙颌患者进行种植牙桥修复时形成相互保护𬌀或组牙功能𬌀。或者非工作侧形成平衡接触。到底选择哪一种咬合模式目前为止没有明确的指针。

以下将以𬌀学建立的天然牙咬合为基础来考查种植牙的咬合。

正中颌位的意义

种植牙与天然牙一样对垂直方向压力有很强的耐受性，对水平方向压力的耐受性较弱，所以，明智之举是上部结构咬合接触仅限于垂直方向压力，尽可能避免水平方向压力。因此，种植牙咬合接触应该仅限于正中颌位接触，避免偏离正中颌位接触。理想的咬合力传递方向是从种植体正上方沿长轴方向[2-3]。

正中咬合接触本来就发生在垂直方向，但未必都安全。正中颌位早接触的发生仅局限于很小的范围，所以很可能给那个部位施加很大的负重。由于接触部位几乎都为斜面，所以垂直压力作用于倾斜的咬合小面最终会形成水平压力。

天然牙如果负重过度，那么自身感受器就会起作用，反射性地放松下颌肌肉，使下颌偏离牙尖交错位，有效地防止危害作用的发生。然而，种植牙不存在这样的防御功能，早接触形成的有

127

害水平压力就会在骨界面之间产生拉伸应力。所以，种植牙修复时消除早接触，让正中颌位与牙尖交错位一致是修复取得成功的捷径。这虽然是1920年初期McCollum主张的理论，但是与天然牙修复为目的的殆学一样，在种植牙修复方面也是非常重要的指针。

具体地说，种植牙修复的技工制作过程一定要用到解剖式殆架，在正中颌位（上前方位置）固定上下颌牙列模型，构建正中颌位与牙尖交错位一致的咬合。由于简单局部殆架和铰链殆架（平线殆架）不能正确地再现髁突的解剖位置，所以必须注意这种错误有可能引起正中颌位早接触。

种植牙修复过程中，即使让正中颌位与牙尖交错位一致，好像也未必能说所有病例都能够顺利地完成好，这点与天然牙为对象的殆学存在差异。根据藤井等[4]对10年以上很长经历病例的统计学分析，在种植牙修复过程中，即使让正中颌位与牙尖交错位一致，时间一长下颌也会变到前方位置，一旦在正中颌位咬合，出现开殆的病例也经常能够见到。髁突位置偏离正中颌位2~3mm，常常会诱发颞下颌关节紊乱病（TMD）。在这个过程中可能会引起固定螺丝松动和折断、种植体折裂、骨结合丧失等典型症状。

这个事实暗示种植牙修复过程中正中颌位不过是设置牙尖交错位的起点，最终获得的位置可能是与其不同的"第三下颌位"。这样的位置到底怎样形成的，其原因不清楚。

让天然牙牙尖交错位和正中颌位一致长期稳定地行使功能对于牙齿来说应力就会减小，咀嚼效率也会提高。种植修复时这个理论不成立并不是因为正中颌位咬合会对种植体产生应力。天然牙牙长轴有一个统一规律，那就是正中颌位闭口时咬合力沿牙齿长轴方向传递。然而，种植体植入部位必须有足够的骨组织，所以没有长轴方向的规律。正因为种植牙和天然牙一样，负重最好沿种植体长轴方向，所以，为了实现这样的目标，下颌就会发生移动。

根据藤井等的研究，术后下颌移动即使经过十几年也没有终止。因此，即使安装完最终修复体也有必要不断地进行咬合调整，为了能进行这样的调整建议制作金属咬合面。

牙尖交错位咬合接触

制作种植牙的上部结构时，牙尖交错位前牙部位必须形成30μm左右的轻微间隙，后牙才能和对颌牙紧密嵌合而达到稳定。由于上下牙紧咬时后牙会下沉30μm左右，所以前牙间隙在牙尖交错位前牙和后牙同时接触及后牙下沉过程中起到防止前牙向外移动的作用。岩田[3]阐述如果把天然前牙可见间隙（和对颌牙之间的空隙）看作10~20μm，那么种植前牙间隙为39~40μm比较合适，只有这样才能保证牙尖交错位上下牙紧咬时天然牙的下沉量（20μm）。虽然数值上存在差异，但是其目的相同。

必须要检查牙尖交错位后牙咬合接触点的数量。牙尖交错位后牙咬合接触点数量根据殆学三脚架理论每个功能尖有3个点接触，咬合面每个窝有3个点接触，那么前磨牙合计有6个点接触，上颌磨牙有21个点接触，下颌磨牙有18个点接触。

对于种植牙来说，尽管期望咬合接触能像余留牙那样咬合调整到与对颌牙之间几十微米这样精密的要求，但不得不说实际操作起来也是几乎不可能。而且，通过这样的咬合接触让其产生的咬合力集中到种植体负重支撑区域也是极其困难的。

日本口腔修复学学会《咬合异常诊疗指南》[5]

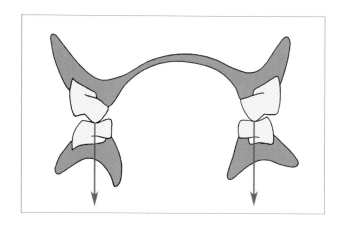

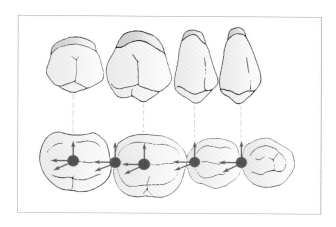

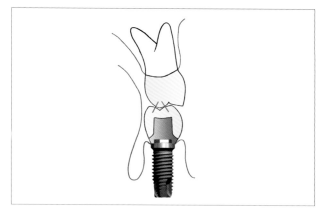

图15-1a　Pound的舌侧集中𬌗关系适合临时修复体咬合。

图15-1b　每个单侧形成5点咬合接触。

图15-1c　把下颌𬌗面窝作为种植体中心位置，使负重可以沿长轴方向。

a | b
c

指示牙尖交错位的咬合接触点数量单侧在4点以上。这些接触点到底是分散到全牙列好，还是仅局限于1颗牙好，具体细节还不清楚。然而，上下颌牙列之间左右两侧如果具备8个点以上的咬合接触，那么牙尖交错位咬合应该比较稳定，𬌗学理论（三脚架理论）要求的多数点接触也许没有必要。牙尖交错位1颗牙是否有必要多数点咬合接触，还是1颗牙1点咬合接触好，或者还是认可全牙列多数牙无咬合好，细川[6]对这些咬合接触方式一直持有疑问。

Pound提倡的舌侧集中𬌗作为适合种植修复的咬合模式得到了一部分人的强力支持。舌侧集中𬌗是上颌后牙的舌尖（功能尖）和下颌后牙的𬌗面窝嵌合，形成每颗前磨牙1点、第一磨牙2点、第二磨牙1点，单侧合计5点接触的咬合模式。

这种咬合模式，下颌后牙颊尖（功能尖）被制作成平坦形状，和上颌后牙不接触。由于后牙咬合接触仅仅局限于上颌后牙舌尖，所以不会形成很大的侧方咬合力。由于𬌗面每个牙尖斜面范围内形成了平衡𬌗，因此侧方压力具有沿垂直方向传递的优点。

舌侧集中𬌗原本是为全口义齿设计的咬合模式，可是，由于单侧仅仅有5个点接触，所以也就使每个接触点集中到种植体长轴方向成为可能。本来无牙颌患者支撑咬合压力的部位仅局限于牙槽嵴，因此希望咬合面接触点数量较少。接触点数量如果减少，那么每单位面积所承受的咬合压力就会变大，即使总的咬合力变小，但磨碎食物的咀嚼效率变大[24]。同样道理，舌侧集中𬌗是适合于种植修复的咬合模式。特别是作为下颌位置不确定的临时修复体咬合具有很多益处。

𬌗学方面形成多数点咬合接触的情况下让负重方向集中到种植体中心非常困难。如果考虑到种植体植入位点的特殊环境，原则上每颗种植体有1点咬合接触，慎重控制负重方向也许是良好的策略。具体地说，也就是下颌种植修复上部结构的𬌗面窝尽可能位于种植体横截面的中心位置。另外，还要降低下颌颊尖，避免与对颌牙接触。也就是让下颌𬌗面窝位于种植体正上方的位置（图15-1a～c）。

这样制作的𬌗面窝正好咬在上颌后牙舌尖（功能尖）。由于上颌颊尖制作得较低并和下颌颊尖不接触，所以上颌咬合面起杵锤样功能，舂击下颌𬌗面窝粉碎食物。虽然期望成为杵锤的上颌功能尖位于种植体长轴上，但是也许其设置相对于下颌牙的𬌗面窝不要太严密比较好。

很容易想象𬌗面窝与牙尖中𬌗面窝的负重更强。负重异常时牙尖发生偏离，能够避免这样的异常负重，可是，由于咬合压力集中在𬌗面窝中，所以牙尖即使发生偏离也很难避免应力的产生。因此相对位于种植体正上方的𬌗面窝，希望上颌牙尖能够咬入其中的模式。种植体植入方向发生倾斜或者植入位置错乱，负重不能正确地沿长轴方向传递时，通过角度基台进行修正也可以得到解决。

这样形成的咬合接触面是相对𬌗面窝稍宽些的一点咬合形态。在佩戴丙烯酸类树脂临时桥情况下，从材料的性质方面讲，由于进行精密的咬合调整比较困难，所以每个咬合面形成1点接触的想法比较容易实施。

Anselm等[7]和Pound的观点相反，推荐下颌牙颊尖咬在上颌牙中央窝内，最低限度每颗牙有1个牙尖与对颌牙平滑的咬合面形成接触的咬合模式。这种模式比上颌牙舌尖咬在下颌牙咬合面的方式具有更高的审美性。尽管期望上颌牙咬合面与牙齿萌出方向垂直，但是在实际临床中允许存在某种程度的误差，建议与迅即侧移相吻合进行磨除。这种咬合虽然是天然牙提倡的模式，可是也有一部分人认为这样的咬合模式也适用于种植牙。

Anselm等主张的咬合是来源于Pound的舌侧集中咬合并对其发展的咬合模式。上下颌功能尖位置在颊舌向不同。所以，舌侧集中咬合牙列由舌侧尖构成，与此相对，Anselm等主张的咬合模式由颊尖构成。

种植修复的咬合虽然期望负重位置位于种植体中心连接线上，然而，无牙颌患者牙槽嵴朝向舌侧吸收，种植体植入位置不得不偏向舌侧。因此，负重位置偏向舌侧的舌侧集中𬌗模式，负重位置位于种植体中心连接线上的可能性很高，正是我们所期望的模式。

给稳定的下颌位制作最终修复体时，也许把1点接触分解为密集多点接触比较好。由于咬合接触部位被分解得越小咀嚼效率就越高，所以对于种植牙修复应该起到减轻外伤的作用。

天然牙与水平压力

前面已经说明偏离正中颌位运动时容易形成水平压力，这对于种植修复是极其有害的。偏离正中颌位运动时产生的水平压力有侧方压力与前方压力两种，分别由侧方运动与前方运动产生。天然牙情况下，侧方压力主要由工作侧上下颌尖牙和第一前磨牙负担，前方压力主要由上下颌4颗

图15-2a 尖牙缺失病例。
图15-2b 植入种植体的状况。

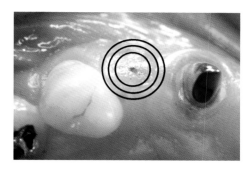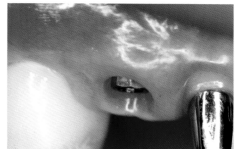

a | b

图15-2c 安装了上部结构。
图15-2d 牙片。

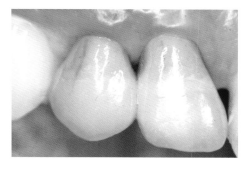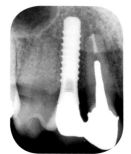

c | d

图15-2e 牙尖交错位上部结构的咬合状态。
图15-2f 通过种植牙诱导形成的后牙咬合分离。这个病例是单颗种植牙进行的诱导。

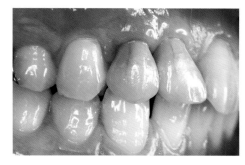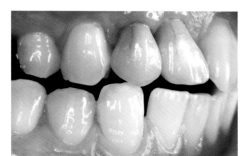

e | f

切牙负担。

据报道，咀嚼运动过程中产生的水平压力主要集中于颊舌向，形成的力矩达到近远中方向的4～5倍[8]。Peters[9]描述对天然牙产生的水平压力最大为60N，平均为5～15N。Graf等[10]报告侧方运动时产生的水平压力工作侧为10～20N，非工作侧为10N。

偏离正中颌位运动一开始，前牙就诱导下颌向前下方运动形成后牙分开。前面已经说明过，这种现象叫作后牙咬合分离。为了避免水平压力

的危害作用，后牙咬合分离非常有效，这正被殆学临床实践所证实。为了形成后牙咬合分离，在偏离正中颌位运动过程中，必须让上下前牙接触来诱导下颌，当然前牙要承受水平压力。

正因为如此，假定把强大的水平压力施加到诱导侧方运动的尖牙上，那么即使同样水平压力也会由于牙列上位置的变化而形成很大差异，靠近颞下颌关节和咬肌的后牙就会很大，前牙就会很小。

据说，就像天然前牙诱导下颌负担水平压力的状况那样，肌肉运动能力降低，咬合力就会减小[11-14]。另外，尖牙拥有很长的牙根，并且牙根周围具有丰富而敏锐的自体感受器，即使受到同样的水平压力也未必会造成严重的危害。前牙为了适应承受水平压力作用必须形成多颗，前牙诱导的理论在天然牙情况下才能有效地行使功能（图15-2a～f）。

种植牙与水平压力

水平压力给种植牙带来的问题有机械力学与生物学两个方面[6]。机械力学方面主要是固位螺丝松动和折断或种植体折裂。生物学方面主要是骨水平降低。为了防止这方面的问题避免形成单独的种植牙诱导，希望和天然牙形成共同诱导。

关根等[15]从颊舌侧方向给种植牙施加2000g力研究移位量后确认颊侧方向为15～58μm，舌侧方向为17～66μm。这样的移位量虽然可以认为来自骨组织的弹性变形，然而那样的量比天然牙小。从这个试验发现种植牙和天然牙之间存在受压动摇度不同，支撑咬合时的反应有差异。通常认为两者之间的差异达到5～10倍。

天然前牙一旦受到水平压力立刻开始动摇，通过这种方式来缓冲冲击力。通过起诱导作用的天然牙动摇减轻对颌牙受到的冲击，据报告动摇度达到68～108μm。与此相对前牙种植牙不仅不会立刻发生动摇，而且两次冲击引起的动摇度也只有10～50μm，比天然前牙小得多，结果给对颌牙造成很大的冲击力。就像以上所述那样清晰，在承受负重情况下天然牙和种植牙的反应是有差异的。

正因为如此，如果种植牙和天然牙同时诱导，必须让天然牙最早接触，在其偏移结束阶段种植牙开始接触[16]。必须要注意如果两者从最初就同时接触，那么诱导刚开始天然牙就会发生偏移而偏离诱导路径，种植牙就会单独承受水平压力。

把两者诱导时机错开的具体方法是形成种植前牙诱导面100μm左右的覆盖，最好在正中止接触的诱导面之间设计偏差。这样种植牙诱导就会比天然牙诱导延迟发生。

水平压力分配方法

种植牙修复从单颗牙到无牙颌，并不是所有病例都适合前牙诱导和后牙咬合分离。有关这一点进行验证。

前牙为天然牙、后牙为种植牙情况下，前牙诱导时天然前牙具备全体都能使用的优点。这样的病例前牙保护后牙是有效的咬合模式。问题是前牙缺失，通过种植牙进行前牙诱导的情况。在这样的病例中，种植体植入到什么位置才能承受水平压力成了疑问。给前牙部位植入的种植体施加的水平压力通过与颞下颌关节相对的位置优势来减轻的情况和天然牙相同。从这种意义上讲让种植前牙负担一定的水平压力也许成为可能。

Weiner等[17]使用狗做实验探明在咬合功能过程中通过传递到种植牙的刺激来控制下颌运动。这个实验发现可以期待种植牙在一定程度上具有调控水平压力的自我防御功能。然而，其可信度还有很多地方没有得到确认。

缺损部位有一部分天然前牙余留并参与前牙诱导的情况下，尽可能让天然牙和种植牙同时接触，借助自身感受器的作用才是贤明之举。然而，由于天然牙和种植牙的动摇度不同，必须要设计好两者和对颌牙的接触时机，这点在前面已经有所说明。

所有前牙缺失，前牙诱导完全由种植牙来完成的情况。首先假设后牙全部为天然牙。这种情况下虽然尖牙诱导必须由种植牙来完成，但是侧方运动时可以让前磨牙接触而形成组牙功能殆。这样借助一部分天然牙的自身感受器作用调控水平压力并不是不可能。

后牙为种植牙，如果最后一颗天然后牙存在的情况下，让其负担水平压力，应该能发挥天然牙自身感受器的作用。侧方运动过程中非工作侧咬合接触对天然牙有害无益，在殆学上是禁忌。然而，皆木等[18]的研究发现，如果非工作侧咬合接触和尖牙诱导同时发生，并且两者在相同时机接触滑动，倒不如改善对颞下颌关节的影响。仅仅通过非工作侧牙齿接触来诱导侧方运动虽然是病理现象，但是和尖牙诱导协同诱导就是生理现象。把非工作侧牙尖干扰看作生理现象的想法，近年来好像渐渐地被理解。

根据Agerberg[19]调查非工作侧牙齿接触和颞下颌关节紊乱相关性的研究发现，即使健康人非工作侧牙齿发生接触的频率也高达88%～89%。正因为这样，不能把非工作侧牙齿接触断定为引起颞下颌关节紊乱的主要因素。

人为形成健康人牙尖干扰的实验研究发现，一旦形成正中颌位牙尖干扰立刻就会对咀嚼肌活动产生影响[20-22]。然而非工作侧牙齿接触没有发现特殊变化[23]。因此，可以启发把非工作侧牙齿接触作为颞下颌关节紊乱发病的原因与精神因素引起牙尖干扰以外的因素有很大的关系。

综上所述，非工作侧牙齿接触与颞下颌关节紊乱的关系比较复杂。在水平压力作用同时保护种植牙这样苛刻的条件下必须重视非工作侧的牙齿接触。本章开头显示久保、佐藤和赤川的指针中必须加入这样的见解。

参考文献

[1] 久保隆靖, 佐藤裕二, 赤川安正. インプラントの咬合理論. DE 2004; 148: 11-14.

[2] 岩田健男. インプラント補綴: バイオメカニックスと咬合パート1 負担過重とバイオメカニックス. 日本歯科評論 2004; 64: 95-100.

[3] 岩田健男. インプラント補綴: バイオメカニックスと咬合パート2 インプラントの咬合様式. 日本歯科評論 2004; 64: 103-108.

[4] 藤井秀明, 須藤純, 嶋田淳, 和津寛. 10年以上の長期経過症例の統計学的分析　第1報　データからわかるフィクスチャーの長期予後. クインテッセンス・デンタル・インプラントロジー　2005; 12: 57-63.

[5] 日本補綴歯科学会. 咬合異常の診療ガイドライン. 補綴誌 2000; 46: 585-593.

[6] 細川隆司. インプラント修復の最新エビデンス: 咬合調整. 補綴臨床別冊 2004; 92-99.

[7] Anselm Wiskott HW, Belser UC. A rationale for a simplified occlusal design in restorative dentistry: historical review and clinical guidelines. J Prosthet Dent 1995; 73: 169-183.

[8] Richter EJ.In vivo horizontal bending moments on implants. Int J Oral Maxillofac Implants 1998;13:232-244.

[9] Peters A. Untersuchungen zur Kaubelastung natürlicher seiten zahne. Med Dis (Thesis) Univ of Aachen Germany 1992.

[10] Graf A, Grassl H, Aeberhard HJ. A method for measurement pf occlusal forces in three directions. Helv Odontol Acta 1974; 13: 7-11.

[11] Williamson EH, Lundquist DO. Anterior guidance: its effect on electromyographic activity of the temporal and masseter muscles. J Prosthet Dent 1983; 49: 816-823.

[12] Shupe RJ, Mohamed SE, Christensen LV, Finger IM, Weinberg R.Effects of occlusal guidance on jaw muscle activity.J Prosthet Dent1984;51:811-818.

[13] Belser UC, Hannam AG.The influence of altered working-side occlusal guidance on masticatory muscles and related jaw movement.J Prosthet Dent 1985; 53: 406-413.

[14] Manns A, Chan C, Miralles R. Influence of group function and canine guidance on electromyographic activity of elevator muscles. J Prosthet Dent 1987; 57: 494-501.

[15] Seikine H, Komiyama Y, Hotta H, Yoshida K. Mobility characteristics and tactile sensitivity of osseointegrated fixture-supporting systems. In: van Steenberghe(ed) Tissue integration in oral and maxilla-facial reconstruction. Excepta

Medica Amsterdam 1986: 326-329.

[16] Richter EJ, Orschall B, Jovanovic SA.Dental implant abutment resembling the two-phase tooth mobility.J Biomech 1990;23:297-306.

[17] Weiner S, Sirois D, Ehrenberg D, Lehrmann N, Simon B, Zohn H.Sensory responses from loading of implants: a pilot study.Int J Oral Maxillofac Implants 2004;19:44-51.

[18] 皆木省吾ほか. 顎関節内障の発症調節メカニズムに関する研究平衡側防御接触が平衡側顎関節の動態に及ぼす影響. 補綴誌 1990; 34: 56.

[19] Agerberg G, Sandström R.Frequency of occlusal interferences: a clinical study in teenagers and young adults.J Prosthet Dent 1988;59:212-217.

[20] DeBoever J. Experimental occlusal balancing contact interference and muscle activity. Parodont 1969; 23: 59-69.

[21] Randow K, et al. The effect of an occlusal interference on the masticatory system. Odonto Revy 1976; 27: 245-256.

[22] Riise C, Sheikholeslam A.Influence of experimental interfering occlusal contacts on the activity of the anterior temporal and masseter muscles during mastication.J Oral Rehabil 1984;11: 325-333.

[23] Magnusson T, Enbom L.Signs and symptoms of mandibular dysfunction after introduction of experimental balancing-side interferences.Acta Odontol Scand 1984;42:129-135.

[24] 古谷野潔, 市来利香, 築山能大. 補綴臨床入門咬合学. 東京: 医歯薬出版 2005; 26-37.

第16章
代替神经肌肉系统的结构

前牙诱导生物学机制

下颌位置和运动受到许多感受器重重保护与调控。感受器具有传输咬合不协调到中枢神经的功能，有外感受器、内感受器和本体感受器，而下颌运动和位置的调节与外感受器和本体感受器关系密切，特别是本体感受器与神经肌肉系统有非常密切的关系[1]。

存在于天然牙牙周膜中的本体感受器对咬合力产生防御性反应，对过度负重和来自不利方向的力具有调控作用。这种感受能力随天然牙缺失而自然消失。由于种植牙替代牙周膜的知觉感受器缺失，所以必须要追加考虑咬合力调控问题。作为调控的方法，修正咬合关系是最实际的手段，必须构建与天然牙不同的种植牙独特的咬合关系。

再三强调种植牙和天然牙一样对垂直压力具有很好的耐受性，对水平压力耐受能力很弱。所以，偏离正中颌位运动过程中，让上下颌后牙分开，防止水平压力的后牙咬合分离非常适合种植牙的咬合。偏离正中颌位运动过程中，为了让

上下颌后牙分开，诱导下颌向下方的作用不可欠缺。因此，必须要考虑上下颌牙列中的哪些牙接触，而且哪些接触的牙齿将会承受水平压力。能起到这样作用的牙齿是前牙。

后牙咬合分离在水平压力作用下保护后牙，而由前牙承受水平压力。如果没有这个作用，就不会形成后牙咬合分离。然而，担心的问题是前牙必须承担全部水平压力。关于这点，殆学方面已经做了详细研究，即使相同的水平压力对前牙和后牙的作用也不同，前牙受到的水平压力属于生理允许范围。也就是说，后牙受到水平压力有害，前牙受到水平压力属于正常生理现象，后牙咬合分离在这样的理论基础上成立。

种植牙感知能力

这里的问题是前牙部位种植牙是否能够期待与天然前牙相同的功能。距离颞下颌关节和强力咀嚼肌较远的解剖学优势是共同的，然而，由于种植牙无牙周膜，所以几乎不能期待像天然牙那样的本体感受器反射作用。因此水平压力有可能一点不减地直接传递到骨组织。从这个意义上将

提到种植牙的感知能力。

Rydevick[2]研究了上肢与下肢切除的患者安装常规义手和义足及通过骨内种植体安装义手和义足的感觉差异。结果确认有种植体存在的情况感觉或触觉能够恢复到与正常人相同水平，Brånemark把这种现象叫作存在骨感知（Osseoperception）。与此相对，常规的义手和义足只有70%的识别能力。

常规的义手和义足负重通过皮肤与皮下组织传递，这种情况与全口义齿相似。骨内种植体负重直接传递到骨组织并通过末梢神经被中枢神经感知，这种情况与种植牙修复非常相似。

根据无牙颌患者的知觉研究发现种植体支持的修复体（上部结构）远远比活动义齿（全口义齿）具有更强的感知能力[3]。种植体周围不存在牙周膜是非常清楚的事实，所以暗示在其周围可能存在某种信号传递机构（Signaling mechanism）。

最近的趋势是种植牙存在不同于天然牙的独特知觉，通过种植体周围环境感知的理论占了主流。有关种植体的感知能力指出了以下这些传递结构：

（1）确认种植体周围存在神经末梢，骨膜引起本体感受器反射学说[4]。

（2）围绕种植体周围的骨组织受到咬合压力变得紧张，被骨细胞的细胞支架感知，引起邻近哈弗氏系统（Haversian system）轴突的动作电位学说[5]。

（3）肌梭和颞下颌关节的感受器起到代替牙周膜的作用，和它们的反应有相关性学说[6]。

（4）连接种植体的骨组织中含有的神经纤维承担知觉反应的学说。骨组织被压缩或拉伸时的应力刺激神经末梢，起到通过三叉神经调节下颌运动的桥梁作用。这个学说重视收集更多的实验和临床证据[7-9]。

现实认为，多数神经传导系统相互关联，共同调节下颌运动来使种植牙行使功能。

Weiner等[10]在3只狗的下颌前磨牙位置分别植入3颗种植体，3个月骨结合后对邻牙和种植牙施加震动，通过下牙槽神经采集数据并进行神经生理学处理。结果发现天然牙和种植牙的反应程度存在2倍的差，而潜在的反应相似。

这个实验确认种植牙在负重情况下本体感受器也会出现反射作用。也就是说，在行使咬合功能过程中来自种植牙及其相关联领域的信息以与天然牙非常相似的状态调节下颌运动。因此，种植牙也可以期待和天然牙相同的知觉反射。

Wada等[8]通过组织形态测定技术分析（Histomorphometrick analysis）发现负重种植体周围的神经纤维密度达到了非负重状态的2倍。这种神经纤维叫作种植体周围神经纤维，它能不停地把咬合负重传递到本体感受器。结果说明种植牙的知觉不是通过骨膜、牙槽黏膜及颞下颌关节这些远距离组织感知，而是通过种植体周围神经纤维传递来调节下颌运动。

感知阈值

Haraldson[11]阐述种植牙无牙周膜，然而，由于与种植体接触的骨组织中分布着与牙周膜中存在的相同神经末梢，所以种植牙也保留了一部分对疼痛与温度的感觉。感觉并没有消失，而是阈值增大了。

根据种植牙负重的研究，种植牙感知阈值比天然牙大10～100倍[11-13]。所谓阈值就是引起感觉感受器兴奋所必需的最小刺激值。也就是说缺少牙周膜的种植牙负重没有缓冲直接传递到骨组织，感知阈值比天然牙更高。因此植入到前牙部位的种植体即使在位置方面占有优势，然而是否能够承担偏离正中颌位运动过程中的全部水平压力还存有疑问。

根据Muhibradi等[12]对种植牙感压能力的研究发现，天然牙对13.9g的垂直压力就能感知，然而种植牙垂直压力不到284.3g就不能感知。而且侧方压力作用下，天然牙对13.4g的力就能感知，而种植牙不到307.9g就不能感知。因此，种植牙的感压能力不超过天然牙的5%左右。

为了研究种植牙和天然牙本体感受器的差别，使用电磁刺激驱动装置（Solenoid-driven stimulating device）对31名种植牙患者和10名健康天然牙列人的刺激反应进行比较，结果发现种植牙阈值达到了天然牙的50倍。感觉的传导与骨组织的变形有关，可能是骨膜机械感受器发挥了作用。所以，种植牙对口腔功能中产生的咬合压力有反应迟钝的趋势[14]。

Weiner等确认天然牙和种植牙存在共同的潜在反应，两者在反应的敏感度上存在明显的差异。就像过去指出的一样，种植牙也能期待某种知觉反应，可是其反应极其微弱。下颌反射的反应时间无论是种植牙，还是天然牙都一样[15]。然而，种植牙在负重位置的特别指定和负重部位的区别方面处于劣势[16]。综上所述，可以得出这样的结论：在前牙部位植入的种植体有可能承受水平压力，而在完全依赖种植体的知觉反应方面还存有疑问。

种植牙诱导

通过种植体周围的感觉反应调控下颌反射，不断确立形成相互保护殆和组牙功能殆的方法。让前牙部位植入的种植牙承担偏离正中颌位运动过程中的水平压力，通过诱导下颌形成后牙分离的咬合模式叫作种植牙诱导（图16-1a~d）。

种植牙通过种植体周围神经纤维把信息传递到神经中枢的模式在前面已经说明。然而，这种模式的存在还完全没有获得科学的证明，而且还相当的脆弱，所以构建种植牙诱导时必须详细地检查口腔内的状况。以下将举些临床病例来揭示其对策。

图16-2a是上颌尖牙缺失的病例。可以设想在缺失部位植入一颗种植体的单颗牙。代替这颗种植牙承担侧方运动过程中形成的水平压力，让邻接侧切牙和第一前磨牙共同诱导形成组牙功能可以增强本体感受器的作用。由于工作侧前牙诱导不只限定于尖牙，所以用这些天然牙来辅助尖牙诱导就可以解决问题了。

图16-2b是上颌侧切牙、尖牙和第一前磨牙同时缺失的病例。由于诱导侧方运动可以使用的牙齿只有工作侧第二前磨牙，所以必须考虑包含这颗牙齿的组牙功能。可以说这是种植尖牙诱导和天然牙诱导能够共存的最大极限病例。

图16-2c是上颌中切牙到第二前磨牙连续5颗牙缺失的病例。由于工作侧没有能够诱导侧方运动的牙齿，所以不能利用组牙功能。如果仅仅使用5颗种植牙诱导侧方运动，那么把下颌调控委任给反应迟钝的种植牙就很危险。这个病例中侧方运动时有接触可能的牙是非工作侧磨牙，也许有必要考虑其灵活运用。

这个病例如果让5颗种植牙诱导侧方运动，那么工作侧最远中种植牙和最近中种植牙的连接线就会形成翻转线，这条线到尖牙部位种植体的距离就会形成杠杆作用。由于种植尖牙上部结构的牙冠位于种植体唇颊侧，所以这个部位就会形成悬臂形式。因此，杠杆的危害作用就会变得非常强大（图16-3a，b）。

如果能让非工作侧磨牙接触，那么由种植尖牙形成的杠杆作用就会抵消。非工作侧牙齿单独

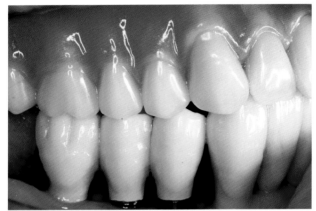

图16-1a　种植牙诱导。牙尖交错位右侧面状态。

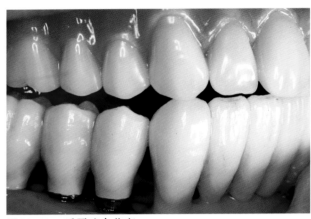

图16-1b　后牙咬合分离。

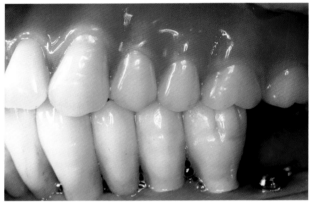

图16-1c　牙尖交错位左侧面状态。

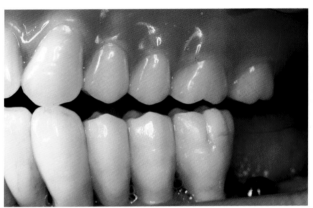

图16-1d　后牙咬合分离。

诱导侧方运动情况下就会给接触部位施加破坏性的水平压力，然而，那种情况如果与尖牙诱导同时发生，其影响就会如前所述那样属于生理允许范围。根据这个观点可以认为增加非工作侧牙齿接触来加强通过种植牙诱导的本体感受系统的理论正当性。

这里列举的5颗牙连续缺失病例为了把侧方运动过程中产生的水平压力分散到每颗种植牙上，把所有种植牙连接起来非常重要。这样每颗种植牙所受的水平压力就会减轻。然而，有必要让连

接起来的种植牙中的一颗牙齿与对颌天然牙形成诱导接触。

如果把多颗种植牙连接起来形成组牙功能，那么受到强韧的纯钛壁冲击对颌天然前牙牙颈部就可能形成楔状缺损或引起显著的咬合磨耗。天然牙在咬合力作用下发生的动摇只不过是用来缓冲诱导时形成的冲击。由于种植体和颌骨形成了牢固的结合而不动摇，因此缺少这样缓冲功能。

为了防止冲击保护对颌前牙，必须让种植牙最小限度地形成诱导。所以侧方运动的诱导应该

图16-2a　单颗尖牙。侧方压力由侧切牙和第一前磨牙分担，和种植尖牙形成组牙功能。

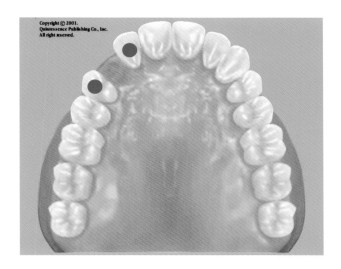

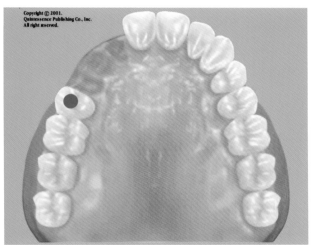

图16-2b　这个病例形成种植牙和天然牙组牙功能。

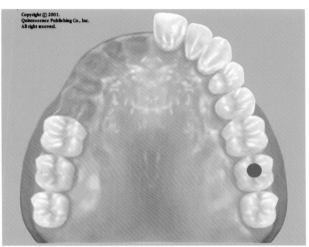

图16-2c　这个病例工作侧不存在诱导下颌的牙齿。最近有手术者推荐这种情况下让非工作侧磨牙接触。

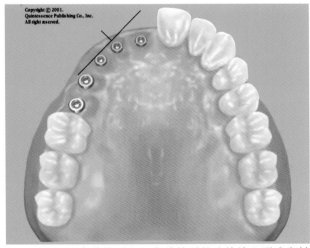

图16-3a　近中种植牙和远中种植牙的连接线上形成翻转线，这条线到种植尖牙的距离形成杠杆作用。

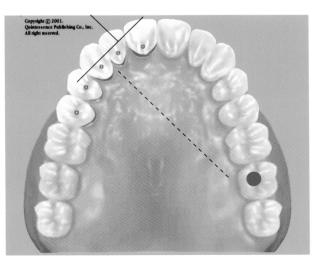

图16-3b　非工作侧牙齿接触抵消杠杆作用。

让工作侧一颗种植尖牙来完成，而且前方运动时应该仅仅由中切牙来诱导。为了降低诱导时产生的水平压力危害作用，必须把种植牙连接起来，然而，为了减轻对颌牙受到的撞击，种植牙诱导必须固定于一颗尖牙。如果不能熟练地平衡好这样的矛盾问题，那么就不能让替代神经肌肉系统的结构正确地发挥作用。

参考文献

[1] 日高豊彦. インプラント補綴～その2，インプラント咬合の与え. Quintessence Dental Implantology 2004; 11: 732-742.

[2] Rydevik B. Osseointegration and osseoperception in orthopedics. In: Williams E, Rydevik B, Brånemark PI; Osseointegration from molecule to man. Optimaltryck AB. Gothenburg 2000: 24-27.

[3] Mericske-Stern R.Oral tactile sensibility recorded in overdenture wearers with implants or natural roots: a comparative study. Part 2.Int J Oral Maxillofac Implants 1994;9:63-70.

[4] Van Steenberghe D.Fromosseointegration to osseoperception. J Dent Res 2000; 79: 1833-1887.

[5] Yamamoto T, Fukunaga T, Kobashi N, Kamioka H, Nakanishi T, Takigawa M, Takano-Yamamoto T. Mechanical stimulation induces CTGF expression in rat osteocytes. J Dent Res 2001; 80: 461-465.

[6] Klineberg I, Murray G.Osseoperception: sensory function and proprioception.Adv Dent Res 1999;13:120-129.

[7] Weiner S, Klein M, Doyle JL, Brunner M. Identification of axons in the peri-implant region by immunohistochemistry. Int J Oral Maxillofac Implants 1995; 10: 689-695.

[8] Wada S, Kojo T, Wang YH, Ando H, Nakanishi E, Zhang M, Fukuyama H, Uchida Y. Effect of loading on the development of nerve fibers around oral implants in the dog mandible.Clin Oral Implants Res 2001; 12: 219-224.

[9] Wang YH,Kojo T,Ando H, et al. Nerve regeneration after implantation in peri-implant area. A histological study on different implant materials in dogs. In: Jacobs R(ed) Osseoperception. Leuven, Belgium: Catholic Univ 2000: 3-12.

[10] Weiner S, Sirois D, Ehrenberg D, Lehrmann N, Simon B, Zohn H.Sensory responses from loading of implants: a pilot study.Int J Oral Maxillofac Implants 2004;19:44-51.

[11] Hämmerle CH, Wagner D, Brägger U, Lussi A, Karayiannis A, Joss A, Lang NP.Threshold of tactile sensitivity perceived with dental endosseous implants and natural teeth.Clin Oral Implants Res 1995;6:83-90.

[12] Mühlbradt L, Ulrich R, Möhlmann H, Schmid H.Mechanoperception of natural teeth versus endosseous implants revealed by magnitude estimation.Int J Oral Maxillofac Implants 1989;4:125-130.

[13] Jacobs R, van Steenberghe D.Comparative evaluation of the oral tactile function by means of teeth or implant-supported prostheses.Clin Oral Implants Res 1991;2:75-80.

[14] Jacobs R, van Steenberghe D.Comparison between implant-supported prostheses and teeth regarding passive threshold level.Int J Oral Maxillofac Implants 1993;8:549-554.

[15] Haraldson T, Carlsson GE, Ingervall B.Functional state, bite force and postural muscle activity in patients with osseointegrated oral implant bridges.Acta Odontol Scand 1979;37:195-206.

[16] Yamamoto T, Fukunaga T, Kobashi N, Kamioka H, Nakanishi T, Takigawa M, Takano-Yamamoto T. Mechanical stimulation induces CTGF expression in rat osteocytes. J Dent Res 2001; 80: 461-465.

第17章

种植牙诱导

两步法虽然是给所有患者形成统一标准后牙咬合分离的方法，然而，有时也必须根据患者咬合的具体情况对后牙咬合分离量进行个别的调整。这在种植牙修复治疗时特别重要。比两步法更有效的方法是形成普通的前牙诱导后分析具体功能运动修正诱导路径。

咀嚼肌力量强大的患者、承受强大应力的患者、咬合磨耗厉害的患者以及有严重夜磨牙的患者，长年累月有可能造成尖牙诱导磨耗和后牙咬合分离量减少。那样情况下必须各自判断将来是否能够继续完成诱导功能来调节前牙诱导增减后牙咬合分离量。本章将对这样的问题进行探讨（图17-1a～d）。

咀嚼模式

前牙诱导由尖牙诱导和切牙诱导两部分构成。综合两者的功能也可以使用前组牙功能这样的术语。种植修复临床中再现尖牙诱导特别重要。这个工作如果不能和患者本身的功能运动相协调就不能达到预期目标。特别重要的是，与患者咀嚼模式的关联。

咀嚼模式分为切割和嚼碎两种类型。另外也有侧方型的称呼，这可以理解为来源于嚼碎的生理形态。

切割意味着垂直方向的咀嚼倾向，咀嚼运动过程中患者主要上下运动下颌，很难引起咬合磨耗。嚼碎意味着水平方向的咀嚼倾向，咀嚼运动主要发生在水平方向，容易引起咬合磨耗。所以，必须要特别注意嚼碎这种咀嚼运动模式。如果对这种咀嚼形式不重视，就会造成尖牙诱导面磨耗，后牙咬合分离减少（图17-2a，b）。

为什么发生嚼碎的咀嚼模式还没有完全搞清楚，然而有这种咀嚼倾向的患者一般都承认有夜磨牙习惯，而牙列咬合磨耗的，破坏作用容易继续发展是临床工作者共同的认知。因此，给以嚼碎型咀嚼模式的患者进行种植牙修复治疗情况下，必须要进一步确认是否继续实施尖牙诱导。

多次指出嚼碎形式的发生与精神因素有关。但是通过改善咬合，把嚼碎形式改变为切割形式的病例也可以见到，所以像这样的患者希望尽可能地提高咬合精度。

切割形式在行使功能时下颌运动主要位于上下方向，很少担心尖牙诱导面的磨耗，因此，这

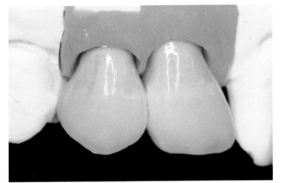

图17-1a 种植牙修复尖牙。

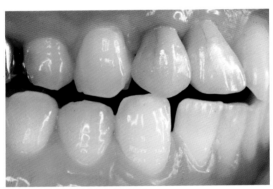

图17-1b 种植牙诱导状况。

c | d

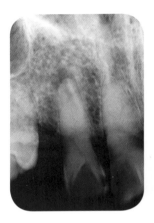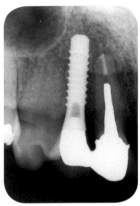

图17-1c，d 手术前后牙片。

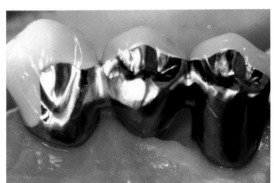

图17-2a 刚安装上的冠修复体。

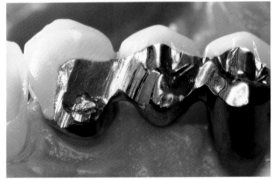

图17-2b 夜磨牙造成的诱导面磨损。

种类型患者最好形成标准的后牙咬合分离。另一方面，嚼碎形式的下颌运动主要位于水平方向，因此，为了补偿磨耗，必须要修正后牙咬合分离量。

日常临床工作中，有时会遇到嚼碎形式患者的尖牙松动或牙根折断的病例。尖牙用种植牙修复的情况下，如果不细心周密地处置就会出现骨结合破坏的危险。众所周知，这种情况与认识到夜磨牙严重性之前状况一样，在牙科医学方面无能为力（图17-3a～t）。

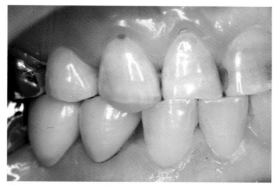

图17-3a 65岁男性磨牙症患者，牙尖交错位唇面状况。

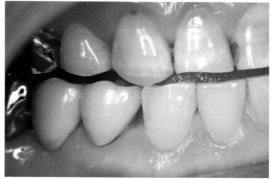

图17-3b 为了获得后牙咬合分离，使用树脂形成尖牙诱导的情况。

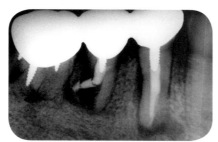

图17-3c 第二前磨牙根折。

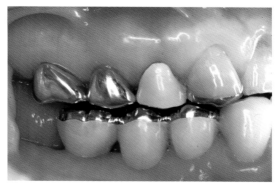

图17-3d 拔除根折牙、重新形成尖牙诱导、完成修复治疗的情况。

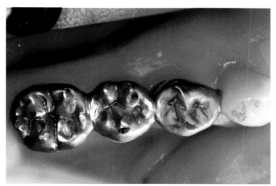

图17-3e 咬合面状况。

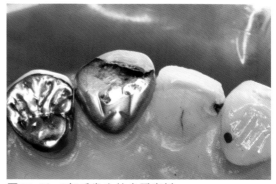

图17-3f 2年后发生的尖牙磨耗。

　　由于夜磨牙产生太大的水平压力，所以应该作为种植修复的禁忌证。夜磨牙造成种植牙松动或患者主诉疼痛的情况下建议使用粭垫保护。

　　把上下颌石膏模型在牙尖交错位固定到Zero Hoby粭架上，旋转升降螺丝使髁球沿髁槽面下降，下降量为（1.0±0.5）mm的范围比较合适，然后用这样的咬合关系制作粭垫。

　　如果戴上粭垫，受到侵害性刺激时咬合力就会降低。而且，由于髁状突保持在关节窝下方，所以不能发生紧咬，咀嚼肌群的力量也会减少。

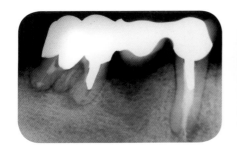
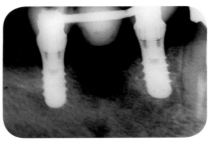

g | h

图17-3g 6年后发现第一磨牙根折。
图17-3h 植入种植体后牙片。

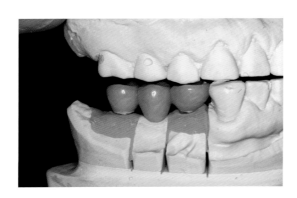

图17-3i 工作模型上的种植牙桥。

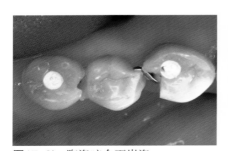

图17-3j 陶瓷咬合面崩瓷。

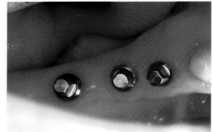

图17-3k 桥体位置植入1颗新种植体。

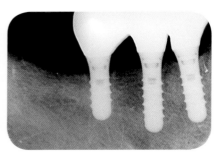

图17-3l 牙片。

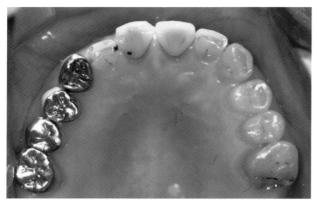

图17-3m 对颌牙咬合状况。

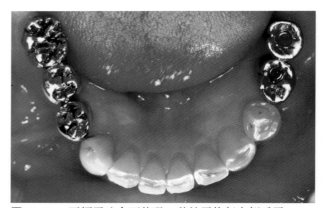

图17-3n 下颌牙咬合面状况。种植牙修复右侧后牙。

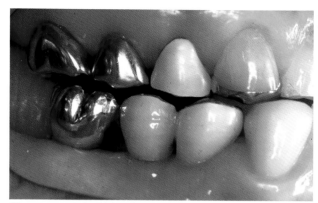

图17-3o　治疗后颊面状况。稍许形成后牙咬合分离。

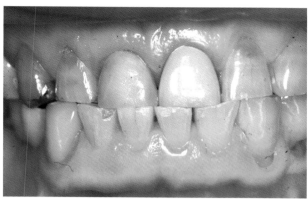

图17-3p　治疗后唇面状况。

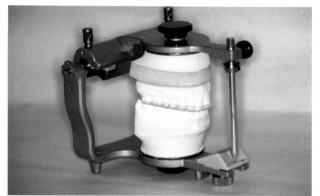

图17-3q　为了制作夜磨牙防护𬌗垫，安装在Hoby𬌗架上的研究模型。

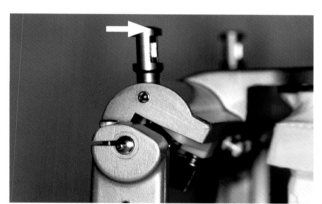

图17-3r　把升降螺丝抬高1.0mm。

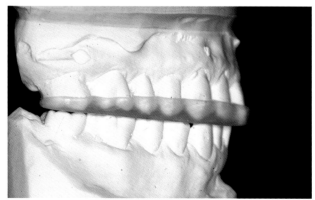

图17-3s　夜磨牙保护𬌗垫。

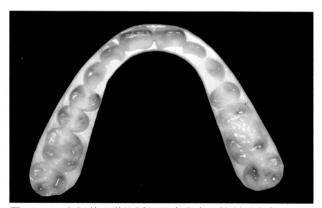

图17-3t　夜间戴上𬌗垫缓解肌肉张力，控制牙齿负重。

145

由于颞下颌关节保持在安静的状态，所以这样的颌位也适用于颞下颌关节紊乱病的治疗。结果，负重被控制，就可以去除种植牙松动和疼痛的风险。

嚼碎形式的患者前牙使用种植牙修复的情况下，最重要的一环是减轻水平负重。所以，最好把后牙咬合分离量减少20%左右，尖牙诱导设定平缓。接下来介绍其具体方法（图17-4a～d）。

首先，根据**条件1**，在所有的偏离正中颌位运动中把所有后牙调整为接触滑移，形成标准的牙尖斜度。在偏离正中颌位运动过程中，如果切导针离开切导盘，那么就找出引起这个问题的牙尖干扰并磨除。

紧接着在Zero Hoby或Twin Hoby𬌗架非工作侧的髁槽内插入固定髁道的夹具，使髁球前进

3mm。这种状态下在工作侧下颌第一磨牙近中颊尖上放置4张（0.4mm）厚度为0.1mm的正中关系咬合片闭合𬌗架。

这项操作之前𬌗架的髁槽虽然根据**条件2**（蓝色）进行设置，然而切导盘维持**条件1**不变。通过这样的操作，由于切导针与切导盘处于分离状态，所以为了让两者接触就必须调节切导盘侧翼角的倾斜度。切导盘的矢状切导斜度与**条件2**相匹配。

调节好侧翼角之后形成工作侧尖牙诱导面。这样制作的诱导面就会形成标准值80%的后牙咬合分离，尖牙的诱导角度也就会变得平缓，因此种植牙受到的水平压力也就减少（图17-4a～d）。

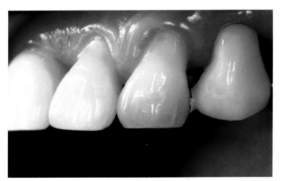

图17-4a 尖牙咬合磨耗，诱导面变宽的56岁女性患者。

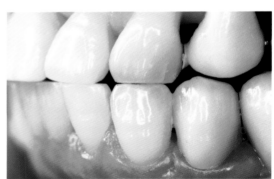

图17-4b 宽的诱导面引起肌肉痉挛，容易诱发夜磨牙。

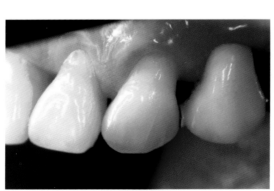

图17-4c 通过精密调磨使诱导面变窄。

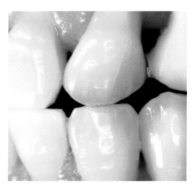

图17-4d 不是面状诱导，最好线状诱导。

M型和D型

尖牙诱导原本就是通过上颌尖牙舌面与下颌尖牙牙尖和第一前磨牙颊尖顶之间接触发生的现象。这种情况下通过下颌牙颊尖顶和上颌尖牙舌面的不同部位接触形成诱导稳定性的差异。嚼碎形式的患者在咀嚼运动过程中髁状突多数情况下向后方偏移，如果不能有效地阻止这种偏移，就不能把嚼碎形式修正为切割形式。

根据下颌尖牙唇面与上颌尖牙舌面的接触关系，把尖牙诱导分为M型和D型两种方式。M型是下颌尖牙唇侧远中斜面和上颌尖牙舌侧近中斜面接触，D型是下颌尖牙唇侧近中斜面和上颌尖牙舌侧远中斜面接触。在尖牙舌面中央舌轴嵴沿殆龈方向走行。所以M型下颌尖牙颊侧远中斜面与上颌尖牙接触部位位于中央舌轴嵴近中，在咀嚼运动过程中髁头不可能偏向后方（图17-5a～d）。

另一方面，D型下颌尖牙唇侧近中斜面与上颌尖牙接触部位位于中央舌轴嵴远中，在咀嚼运动过程中不可能阻挡向远中偏移，其结果髁突偏向后方位置而形成嚼碎形式。如果这种情况得不到修正，有可能使这种病理状态继续恶化。在这种情况下前牙部位植入的种植体就会一直遭受有害的水平压力作用，结果就会成为很大的预知性问题。

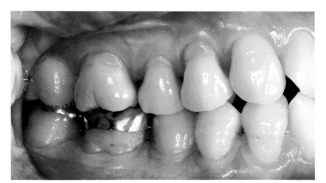

图17-5a　M型尖牙诱导。

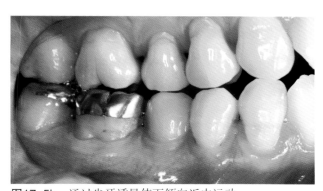

图17-5b　通过尖牙诱导使下颌向近中运动。

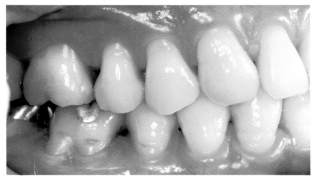

图17-5c　D型尖牙诱导。

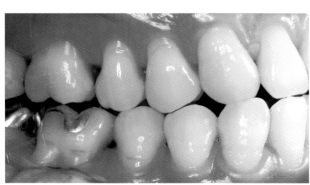

图17-5d　通过尖牙诱导使下颌向远中运动。

Spee曲线

Spee曲线影响前磨牙区后牙咬合分离的呈现，而且对于审美性影响很大。图17-6a是咬合调整前工作侧的后牙，图17-6b根据**条件1**完成了咬合调整状态。这种情况下，偏离正中颌位运动时上下颌后牙能够顺利地进行接触滑移，然而，由于上颌前磨牙颊尖比Spee曲线曲度更凸向下方，所以后牙接触滑移时拾平面处于变形状态。

图17-6d是根据**条件2**调节拾架呈现后牙咬合分离时制作的下颌第一前磨牙的形态。上颌第一前磨牙向下方突出，下颌第一前磨牙颊尖远中斜面呈半月状凹陷。这种情况形成标准的后牙咬合分离量，在行使功能时不出现任何问题。然而，下颌前磨牙颊尖远中斜面异常的形状容易出现审美方面的缺点。

为了让解剖形状正常的磨牙形成标准的后牙咬合分离量，后牙牙列必须与Spee曲线协调。修正这样病例的方法有两种，一种是修复上下颌4颗前磨牙完全恢复咬合平面，这种方法涉及的治疗范围比较广。另一种方法是修正尖牙诱导路径，形成比标准值更大的倾斜度，通过一颗尖牙的治疗就能完成。这种增加尖牙诱导倾斜度的方法不

适合磨碎的咀嚼模式。

如果仔细检查诊断过程中设想的理想Spee曲线与患者咬合平面的不协调，那么事先就能预测到这种情况。遗憾的是如果在技工室制作过程中发生这种情况，那么就要让拾架进行3mm侧方运动，这种状态下在工作侧下颌第一磨牙近中颊尖上放置6片正中关系咬合片（0.6mm），合上拾架。调节切导盘的角度使分离的切导针尖端与切导盘接触，这种情况下如果蜡型发生偏离，那么下颌第一前磨牙颊尖远中斜面半月状凹陷就会消失（图17-6）。

到底是修整上颌牙，还是修整下颌牙，必须根据审美要求进行判断。使用Hoby面部分析仪的正中杆和眼水平仪在拾架上再现患者的中线和瞳孔连线。然后在拾架上安装眼水平仪，检查患者左右尖牙的牙尖是否位于同一高度（图17-7）。

上颌尖牙牙尖如果位于眼水平仪表示线上方，那么就必须修复，同时还必须考虑诱导面形成。如果上颌尖牙牙尖位于眼水平仪表示线下方，那么磨除突出的部分就可以改善审美性能。尖牙诱导面的修整有修整上颌尖牙诱导面和下颌尖牙两种方法。前者必须制作全冠，需要一定的费用。后者可以用复合树脂或者陶瓷贴面修复牙尖，稍微简便。

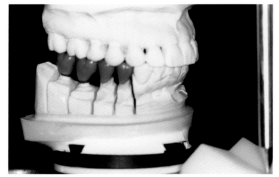

图17-6a　做完蜡型的工作模型。

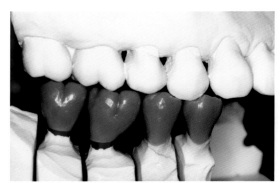

图17-6b　检查**条件1**的咬合状态。

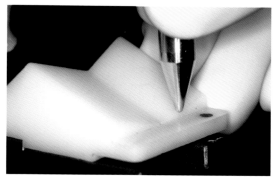

图17-6c 确认形成合适的牙尖斜度。

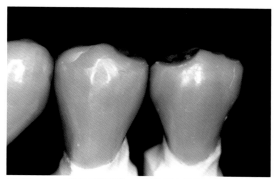

图17-6d 确认下颌第一前磨牙颊侧远中边缘嵴的半月状。

图17-6e 由于对颌牙伸长超出了殆平面，所以磨除多余的牙体组织。磨除突出的牙体组织。

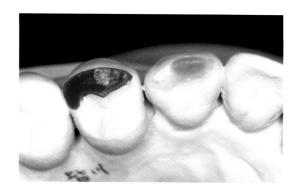

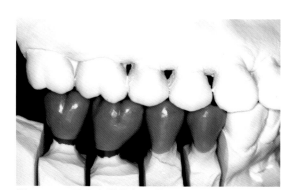

图17-6f 牙尖交错位侧面状况。

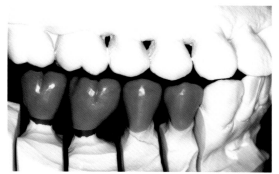

图17-6g 形成均匀的后牙咬合分离状况。

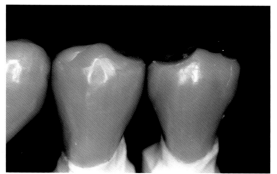

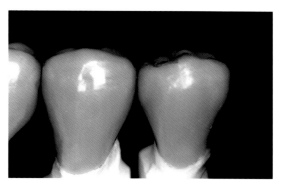

图17-6h，i 通过对颌牙调整改变第一前磨牙牙尖斜度。

h｜i

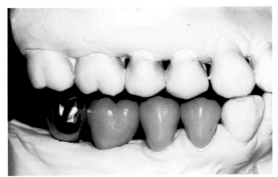

图17-6j 制作完成的冠修复体。

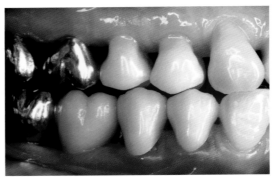

图17-6k 口内形成后牙咬合分离状况。

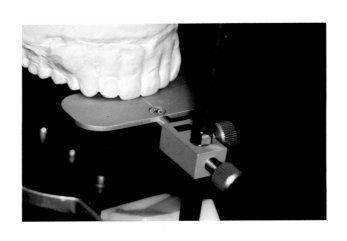

图17-7 用Hoby面部分析仪的眼水平仪判定尖牙牙尖的位置，决定到底是修复上颌牙还是下颌牙。

形成天然牙辅助功能

偏离正中颌位运动过程中，为了让牙列中的天然牙接触而获得种植牙诱导的辅助功能，下面将说明怎么做比较好。作为基础更值得信赖的方法是两步法。假设上颌前牙部位植入多颗种植体，通过种植牙再现前牙诱导的病例。起诱导辅助作用的牙齿是工作侧前磨牙和非工作侧磨牙。

把工作模型安装到Zero Hoby 𬤇架或Twin Hoby 𬤇架上，下颌前牙区及用作诱导辅助作用的前磨牙区和磨牙区分别制作可卸代型。

首先根据**条件1**设置𬤇架，撤下下颌前牙区可卸代型，接着再撤下前磨牙和磨牙区可卸代型，在这种情况下进行所有的偏离正中颌位运动，为让工作模型上剩余上下颌牙均匀接触进行了咬合调整。

如果有牙尖干扰，切导针就会与切导盘分离，这种情况下磨除干扰的牙体组织，并用记号笔对那个部位进行标记。在偏离正中颌位运动中，如果切导针和切导盘恰好接触，那么就要给后牙制作标准的牙尖斜度。以上，完整地体现了后牙咬合分离的条件。

其次，根据**条件2**调节𬤇架，把撤下的前磨牙区和磨牙区可卸代型都放回工作模型，在所有偏离正中颌位运动过程中，为了与对颌牙接触滑移而进行咬合调整，这个操作也通过切导针与切导盘的接触状态确认。通过这种方法形成诱导的辅助功能。

然后，把下颌前牙区可卸代型放回工作模型，制作上颌前牙的上部结构。根据**条件2**参考切导盘的诱导作用再现前牙诱导。完成上部结构的制作，与口内种植体连接前，参考石膏模型的调磨印迹对口内天然牙进行咬合调整，最后安装上部结构。

在偏离正中颌位运动过程中，如果种植体上部结构承担前牙诱导作用，那么工作侧前磨牙和非工作侧磨牙就会分别接触来辅助诱导作用。是否让非工作侧磨牙接触，根据施加在种植牙上水平压力大小来判断。通过这样的操作让种植牙诱导安全地行使功能，同时可以获得天然牙敏锐的本体感受器辅助功能。

喷砂法

两步法是再现标准前牙诱导的方法。为了适应不同的病例，必须做进一步调整。植入种植体后最先安装的上部结构一般为临时修复体。笔者们建议把它分为第一步和第二步两个阶段。前者用于固定下颌位置，后者用于前牙诱导的修正（图17-8a～j）。

第一步临时修复体用甲基丙烯酸树脂制作，设定牙尖交错位使用正中颌位的殆学技术，其目的是修复审美缺陷和保护创面。这种情况下的下颌位置仅仅是作为最初的位置。

图17-8a　种植体咬合面状况。

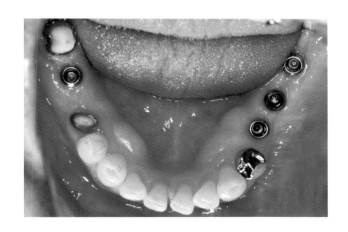

图17-8b，c　用树脂制作临时桥修复体，在使用过程中进行咬合调整，直到下颌位置稳定为止。

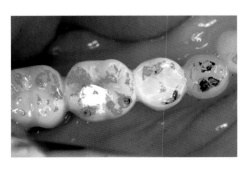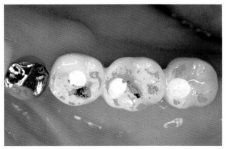

b｜c

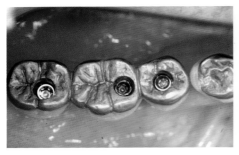
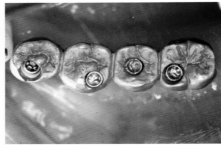

图17-8d，e 用树脂临时桥粘接喷砂的金属咬合面进行最终的咬合调整。

d│e

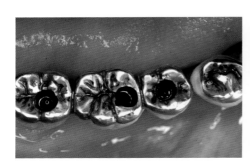
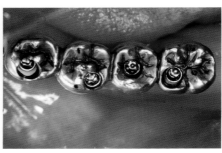

图17-8f，g 根据闪亮点的分布情况判断咬合稳定状况。

f│g

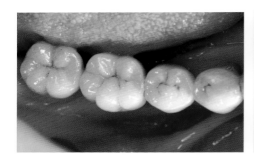
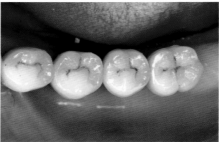

图17-8h，i 使用陶瓷咬合面的最终修复体。

h│i

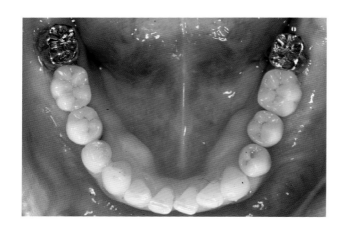

图17-8j 2年后的咬合面状态。没有发现崩瓷现象。

用咬合纸检查咬合情况。然而，用咬合纸在树脂制作的咬合面上准确地记录咬合轨迹比较困难，其判断也是极其困难。可是，由于树脂加工容易，适合短时间内制作临时修复体。使用它首先获取稳定的咬合位置，这样就达到了第一步的目的。

第二步使用金属咬合面临时修复体。这是细山先生设计的方法，作为本书的基本方法。首先用树脂制作临时修复体，然后把咬合面均匀地磨除2.5mm左右，边缘留有肩台，在此基础上制作咬合面蜡型，铸造打磨后粘接。金属咬合面喷砂后安装到口内，在功能运动过程中把变得闪亮的点记录为咬合接触点。

金属咬合面临时修复体安装到口内后每2周检查一次，发现有异常接触点必须进行调磨，再喷砂处理，这样的操作要不厌其烦地反复进行。调整时重点观察磨牙部位的各个小斜面，使咬合接触点向一点汇聚。对待这项工作要像练习网球时，把凌乱无序的球向球筐周围集中那样，使所有咬合接触点向𬌗面窝中央聚集。

下颌运动在不稳定阶段咬合接触点除了呈现不规则的点状小斜面外，还会呈现不规则的线状和面状小斜面。如果调整这样的小斜面，最终点状小斜面就会固定在同一位置并呈现规律性。一旦到了这个阶段，在偏离正中颌位运动过程中下颌运动就会朝向垂直方向。如果调整过程中失去咬合接触，那么就必须取下金属咬合面重新粘接，最好稍微抬高咬合。

a | b

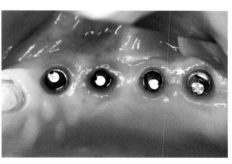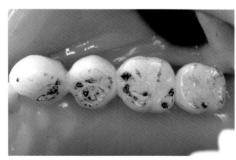

图17-9a　植入种植体后的状况。
图17-9b　用树脂制作的临时桥修复体。

c | d

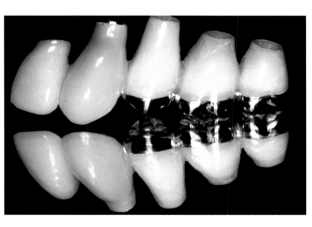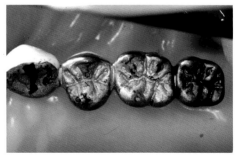

图17-9c　粘接金属咬合面的临时桥。
图17-9d　尖牙诱导和正中接触状态。由于磨牙位置不稳定，所以尖牙诱导路径的范围比较宽。

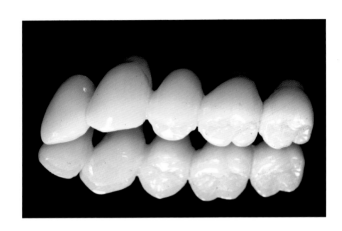

图17-9e 用全瓷制作的最终修复体。

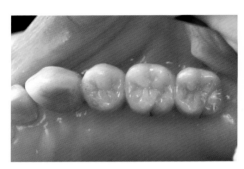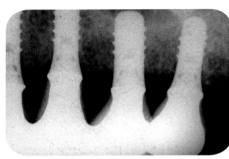

图17-9f 口内戴牙状况。
图17-9g X线片。

f | g

通过这样的操作，使用两步法形成普通前牙诱导，再根据每个人的具体情况进行细微的调整，就能制作出最合适的种植牙诱导。

出现清晰的小斜面后对金属咬合面进行喷砂处理行之有效。如果不使用两步法而直接制作最终修复体，那么下颌位置就会不稳定，就会引起咬合面的过度磨耗，因此必须注意（图17-9a~g）。

咀嚼周期修正

与种植牙诱导相关的上部结构尖牙诱导面随着时间的变化会不断地发生改变，所以有人认为应该选择可以抵抗这种变化的材料。也有的临床医生推荐使用高硬度的钴铬合金。然而，即使使用钴铬合金，随着长时间的磨耗，诱导面也会发生改变。所以，应该考虑根据材料的强度来处理这样的问题是有界限的。

正因为尖牙诱导面磨耗和患者咀嚼周期之间存在偏差，因此，如果给嚼碎模式的人形成切割模式的诱导面，那么可以预知为了修正其不协调必然会发生磨耗。因此，即使使用硬度高的材料也没有效果。最有效的方法是修正患者的咀嚼周期，把它改成切割模式，尽可能让其做垂直运动。

如果形成新的尖牙诱导，紧接着很多情况下就会发生下颌运动紊乱，咬合不能集中到牙尖交错位。用两步法再现的普通诱导路径必须因人而异进行轻微的调整。所以说，没有考虑到平均值的缺点。如果没有起始点，就不能判断诱导路径是否需要增减。事先审查形成的普通诱导路径是否合适非常重要。

　　尽管这样操作，还是建议使用喷砂处理的金属咬合面临时修复体。通常情况下，刚刚装上的尖牙临时修复体的诱导面是混乱的，一直会持续到下颌适应新的诱导面为止。

　　如果花费时间修正诱导平面，最终就会形成一条线状的诱导面。诱导面不紊乱形成一条线表示下颌在垂直方向上做切割形式的咀嚼运动。尖牙诱导面起到限制下颌运动范围的屏障作用，并不是通过牙面接触来诱导下颌。然而，由于嚼碎模式情况下下颌做水平运动，所以诱导面就会发生磨耗。

　　诱导面的变化不随着时间改变而自然发生。从平均值开始经过反复修改，通过安定牙尖交错位最终探寻稳定的路径。如果在修正过程中磨除太多而失去诱导路径，那么就需要重新粘接诱导部位的金属𬌗面来增高诱导面。如果获得了正确的诱导面和切割模式的咀嚼周期，就可以制作最终修复体。把金属𬌗面再现的最终𬌗面转移到最终修复体的方法参照第23章。

参考文献

[1] Hobo S. Twin-stage procedure Part Ⅰ: A new method to reproduce precise eccentric occlusal relations. Int J Perio and Rest 1997; 17: 3-13.

[2] Hobo S. Twin-stage procedure Part Ⅱ: Clinical evaluation test. Int J Perio and Rest 1997; 17: 457-463.

第18章

咬合面材料和形态

通常用于种植牙上部结构的咬合面材料主要有陶瓷、聚合瓷、复合树脂和金合金4种。有关咬合面材料的各种各样问题错综复杂，不能简单地给出结论。首先根据牙科的基本常识来探讨什么样的材料最好。

咬合面材料理工学研究

选择咬合面材料时无论谁都会最先想到硬度。材料越硬，粉碎食物时冲击力就会越强，对于种植牙形成的应力就会越高，这点很容易理解。所以，种植牙咬合面材料必须选择不给种植体造成破坏性冲击的硬质材料。

选择咬合面材料时首先考虑选择和釉质硬度接近的材料。如果比较努氏硬度，那么陶瓷为875kg，釉质为350kg，聚合瓷为300kg，金合金为150kg，复合树脂为17kg。如果釉质的硬度以1.0计算，那么从大到小的顺序依次为陶瓷2.5，聚合瓷0.85，金合金0.42，复合树脂0.05。

所以，咬合面材料中聚合瓷硬度与釉质最接近，其次是金合金。这两种材料比釉质稍微柔软，然而，由于它们的硬度与釉质非常接近，负重时形成的冲击也与釉质相似，所以非常适合作为种植牙的咬合面材料。

选择咬合面材料时其次必须考虑咀嚼效率。材料越软对种植体冲击越小，可是咀嚼效率较低。Shultz[1]用陶瓷、金合金和树脂3种材料制作全口义齿的咬合面，研究其咀嚼效率后发现陶瓷和金合金之间无显著差别，而树脂的咀嚼效率比陶瓷低30%。Inan等[2]报告陶瓷、聚合瓷、树脂、Ni-Cr合金的应力分布按照此顺序由高到低分布，负重时存在显著性差异。

Chibirka等[3]使用应变仪测定陶瓷、金合金和树脂3种材料咬合面在咬碎花生时的咬合力发现三者之间没有统计学差别。Hurzeler等[4]也比较了金合金、陶瓷和聚合瓷3种材料咬合面对种植体周围组织的影响，其结果没有显著性差异。

两颗种植体支持的种植牙桥用金合金、陶瓷和树脂制作咬合面，让其与天然牙进行咬合，比较刚装上时、1个月后和2个月后的情况发现咀嚼肌活动和咀嚼周期具有向一个定值集中的趋势，每种材料之间没有显著性差异[5]。也有报告使用临床分析、X线片分析和组织学分析研究树脂和陶瓷咬合面之间的不同，结果没有显著性差异。有关材料的硬度和咀嚼效率之间的特殊关系，其意见各种各样。

保持咬合面形态，对于维持咬合关系非常重要。这与材料的耐磨耗性能有着密切关系。使用磨耗度高的材料制作咬合面，对于长期保持咬合面形态非常困难。要说磨耗度也必须与釉质进行比较，无论是比釉质高，还是比釉质低，都不能维持咬合精度。

Lambrechts等[6]报告上下颌天然牙咬合的情况下，1年间后牙咬合面釉质的磨耗量达到20～40μm，Ramp等[7]给出的值是这个值的4倍。从这些数值可以理解即使是釉质和釉质这样最自然的咬合组合也会超乎想象地发生严重的咬合磨耗。因此，希望用于种植牙的咬合面材料尽可能与釉质具有相同的磨耗度，与釉质具有协调的磨耗。

研究咬合面材料的磨耗量时，重要的问题是，使用什么材料和什么材料的咬合组合。无视这样的问题而单独研究每种材料的磨耗量，其结果在临床上毫无价值。如果把釉质、金合金和陶瓷3种材料分别进行组合研究咬合磨耗量，那么按照磨耗量由小到大的顺序是金合金对金合金、金合金对釉质、金合金对陶瓷、釉质对陶瓷、釉质对釉质、陶瓷对陶瓷。这些材料中显示最大磨耗的是陶瓷对陶瓷的组合。

与陶瓷进行咬合的咬合面材料磨耗量是和金合金咬合的咬合面材料的10倍，陶瓷与陶瓷之间磨耗量达到100倍。通常认为陶瓷咬合面经常发生崩瓷是由于缓冲能力很小的种植体与缓冲能力很小的陶瓷组合，对受到的冲击力没有分散的场所而只能通过崩瓷来缓冲解决。金合金可以通过变形或磨耗来缓冲冲击力。

陶瓷在长期使用过程中，会发生疲劳而在表面出现微细裂纹，这样在咬合接触时，容易破折而形成不规则的塌陷[8]。结果，陶瓷表面就会变粗糙，这样的材料相互研磨时就会发生大量的磨耗。因此，必须考虑陶瓷咬合面耐用年限为5年左右（图18-1）。

出现微细裂纹的陶瓷表面容易碎裂，陶瓷对陶瓷咬合比陶瓷对金合金咬合更容易破碎，耐久性差。所以，陶瓷对陶瓷咬合不适合夜磨牙患者，而金合金耐磨耗性能高，难破折，可以说适合夜磨牙患者。

复合树脂的耐磨耗性显著更低，磨耗度是金合金7～30倍，而且容易破折。为了减轻咀嚼过程中的冲击而获得缓冲效果也有考虑使用复合树脂，然而，如果事先不考虑磨耗和破折问题，那么将来一定会出问题，必须注意。

复合树脂压缩强度仅仅是釉质的1/4左右[9]。可是，复合树脂强度也有受体积支配的特征，随着体积增加，耐久性有增加的趋势，主要原因之一是复合树脂具有的黏滞性而产生弹性。因此，使用复合树脂时必须尽可能形成块状，也就是说，复合树脂不适合薄的片状，作为人工牙还是制作成块状比较好。

正常人每天只能咀嚼13kg以下的力不到30分钟，不可思议像咀嚼这样的生理功能就能让种植体遭受破坏性的应力。然而，一旦有夜磨牙存在，就会形成通常咬合力10倍以上的咬合压力，而且上下颌牙齿的接触时间也会剧烈增加，结果就会造成咬合面材料大量的磨耗。因此几乎所有咬合磨耗都是由夜磨牙引起[10]。这种情况下也是陶瓷对陶瓷的咬合磨耗最厉害，其次是陶瓷对金合金，金合金对金合金的咬合磨耗最小。

种植牙受力时可让性与天然牙不同，对于冲击应力吸收程度很小。所以，应该根据余留牙咬合磨耗情况判断有无夜磨牙，区别咬合压力低的患者使用陶瓷材料。一方面陶瓷材料具有很高的

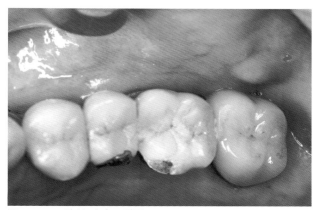

图18-1a　陶瓷咬合面崩瓷。

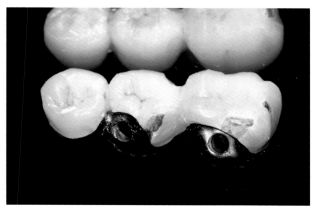

图18-1b　戴牙5年后的陶瓷咬合面。

审美性，可以说除此之外很难说审美。另一方面存在使对颌牙磨耗的缺点，而且长时间使用还会引起崩瓷的问题，因此，为了避免这些问题的发生，瓷层厚度必须至少达到2mm[11]。

聚合瓷虽然具有优越的缓冲冲击应力作用，然而，由于长时间使用磨耗比陶瓷和金属大，所以将来很可能成为咬合崩溃的原因。聚合瓷拥有与牙釉质接近的努氏硬度，被认为是最适合的种植牙咬合材料，然而长期效果还不明朗。

考虑到这些因素，前面提到的4种咬合面材料中，虽然金合金存在审美性方面的问题，但是从强度、咀嚼效率、耐磨耗性、冲击应力缓冲性等方面看可以说是最优越的材料，拥有这方面想法的种植专家很多。

上颌金属咬合面，下颌陶瓷材料的组合作为一个选项开始出现。另外也有人认为像Malo那样重视审美性，上颌使用陶瓷材料，下颌使用复合树脂，而不是用陶瓷材料对陶瓷材料的咬合。

咬合面材料生物学研究

牙釉质磨耗暗示天然牙的咬合持续发生变化，即使形成精密的咬合，如果天然牙咬合面发生变化，结果也不可避免地会发生牙尖干扰。Misch[12]建议为了避免这种情况发生，在局部缺损的病例中种植牙和天然牙混合存在情况下，种植牙咬合面最好选择比牙釉质更容易磨耗的材料。

这样的材料在长期使用过程中种植牙的咬合面就会比牙釉质更容易磨耗，种植牙咬合就会降低，天然牙就会承担多余的咬合力。天然牙受到敏感的本体感受器保护，可以控制下颌运动调控咬合压力。相反，如果种植牙咬合面磨耗比牙釉质少，那么在长期使用过程中天然牙咬合就会降低，所有的负重就会由种植牙来承受。

种植牙感知能力比较迟钝，很难实现避免负重而控制下颌运动，这是种植牙的最大缺陷。所以，在选择咬合面材料时必须和牙釉质的磨耗度进行比较，进行周密的计算。综上所述，只有与天然牙之间形成间隙相反，才有可能实现长期的咬合稳定。

复合树脂虽然存在强度的问题，但是由于其具有黏滞性，所以如果形成块状，也可能达到一定的强度。而且如前面所述，正因为其具有黏滞性，所以具备吸收冲击力的能力。Misch[12]提倡用复合树脂制作临时修复体的方法，仅在种植体刚刚植入后还没有完全形成骨结合的过程中起到缓冲应力的作用。随后，随着种植体周围新骨逐渐成熟，密度逐渐增加，直到骨结合完成，最后安装最终的上部结构。

前面从硬度、咀嚼效率、磨耗性、审美性等方面对种植牙咬合面材料进行了考查。虽然不存在全能的材料，但是通过熟练地掌握各种材料的优缺点为预知性高的种植牙修复打开光明的道路。

咬合面形态影响

制作种植牙咬合面形态必须同时具备生物学和审美方面的条件，所以总是期待种植牙咬合面形态与天然牙相似。然而，为了适应种植牙特有的环境，还必须包括以下条件：

（1）具备负重向种植牙长轴方向的形态。

（2）能够避免侧方应力的形态。

（3）具备牙尖交错位稳定的形态。

（4）牙尖斜度平缓，避免侧方压力的形态。

（5）咬合面颊舌径与种植体直径接近的形态。

考虑种植牙咬合时最重要的问题是，形成种植牙咬合时无论如何不能给种植体造成创伤。所以为了制作满足以上那些条件的咬合，必须对应该考虑的事项进行思考。

众所周知，种植牙如果过度负重就会引起骨吸收而造成骨结合丧失。不恰当的应力集中可能导致骨组织轻微损伤，造成局部骨组织孔隙增加，变得脆弱，引起骨组织损伤，最终骨结合丧失[13]。负重造成种植体创伤的主要原因有咬合状态、食物的性状、咬合面与种植体位置关系等。建议在考虑到这些原因的基础上减缓牙尖斜度，减小咬合面颊舌径[14]。

在这个理论的基础上，通常会考虑减小牙尖斜度来降低水平压力，避免弯矩。另外，也有通过减小咬合面颊舌径使咬合力沿垂直方向传递。具体也就是牙尖交错位的咬合接触只有B点和C点，使咬合压力沿垂直方向，以此来补偿种植牙抵抗侧方压力比较薄弱的缺点。

Morneburg等[15]给10名患者的后牙部位植入种植体，然后安装附着应变仪的基台，最后在这些基台上分别安装牙尖斜度较陡、牙尖斜度平坦和颊舌径较小的3种咬合面冠，让他们咀嚼比柔软的面包更硬的弹性软糖来测定种植体受到的弯曲应变。

结果，牙尖斜度无论陡平，垂直方向压力都没有变化，但不能减小弯曲应变。然而，如果咬合面颊舌径减小30%，那么弯曲应变减小48%。咬合面颊舌径变窄，咬合力将沿种植体中心轴传递，弯曲应变减小。可是，由于咬合压力集中在种植体的横截面，所以垂直方向压力增加。

与牙尖斜度变化形成的垂直压力相比受食物性状的影响更大。咀嚼面包时垂直压力为100～110N，然而咀嚼弹性软糖时垂直压力为264～285N，是咀嚼面包的2～3倍。到这个研究为止，都认为咀嚼硬食物情况下受患者自身控制，咀嚼压力有减小的趋势，然而这个试验认为，患者佩戴新修复体时间较短，神经肌肉系统还没有适应，所以会产生这样的结果。

根据这个研究发现为了减轻种植体负重，改变牙尖斜度的有效性还存有疑问，而减小咬合面颊舌径行之有效。Mericske-Stern[16]也发现改变牙尖斜度对调节种植体负重无效果。

牙尖斜度越大，弯曲应变越大，是指咀嚼力施加于牙尖顶部以外部位的情形。挤碎食物时形成的力均匀地传递到牙尖的颊舌斜面，最后变成垂直压力传递到种植体。所以，即使改变牙尖斜度，咬合力也不会发生改变。

虽然已经确定减小咬合面颊舌径是有效的方法，但是如果颊舌径变得极其狭窄，那么咀嚼力不但不能分散，相反可能增加，可能会有破坏上部结构的风险。另外，还会有咬舌和颊黏膜的风险。所以，颊舌径减少程度非常重要。最近，制作全口义齿时出现了这样的趋势：尽可能赋予人工牙与天然牙接近的颊舌径和近远中径。其目的是提高牙尖交错位的稳定性。

有关咬合面形态还有许多不清楚的地方，如果减小牙尖斜度或减小咬合面颊舌径能使负重沿种植体长轴方向而避免形成弯曲形变，好像还没那么简单。

螺丝固位和粘接固位

种植体和上部结构的连接有螺丝固位和粘接固位两种方式。前者是把成品基台固定在植体上，然后用螺丝固定上部结构的方法。固定上部结构的螺丝孔开口在牙冠部位，叫作检修孔。后者是把定制的基台固定在植体上，然后用粘接剂固定上部结构的方法。

螺丝固位是与成品基台密合性很好的基底冠被藏在上部结构内面并用螺丝把成品基台固定在种植体上面。

为了实现螺丝固位，上部结构设置直径约3mm的检修孔，此孔直径占颊舌径40%～50%。这个部位容易产生应力集中，陶瓷等咬合面材料破碎比粘接固位容易发生。检修孔根据种植体的植入方向也有开口于唇侧或颊侧，这种情况容易影响美观。

螺丝固位有独特的优点。其一是可恢复性。这是因为螺丝固位的上部结构无论何时都可以与基台分离，所以上部结构需要维修时非常方便。另外，在现有种植牙邻牙缺失位置植入新种植体，可以扩展为种植牙桥。通常只需要拧松固位螺丝就可以更换上部结构，随着口腔内具体情况变化使长期的牙科治疗变成现实。一般情况下螺丝固位成为熟练牙科医生的首选。

使用螺丝固位必须特别注意以下两点：

（1）上部结构基底的精度有随着种植牙颗数的增加而降低的趋势。因此，螺丝固位的情况下，随着种植体数量的增加上部结构与成品基台之间就会出现适合精度的问题，两者之间就会形成微细间隙，就有可能成为细菌定植与繁殖的场所。为了避免这种情况，技工在操作时必须十分细心。

（2）螺丝固位咬合面中央有检修孔开口。在和对颌牙咬合时这儿就可能成为负重集中区，对牙尖交错位的稳定性非常重要。如果不能确保这个颌位的稳定性，那么在𬌗学方面将是非常大的问题。通常情况下，尽管检修孔用复合树脂进行充填，但是也很难获得很高的𬌗学精度。

粘接固位使用定制的基台，形状与制备后的基牙相似。它既可以使用半成品基台进行修正，也可以使用CAD/CAM制作成这样的形状。粘接固位的特点是具有很高的审美性。近年来，种植修复的审美性已成为必须考虑的条件，这点粘接固位比螺丝固位具有非常大的优越性，而且上部结构的密合性也具有较高的优势。

然而，多余的粘接剂经常残存在龈沟内，容易引起牙结石沉积，最终可能成为种植体周围炎的病因。所以，在龈沟比较深的情况下，上部结构和种植体连接时建议使用螺丝固位。

粘接固位的上部结构在很多情况下不割断就不能拆除，将来如果邻牙缺失需要制作联冠或桥时不得不重新制作上部结构。从这个意义上可以认为，粘接固位不是有效随机应变的种植治疗方法。

病例 1

主诉上颌后牙三单位桥根折的58岁女性患者。

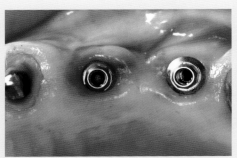

图18-2a　种植体的咬合面状况。

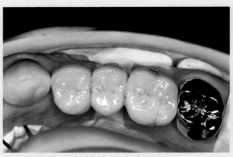

图18-2b　上部结构的咬合面状况。

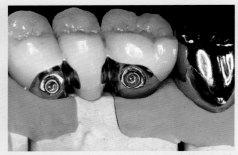

图18-2c　考虑到审美问题，把检修孔设计在腭侧的螺丝固位。

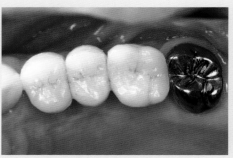

图18-2d　安装完上部结构状况。

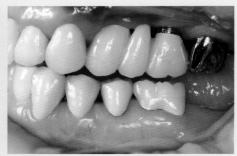

图18-2e　后牙咬合分离状态。

病例2

主诉板状种植体下沉的48岁女性患者。

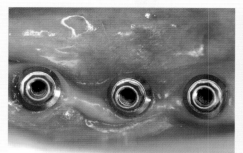

图18-3a　种植体咬合面状况。

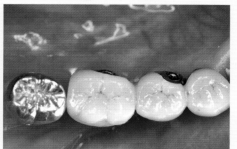

图18-3b　安装的上部结构状态。螺丝孔位于舌侧。

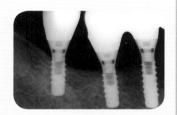

图18-3c　X线片。

病例3

主诉游离端缺损的66岁男性患者。

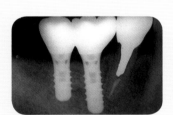

图18-4a　种植牙的X线片。

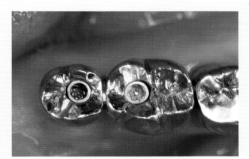

图18-4b　螺丝固位的上部结构。

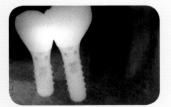

图18-4c　治疗后第二前磨牙因预后不良拔除。

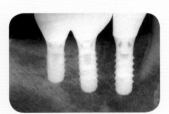

图18-4d　在种植牙近中植入新种植牙的X线片。

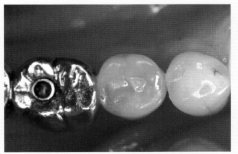

图18-4e　拆除原来种植牙的上部结构，给追加新种植体制作的上部结构。使用聚合瓷制作的第二前磨牙。

病例4

主诉单侧游离缺失的60岁女性患者。

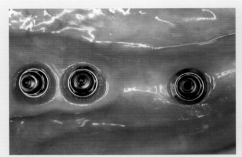

图18-5a　植入种植体后的咬合面状况。

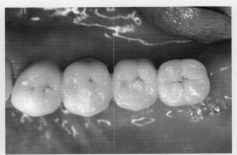

图18-5b　粘接固位的上部结构咬合面状况。

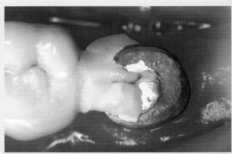

图18-5c　陶瓷咬合面远中边缘崩瓷。

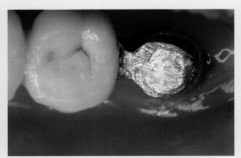

图18-5d　不卸下上部结构直接形成基台。

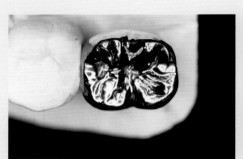

图18-5e　重新制作的贵金属冠。

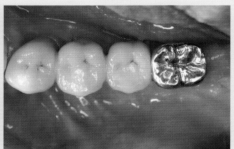

图18-5f　贵金属冠的咬合面状态。

病例5

78岁男性患者，定期复诊时发现崩瓷。

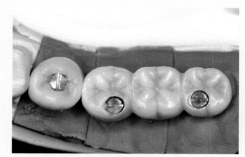

图18-6a 螺丝固位的上部结构。

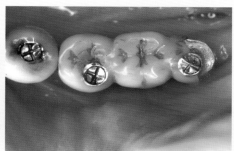

图18-6b 18年后的咬合面状况。检查发现远中陶瓷咬合面崩瓷。

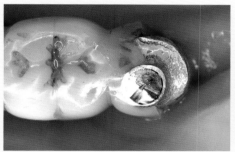 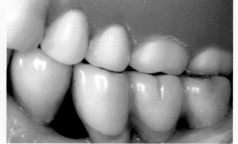

图18-6c，d 对颌牙是半口义齿，然而可以想象咬合磨耗形成的侧方压力非常大。

c | d

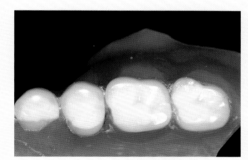

图18-6e 半口义齿咬合磨耗状态。

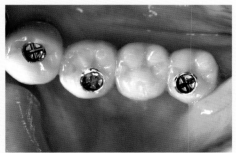

图18-6f 由于固位方式是螺丝固位，所以拆下上部结构进行了修理。修理后的咬合面状况。

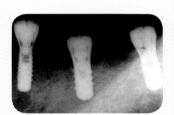

图18-6g X线片。

病例6

主诉右上后牙修复体损坏的48岁女性患者。

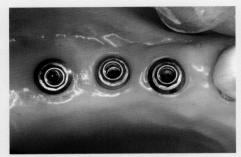

图18-7a　种植体的咬合面状况。

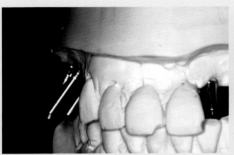

图18-7b　植入种植体的倾斜状况。

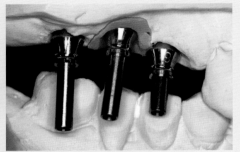

图18-7c　侧面的倾斜状况。

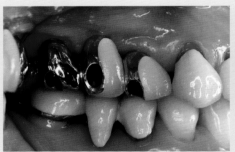

图18-7d　制作完成的上部结构，注意检修孔的开口。

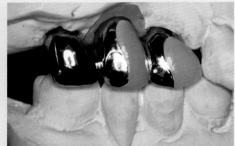

图18-7e　安装在口腔内情况。

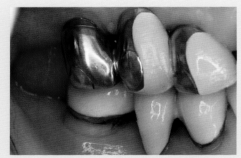

图18-7f　检修孔使用金合金嵌体封闭。

病例7

57岁女性患者，种植体向颊侧倾斜植入。

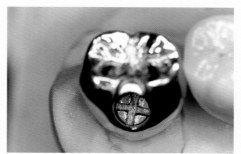

图18-8a 颊侧开口的检修孔。

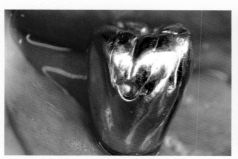

图18-8b 用金合金嵌体封闭检修孔。

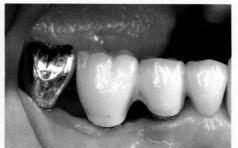

图18-8c 上部结构的侧面状况。

病例8

主诉全口牙固定修复的58岁女性患者。

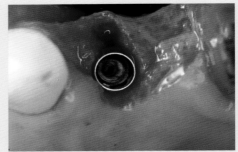

图18-9a 即拔即种病例。

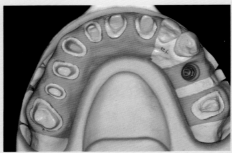

图18-9b 工作模型咬合面状况。

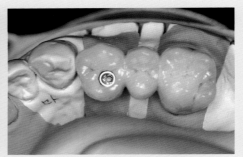

图18-9c 工作模型上的上部结构。

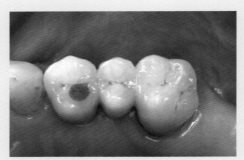

图18-9d 安装完上部结构的状态。

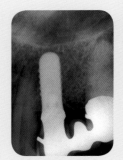

图18-9e X线片。

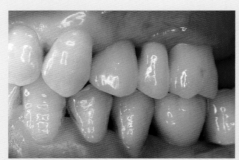

图18-9f 颊侧面状态。

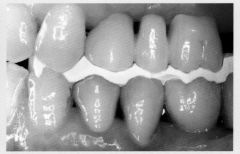

图18-9g 工作模型上3mm侧方运动时取得的硅橡胶咬合在口腔内也正适合。后牙咬合分离量与殆架上一样正确地再现。

　　螺丝固位和粘接固位的好坏虽然不能轻易地下决定，但在形成咬合关系方面前者存在缺陷。然而，如果考虑到将来种植修复延伸的病例，在有效灵活运用现有种植牙方面螺丝固位就具有很大的优越性。最终到底选择哪种固位方式，必须根据每个病例选择最适合的方法。

参考文献

[1] Shultz AW. Comfort and chewing efficiency in dentures. J Prosthet Dent 1951; 65: 38-48.

[2] Inan O, Kesim B. Evaluation of the effects of restorative materials used for occlusal surfaces of implant-supported prostheses on force distribution. Implant Dent 1999; 8: 311-316.

[3] Chibirka RM, et al. Determining the force absorption quotient for restorative materials used in implant occlusal surfaces.J Prosthet Dent 1992;67:361-364.

[4] Hürzeler MB, Quiñones CR, Schüpbach P, et al. Influence of the suprastructure on the peri-implant tissues in beagle dogs. Clin Oral Implants Res 1995;6:139-148.

[5] 高場雅之, 樋口大輔, 菅沼岳史ほか. インプラントの咬合面が咀嚼機能に及ぼす影響. 昭和歯学会誌 2002; 22: 418.

[6] Lambrechts P, Braem M, Vuylsteke-Wauters M et al. Quantitative in vivo wear of human enamel.J Dent Res 1989;68:1752-1754.

[7] Ramp MH, Suzuki S, Cox CF et al. Evaluation of wear: enamel opposing three ceramic materials and a gold alloy.J Prosthet Dent 1997;77:523-530.

[8] Grossman DG. Structure and physical properties of Decor/MGC glass-ceramics. In Mormann WH editor: International symposium on computer restoration. Quintessence Publ Chicago 1991: 103-115.

[9] Leinfelder KF, Lemons JE. Clinical restoration materials & techniques. Lea and Febiger Philadelphia 1988.

[10] Okesm JP. Management of temporomandibular disorders and occlusion. Mosby St Louis 1989: 259-260.

[11] Seghi RR, Daher T, Caputo A.Relative flexural strength of dental restorative ceramics.Dent Mater 1990;6:181-184.

[12] Misch CE. Contemporary implant dentistry. 2nd ed Mosby St Louis 1999: 609-628.

[13] 夏見良宏. インプラント補綴における与えるべき咬合の基本的な考え方. デンタルダイヤモンド 2003; 28: 104-106.

[14] 佐藤裕二, 細川隆司, 久保隆靖, 赤川安正. インプラントフイクチャーの本数と埋入位置はどのようにして決定するか. 補綴臨床 2002; 35: 422-433.

[15] Morneburg TR, Pröschel PA.In vivo forces on implants influenced by occlusal scheme and food consistency.Int J Prosthodont 2003;16:481-486.

[16] Mericske-Stern R, Venetz E, Fahrländer F et al. In vivo force measurements on maxillary implants supporting a fixed prosthesis or an overdenture: a pilot study.J Prosthet Dent 2000;84:535-547.

第 19 章

种植牙治疗方案模型

天然牙固定桥修复存在把治疗计划模型化的固定桥模型，在美国的齿科大学被列入学生的必修课。本章把这种模型应用到种植牙修复中进行治疗计划的拟定，对适合各种缺损病例的标准种植体数量和连接的必要性、应该形成的咬合关系及注意事项进行说明。牙齿缺损病例模型有7万多个，我们不能把所有病例的治疗计划进行一一说明。这里把日常临床中经常遇到的病例从骀学角度提取富有启发性的思考进行介绍。

1颗牙缺失模型

1颗牙缺失虽然有8种模型，但原则上1颗牙缺失只植入1颗种植体。前牙部位与前牙诱导相关，后牙部位与牙尖交错位稳定性相关。由于种植牙和天然牙混合在一起行使功能，所以必须寻求和天然牙的协调。而且，在前牙部位还必须考虑美学性能的恢复，所以必须充分注意种植体周围的软组织、邻牙龈缘高低、颈缘线形态、龈乳头、植入部位的骨水平和种植肩台的位置关系等因素。

据说美国的医疗保险中，这种治疗代替了

固定桥修复而占主导地位。所以单颗牙种植非常普及，替代了必须磨除健康牙体组织的固定桥修复。在日本，这种治疗被作为自费治疗的标准方法不断地模式化。

病例1：图19-1表示上下颌中切牙缺失病例。这些牙齿与前牙诱导相关联，控制着前方运动，然而在行使功能过程中前牙部位存在大部分天然切牙，所以种植体上部结构在牙尖交错位形成0.5mm间隙，不让其行使前牙诱导比较安全。对于单颗牙来说，种植体植入后比较难固定，不可避免地会发生微小动摇，所以，如果实施即刻负重，必须特别注意咬合问题。

近远中缺牙间隙狭窄，种植体植入手术比较困难。如果手术失误，种植体与邻牙发生接触，那么就有可能引起急剧的骨吸收，结果不仅不能形成良好的骨结合，而且还会给天然牙造成很大的损伤，必须十分小心。上颌具有足够的近远中间隙，可以植入标准直径的种植体。可是，多数情况下唇舌侧骨量不足，大部分病例必须通过GBR技术修复种植体周围的骨缺损。

下颌前牙近远中缺牙间隙非常狭窄，必须使

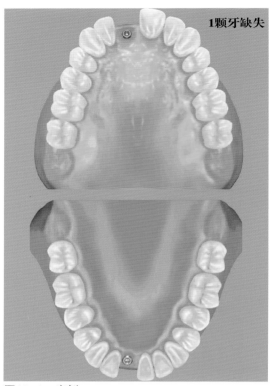

图19-1　病例1

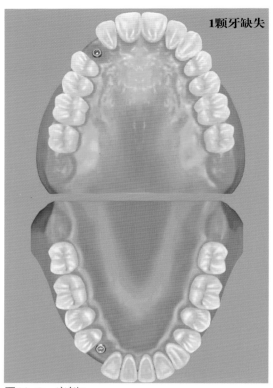

图19-2　病例2

用窄颈种植体。这种种植体力学性能比较薄弱，前方运动时建议使用邻牙行使前牙诱导而避免种植牙行使前牙诱导的咬合模式。这也是即刻负重必须考虑的重要因素。这个病例重要的地方是最好不让最终修复体积极参与咬合。上下颌侧切牙缺失的治疗最好也执行这个原则。

病例2：图19-2是上下颌尖牙缺失病例。尖牙具有诱导侧方运动，控制施加在后牙上水平压力的功能。可是，如果把这个功能直接应用在种植牙上，那么就会有超载的风险。幸亏有邻接的天然牙能够分担诱导功能，所以，建议使用组牙功能。

要说让种植牙与天然牙同时接触并非那么简单。Sekine等[1]通过试验让颊舌向负重，结果发现种植牙向颊侧偏离15～58μm，向舌侧偏离17～66μm，这个量比天然牙小。岩田[2]也说明天然牙的可动度是种植牙的5～10倍，感觉到两者并存的难度。

由于种植牙和天然牙之间存在着可动度差异，所以在均等负重时就必须错开负重的时机，做到这点极其困难。最可靠的方法是安装附有金属咬合面的临时修复体，让其在行使功能过程中形成闪亮的磨耗点，反复进行咬合调整。如果使用这样的方法，侧方运动过程中或许就能让种植牙和天然牙均匀接触。

这个部位由于骨量充足，可以植入长种植体。可是，下颌近远中间隙非常狭窄，必须使用窄颈种植体。根据殆学原则，在牙尖交错位尖牙上部结构必须与对颌牙之间留有间隙，避免接触。

病例3：图19-3是上下颌第一磨牙缺失病例。由于天然前牙存在，可以行使前牙诱导功能，所以偏离正中颌位运动过程中，就能形成后牙咬合分离。这颗牙是咬合负重的最大支撑区域，如果控制好种植牙垂直方向的负重，那么就能获得殆学稳定，成功率也就很高。

第一磨牙咬合的关键是形成稳定的牙尖交错位，使咬合负重沿种植体长轴方向传递。所以，牙尖交错位让上颌近中舌尖与下颌殆面窝相对形成B、C接触，同时下颌颊尖与上颌咬合面不接触，结果不形成A接触。这种咬合模式与Pound提出的舌侧集中殆类似，稳定性很高。

这种咬合模式在咀嚼时如果进行研磨运动，咬合接触有可能出现在种植体颊侧而形成弯矩。另外，上部结构的牙冠颊舌径比种植体直径大，容易发生转矩。为了防止这种情况发生，必须尽可能把牙尖交错位的咬合接触设置在种植体的中心位置。如果把B、C接触作为主体，去除A接触，那么咬合压力就能很容易地沿种植体长轴方向传递。

通常技工所制作时形成ABC接触，在口腔内牙科医生磨除A接触的情况比较多。除去牙尖交错位咬合接触部位（接触小面）以外的殆面线角要

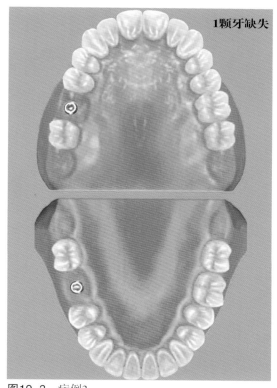

1颗牙缺失

图19-3 病例3

尽可能平缓，偏离正中颌位运动一开始如果上颌舌尖内斜面近中斜面能够很容易离开，那么就能迅速实现后牙咬合分离，这样就能够有效地防止弯矩形成。

下颌骨非常致密，1颗种植体就足够了，然而上颌骨比较脆弱，过去也有临床专家建议使用双种植体。可是近远中间隙不是很充分，多数情况下不能植入2颗种植体。为了取代这种方法，现在主要使用粗大种植体或宽颈种植体。

2颗牙缺失模型

相邻的2颗牙缺失，如果间隙允许最好每颗牙位植入1颗种植体，通过上部结构把种植体连接起来，防止微小的动摇。然而2颗种植体并排植入时必须要处理好牙冠的间隙，这就要求具备以牙周外科为中心的较高技术水平。如果包括尖牙缺失，还必须考虑种植牙诱导的形成方法。

病例4：图19-4是上下颌中切牙和侧切牙缺失病例。对侧同名牙承担前方运动时的切牙诱导，诱导功能可以和这些牙一起分担。重要的地方是不能让种植牙单独行使诱导功能。

从缺牙间隙方面考虑上颌可以植入2颗种植体，而下颌有必要植入1颗种植体修复2颗牙。这种情况下必须注意不能有咬合，不参与切牙诱导。牙尖交错位上下颌无论在何种情况下都要和对颌牙之间留有间隙，不发生咬合接触。

病例5：图19-5是上下颌尖牙和第一前磨牙缺失病例。侧方运动过程中尖牙诱导由种植牙来承担，条件非常苛刻。必须考虑让缺牙侧的第二前磨牙一起参加诱导作用。这样在侧方诱导过程中如果发生超载，就可以通过天然牙拥有的敏锐本体感受器感知作用来实现调控下颌运动。

必须注意，并非让天然前磨牙来分担全部的水平压力。为了抵抗水平压力，也许有必要把2颗种植牙连接起来。

牙尖交错位轻轻咬合时为了保持种植的尖牙与对颌牙有一个稍微上浮的状态，必须在两者之间留有一点点间隙。而且从侧方运动开始直到参与诱导的天然牙动摇到极限为止，种植尖牙才开始参加诱导。由于天然牙和种植牙之间存在受压可动度的差别，所以为了弥补这样的差别，必须调节两者的咬合。

具体的方法是牙尖交错位让石膏模型咬合时，种植尖牙和对颌牙之间留有100μm间隙，种植第一前磨牙与对颌牙之间留有30μm的间隙。这样，在紧咬时种植尖牙和对颌牙之间就会存在70μm的间隙。这个间隙是否能够准确应对侧方运动时天然牙的移位还不明确。为了弄清楚这一点，使用带有金属咬合面的临时修复体来追寻与调磨咬合磨耗引起的闪亮部位也许是可以实施的唯一方法。

病例6：图19-6是上下第二前磨牙和第一磨牙缺失病例。由于偏离正中颌位运动时前牙诱导由天然牙承担，所以后牙咬合分离能够顺利进行。如果做到种植牙只承担垂直方向压力，那么就可以说这是咬合学上非常稳定的成功率很高的病例。

骨组织致密的情况下，最好植入2颗种植体，骨组织比较薄弱的情况下，在第一磨牙位置最好使用直径较粗的种植体或者植入3颗种植体。为了防止微小的动摇，必须把种植体连接起来。为了实现牙尖交错位的稳定最好形成B、C接触而不形成A接触。牙尖的所有线角尽可能平缓，有助于后牙咬合分离。

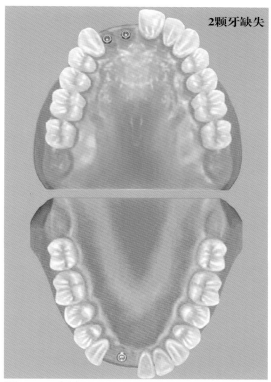

2颗牙缺失

图19-4　病例4

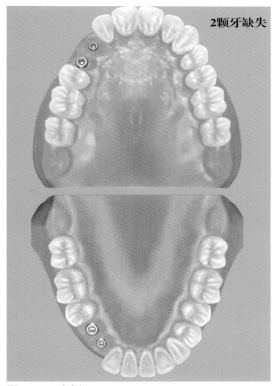

2颗牙缺失

图19-5　病例5

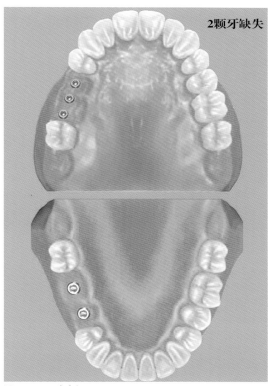

2颗牙缺失

图19-6　病例6

3颗牙缺失模型

这样的病例有仅局限于切牙缺失、含有尖牙缺失和仅局限于后牙缺失3种形态。上颌在骨组织比较脆弱的情况下理想是每颗牙位植入1颗种植体，然而有的病例缺牙间隙植入3颗种植体比较困难，这种情况下最好使用宽颈种植体。

前牙缺失必须考虑恢复前牙诱导，尖牙缺失必须考虑恢复尖牙诱导。为了减轻水平压力，上颌病例有必要植入3颗种植体。

病例7：图19-7是上下颌中切牙、侧切牙和尖牙连续缺失病例。这样的病例很少遇到。由于单侧前牙诱导完全丧失，必须用种植牙来代替。下颌使用2颗种植体就可以修复，而上颌多数情况下植入3颗种植体，这样就可能使诱导功能仅仅由种植牙来承担。

前牙诱导应该限定于尖牙诱导。这个病例形成的前牙诱导是通过形成骨结合的不可动摇的种植体来完成，可以说就像是钛壁。如果使用前牙部位植入的所有种植体行使组牙功能，那么诱导作用就会太强，就可能有引起对颌牙严重楔状缺损与磨耗的风险。为了避免这样的风险，必须把种植牙诱导控制到最小限度，必须仅局限于尖牙诱导。如前面所述，这时也必须把天然牙应对水平压力的移位考虑进去。

另外，尖牙处种植体的植入位置也很重要，诱导面和种植体植入位置如果有较大的间隔，就会有形成悬臂而产生弯矩的风险。为了提高尖牙诱导精度，必须使用诊断蜡型正确地设定尖牙位置和长轴方向，从头到尾制订周密的计划。

病例8：图19-8是上下颌的尖牙、第一前磨牙

和第二前磨牙缺失病例。由于丧失了尖牙诱导，所以必须形成种植牙诱导。由于前磨牙缺失，所以不能和天然牙形成组牙功能。下颌最好植入2颗种植体，上颌最好植入3颗种植体。然而受缺牙间隙的限制多数情况下植入3颗种植体比较困难。这种情况下，必须考虑种植体的植入位置尽可能位于诱导面的正下方。

让种植牙行使诱导功能就是让其承受有害的水平压力，这样可能会带来超载的风险。所以，最好把植入的种植体连接起来。可是如前所述，让这些种植牙同时诱导，形成组牙功能也有风险。种植牙受压可动度很小，多颗种植牙连接在一起就容易形成一堵墙和对颌牙发生碰撞，有引起创伤的风险。所以避免使用所有种植牙一起行使诱导功能的组牙功能，应该利用1颗种植尖牙来执行尖牙诱导。

另外，为了调节天然牙与种植牙受压可动度的差别，必须考虑在尖牙咬合接触面留有间隙，而且在前磨牙紧咬时错开和尖牙的接触时机，必须设有时间间隔。具体做法是𬌗架上在牙尖交错位天然侧切牙、种植尖牙、种植前磨牙、天然磨牙与对颌牙之间最好分别留有30μm、100μm、30μm、0μm的间隙。

病例9：图19-9是上下颌前磨牙和第一磨牙缺失病例。此病例由于有天然牙行使前牙诱导功能，所以只要考虑后牙咬合分离就可以了。这样做的意思可以说在咬合学上是比较安全的病例。通常上下颌必须分别植入3颗和2颗种植体，然而上颌有足够的间隙可以植入3颗种植体。在这种情况下，应该考虑将咬合压力集中到负重支撑区域。

这个病例中天然磨牙存在后中止（Posterior stop），牙尖交错位非常稳定。所以上颌舌尖最好

形成B、C接触。就像前面所述，为了弥补受压可动度的差别，𬌗架上牙尖交错位给种植牙咬合留有30μm的间隙。

牙槽骨吸收的病例距离上颌窦或下颌神经管很近，种植体植入比较困难。因此，有时不得不使用上颌窦提升术和牙槽嵴增高术。咬合必须形成舌侧集中𬌗，咬合面各种线角必须平缓，容易实现后牙咬合分离。

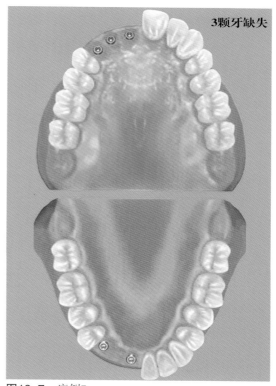

图19-7　病例7

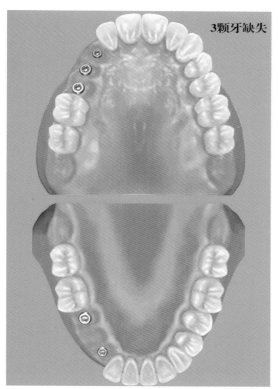

图19-8　病例8

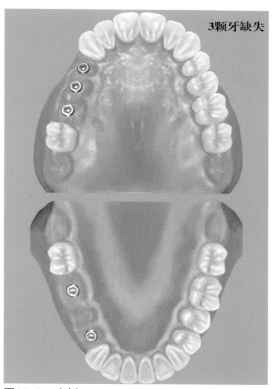

图19-9　病例9

4颗牙缺失模型

这里最大的问题是如何安全地让种植牙行使前牙诱导功能。后牙部位4颗缺失的病例没有提到，把它放在病例16介绍比较合适。

病例10：图19-10是上下颌4颗切牙缺失病例。天然牙的尖牙诱导可以生理性调控侧方压力，比较安全。上下颌分别植入3颗和2颗种植体。上颌由于缺牙间隙问题，很多情况下植入4颗种植体比较困难。如果种植牙和天然牙的位置发生偏离，那么恢复美学效果就非常困难。所以也有人认为如果植入种植体数目较少，那么植入位置就不会非常重要，通过人工牙的排列能够实现较好的美学效果。然而，现在种植牙修复治疗前临床医生都会从头到尾周密计划，所以这样的问题也就得到有效的解决。

在上颌为了防止种植牙向唇侧分散，必须把每颗种植体连接起来，而且牙尖交错位和对颌牙之间必须形成0.75mm的间隙。如果不这样做，那么就会出现下颌被憋在里面的感觉，就会感到很痛苦。出现这种情况，患者就会自己制作间隙，经常向前伸下颌，有时就会造成崩瓷现象。

这个病例中，前方运动时的切牙诱导是由种植牙承担。那样就会给种植牙施加有害的水平压力，为了对抗有害的水平压力，不可避免地要把每颗种植体连接起来。在前方运动过程中最好仅让左右中切牙行使诱导功能，而侧切牙不接触。如果让前牙部位的所有种植牙都参与诱导作用，那么就会引起很大的创伤，下颌前牙就会有形成楔状缺损和过度磨耗的风险。可以说这也是一个适合用金属临时修复体进行精密追踪与检查的病例。

病例11：图19-11是上下颌3颗切牙和单侧尖牙共4颗前牙连续缺失病例。向右做侧方运动时尖牙诱导丧失，辅助种植尖牙必须考虑天然牙诱导。必须注意，种植体的植入位置和尖牙诱导位置不发生偏离。

下颌植入2颗种植体就可以实现支撑作用，而上颌骨质脆弱，并且多数情况下骨组织宽度和高度不够理想，至少要植入3颗种植体。很多情况下，上颌需要通过骨移植来完成骨增量。问题是不到这种状态天然牙能保存到什么时候。如果错过了这样的时机，牙槽骨继续吸收，植入种植体就会非常困难。随着种植牙的预知性不断提高，根据判断基准保存那些预后差的天然牙就越来越没有意义。

病例12：图19-12是从侧切牙到第二前磨牙4颗牙连续缺失，在临床上几乎是很难遇到的病例。下颌植入2颗种植体就可以修复，而上颌骨组织比较脆弱，最少必须植入3颗种植体。按照1个牙根1颗种植体的比例，最好植入4颗种植体，可是很多情况下比较勉强。侧方运动时没有天然牙的诱导，水平压力只能由每颗种植牙承担。

在𬵗架上牙尖交错位时种植的侧切牙、尖牙和前磨牙分别和对颌牙形成500μm、100μm和30μm的间隙。紧咬时种植前磨牙和对颌牙接触，而尖牙和侧切牙继续留有间隙。

为了对抗侧方运动产生的水平压力，必须把每颗种植体连接起来。但是诱导作用由1颗种植尖牙来完成，应该避免整个上部结构参与诱导。前方运动由天然中切牙诱导，种植侧切牙最好不接触。是否能够正确地分担这些功能，有效的方法是使用金属咬合面临时修复体来追踪与调整行使功能过程中产生的那些闪亮点。

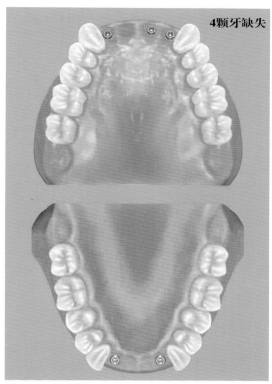

4颗牙缺失

图19-10 病例10

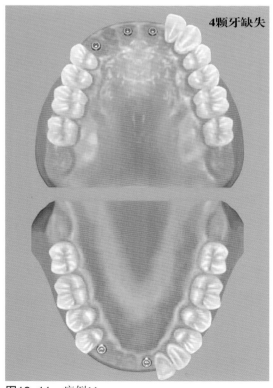

4颗牙缺失

图19-11 病例11

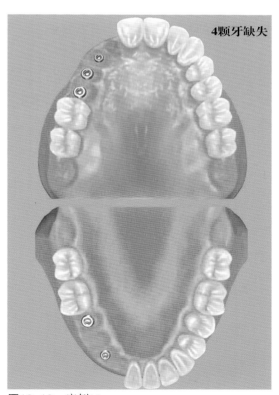

4颗牙缺失

图19-12 病例12

6颗牙缺失模型

为了了解前牙诱导完全丧失的病例怎么处置而选择了这个病例。

病例13：图19-13是上下颌6颗前牙全部缺失病例。前牙诱导完全丧失，必须完全由种植牙来代替。为了借用余留牙的感受器功能，侧方运动过程中，必须让工作侧前磨牙接触形成组牙功能。下颌植入2颗种植体也可以，然而由于前牙部位唇舌径比较狭窄，所以为了分散咬合力，如果能够在正中部位再追加1颗，变为3颗就会更加安全。上颌植入4颗种植体比较合适。尖牙部位骨组织充裕，可以植入长种植体，这样上部结构就会更加牢固。

牙尖交错位种植切牙和对颌牙最好形成0.5mm间隙，种植尖牙和对颌牙最好形成100μm间隙。修复体的前牙诱导面如果和种植体植入位置过分偏离，就容易形成悬臂而产生弯矩。为了防止这种情况的发生，必须从头到尾周密计划，正确地确定种植体植入位置。

如果长时间勉强地保存天然前牙，就会引起更严重的骨吸收，种植体的植入就会变得非常困难。为了改善这种情况不得不使用牙槽嵴增高术或GBR等骨组织改造手术，这种病例的规模之大很可能意想不到，所以必须要非常小心。

游离端缺失病例

游离端缺失病例非常适合种植牙修复。这样的治疗牙科医生必须注意确保垂直中止的稳定性。如果疏忽这一点，对颌牙就会伸长，咬合就会紊乱，必须要注意。

游离端缺失病例由于不存在天然牙的后中止（Posterior stop），所以很难获得稳定的牙尖交错位。咬合压力最好沿垂直于咬合面的方向传递，但也仅限于种植体植入方向与垂直方向一致的情况。所以患者为了寻求创伤最小的下颌位置而使下颌发生移动。根据河津等10年以上长时间病例的统计学分析，实施种植牙修复患者的咬合位置不确定，也许10年期间持续发生咬合磨耗的病例会更好。牙尖交错位难以稳定的病例不要勉强地确定下颌位置，必须确定长期稳定的下颌位置。

病例14：图19-14是第二磨牙缺失病例。作为种植牙修复的原则，不需要修复这颗牙齿，可以说这是Brånemark长期以来的传统。所有没有必要考虑第二磨牙的修复。可是，如果对颌牙存在，就有可能伸长，就会有咬合紊乱的风险，也可以考虑植入1颗种植体。

为了顺利地实施后牙咬合分离，最好让咬合接触点以外的线角平缓。由于牙尖交错位非常稳定，所以使上颌近中舌尖咬在下颌牙殆面窝内形成B、C接触，A不接触。为了防止对颌牙伸长，一开始就要形成B、C接触，并且应该注意确保垂直向中止的稳定性。

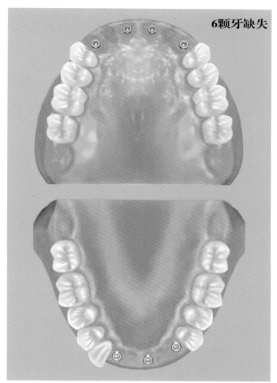

图19-13　病例13

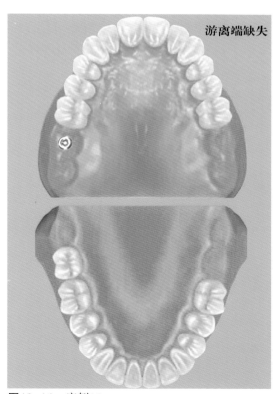

图19-14　病例14

病例15： 图19-15是上下颌磨牙连续缺失病例。最好植入2颗种植体，而且粗种植体成功率较高。这种情况根据原则只植入1颗种植体。

由于牙尖交错位非常稳定，所以上颌近中功能尖咬在下颌牙殆面窝内形成B、C接触，即使一开始就给予紧密的咬合也无妨。这个部位是非工作侧牙尖干扰的好发部位，为了避免这种情况，咬合接触点以外的线角必须制作得平缓。

病例16： 图19-16是单侧后牙游离端缺失病例。由于天然前牙存在，能够行使前牙诱导功能，所以没有给后牙施加水平压力的风险。上下颌分别植入3颗种植体时，为了抵抗颊舌向力矩，必须错位排列，确保形成负重支撑区域。

这种病例常常会遇到牙槽骨吸收而距离上颌窦或下颌神经管较近，多数情况下不植骨而植入10mm以上的种植体非常困难。Pierrisnard和Renouard等[3]发表了种植体颈部如果被皮质骨牢牢地固定，那么长度就与支撑力无关的见解，这点引起了广泛的兴趣，并且开发了4.5mm的短植体。此植体也许最适合这样的病例。

单侧丧失了垂直向中止，牙尖交错位很容易变得不稳定。戴牙后形成的正中颌位未必能行使功能，为了方便以后的咬合调整，还是排除A接触而形成B、C接触，最好形成只有上颌舌侧牙尖顶部接触的咬合模式或舌侧集中殆。上部结构应该使用螺丝固位。

可以预测由于牙尖交错难以稳定，所以戴上上部结构后为了寻得舒服的下颌位置咬合常常会移动不定。因此，考虑到受力可动度的差异，应该放弃轻咬时和紧咬时设置30μm间隙的想法而注意确保稳定的牙尖交错位。为了迅速实施后牙咬合分离，尽可能使牙尖的各种线角变得平缓，这点非常有意义。

可以说这个病例使用金属咬合面进行咬合精度的追查必不可少。

病例17： 图19-17是临床上经常遇到的两侧后牙游离端缺失病例。多数情况下由于前牙诱导的磨耗而造成功能丧失，所以很容易给种植体施加水平压力。下颌位置很难确定，而且牙尖交错位不稳定，很容易变得不确定。由于安装上部结构后能够预测下颌不确定，所以为了方便咬合调整使用螺丝固位，而且舌侧集中殆适合临时修复体的咬合。咬合面用树脂制作，在行使功能过程中磨耗，如果经济允许，使用金属咬合面更有效。

垂直向中止由种植牙保持，前牙部位必须确保足够的间隙。通过下颌不稳定进行咬合调整和预测咬合磨耗，制作种植磨牙的咬合时最好高出1.5mm左右。结果可以确保充分的间隙，避免前牙发生唇侧移动。

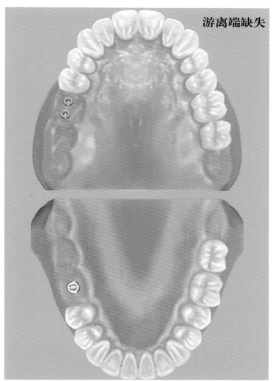

图19-15 病例15

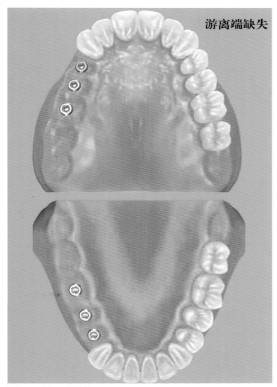

图19-16 病例16

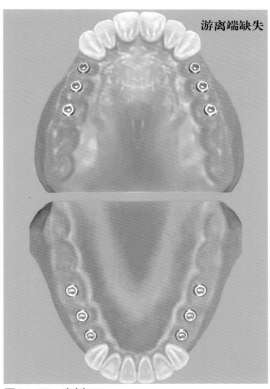

图19-17 病例17

混合缺失

这是牙列中存在两个以上缺牙间隙的病例，缺牙间隙与缺失间隙之间的天然牙成为问题。因为这些天然牙的存在而使缺失部位被分开，所以常常会增加种植体的数量。作为对余留牙的回应就会出现增加开支而不经济的一面。到底是保留还是拔除，多数情况下必须立刻做出决定。

病例18：图19-18是两个前牙缺隙的混合缺失病例。这个病例在不做任何调整情况下进行治疗，最好把前面所述的治疗计划模型综合利用。可是，如果把缺牙间隙中央孤立的中切牙用作冠桥的基牙，将来就会导致失去的命运。这种情况下必须重新制作上部结构，就会给患者增加不必要的经济负担。

这颗中切牙也可能成为美学修复的障碍，策略性拔除是最好的治疗计划。这种情况下植入种植体的数目不发生变化，而拔牙后的治疗计划和病例10相同。如果保留中切牙，就应该使用螺丝固位，制作更换上部结构不给种植体带来负担。

病例19：图19-19是中间夹着第二前磨牙的两个后牙缺隙的混合缺失病例。磨牙部位为游离端缺失。由于咬合支撑由上部结构与天然牙共同承担，所以必须充分考虑在种植牙和天然牙之间形成咬合间隙（30μm）。上部结构应该使用螺丝固位。将来第二前磨牙有可能失去，从策略上应该检讨拔除这颗牙。这种情况下植入种植体数目不变，拔牙后的治疗计划与病例16相同。

病例20：图19-20是中间夹着天然尖牙的前牙连续缺失与后牙连续缺失两个间隙的混合缺失

病例。后牙区域为游离端缺失。当然，孤立的尖牙将来也会缺失，然而这颗牙在诱导侧方运动过程中非常重要。将来如果尖牙缺失而不做种植牙修复，那么水平压力不得不由所有的种植牙来承受。尽管也可以考虑让左侧第二磨牙接触来获得非工作侧诱导的方法，但这是最后没有办法的办法，那是和天然尖牙诱导有着根本的区别。根据以上观点，这个病例应该制作两组上部结构，尽可能保留天然尖牙诱导功能。

种植牙要尽可能连接起来，分为前牙部分和后牙部分两个上部结构进行安装。前方运动让左右种植中切牙的近中边缘嵴诱导，避免形成前牙上部结构共同诱导。另外，侧方运动时要让天然尖牙和种植前磨牙形成组牙功能，并且为了让尖牙移动结束后种植牙再接触，必须调节好尖牙的覆盖量。

病例21：图19-21是中间夹着左右天然尖牙的前牙与后牙连续缺失的三区域混合缺失病例，这也是在临床上很难遇到的想象病例。保存余留尖牙非常重要。保留尖牙情况下标准植入种植体的数目是上颌9颗、下颌8颗。这种情况与图19-22的无牙颌病例比较，植入的种植体数目除了上颌增加了1颗以外几乎没有什么不同。当然，这些尖牙迟早都要脱落，种植体的上部结构必须随时重新制作。这种情况下种植体的植入数目就会再增加，最终上颌变为11颗、下颌变为10颗。

综上所述，保存4颗尖牙非常不经济。这个说明与病例19为了尖牙诱导建议保留尖牙相矛盾。尽管余留的4颗尖牙情况都很好，完全可以行使尖牙诱导，但令人烦恼的问题是到底保存这些尖牙，还是经济条件优先。如果考虑使用图19-23 All-on-4的方式植入4颗种植体就能修复整个牙列，那么这种修复方式的不经济无论谁都很

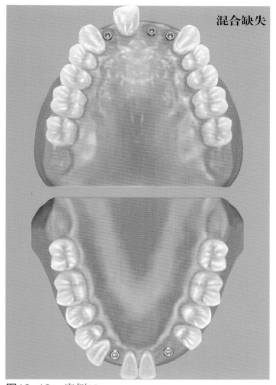

图19-18　病例18

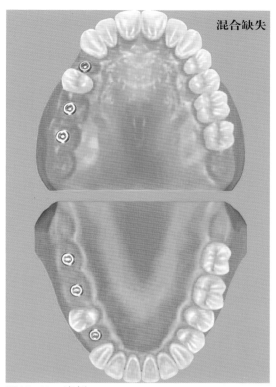

图19-19　病例19

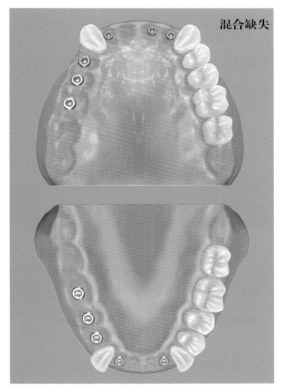

图19-20　病例20

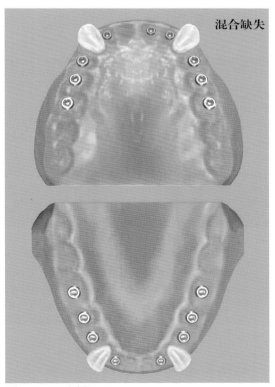

图19-21　病例21

清楚。

种植牙修复最重要的地方是通过连接固定对抗微小动度。同一牙列中一个弓形连接的整体种植牙桥修复效果远远超过3个种植牙桥分开修复。如果尽可能保留天然牙，按照拔牙顺序植入种植体，那么最终种植体数量会不断增加，未必是适合上部结构设计的配置。如果考虑患者一生的种植牙修复治疗，到底是应该保留4颗尖牙，还是应该拔除，这样的判断实在是件令人痛苦的事情。

无牙颌病例

病例22：图19-22是上下颌无牙颌病例。最初Brånemark的修复方式是在前牙部位植入4～6颗种植体，以此为基础向远中延伸到第一磨牙进行悬梁式修复。后来发现这种修复方式存在严重危害，于是进一步改善这种种植修复方式，在远中植入种植体并使种植体上部结构连接成弓状。

现在，最标准无牙颌病例的种植牙修复是上颌植入8～10颗种植体，下颌植入6～8颗种植体。下颌骨具有灵活性，左右磨牙部位有可能发生偏移。所以很多情况下避开弓形把下颌上部结构分成前牙部位和左、右后牙部位3段制作。下颌骨组织具有坚强的韧性，没有必要形成弓形的连接。

相反，上颌骨组织脆弱，必须要形成弓形连接。这种治疗计划的成功率被广泛地认可。

1999年Brånemark[4]介绍了下颌前牙部位植入3颗种植体并实施即刻负重的Novam种植系统，报告1年后种植体的成功率为97.6%，上部结构的成功率100%。以此为契机通过连接固定能够确保种植牙支持的下颌进入了无牙颌修复的即刻负重时代。

然而，上颌骨组织比较脆弱，即刻负重后容易失败，直到2005年左右确立表面细孔氧化钛镀膜处理螺纹状种植体的拧入手术方案后，上颌即刻负重才达到了实用阶段。

病例23：Malo在上下颌无牙颌病例中开发了使用4颗种植体，后面种植体倾斜植入，让全部种植体均匀负重的方法[5-8]。这就是有名的All-on-4。有报道All-on-4 1年后的成功率是下颌98.2%、上颌97.6%[9]（图19-23）。

尽管感觉到1年临床结果较短，但是Esposito等[10]的研究发现，Brånemark种植系统的种植体脱落发生在开始行使功能后的1年以内。可以解释开始负重后1年的成功率与两步法的延迟负重相同。因此，Novam种植系统也可以用来判断All-on-4的短时间成功率。

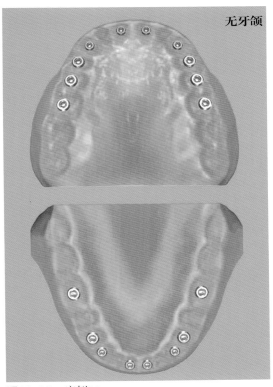

图19-22　病例22

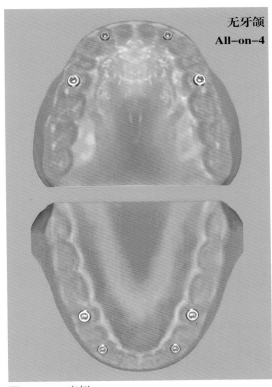

图19-23　病例23

总结

　　种植修复治疗计划不应该受余留牙数目与位置左右。这点与局部义齿有很大的差异。局部义齿情况下口腔内的现实状况是绝对条件，除此之外别无选择。游离端缺失病例通过追加基牙而不能改变夹杂的缺失状况。那就是说传统的修复方式既有界限，也有无能为力的一面。

　　种植修复治疗完全改变了这样的状况。种植治疗无论在什么状况下都可以改变牙齿的排列。因此可以不受余留牙左右实施策略性拔牙，从而获得预知性很高的种植牙修复效果，最终可以创造出最理想的状态。骨组织缺失比勉强地保留余留牙问题更严重。以此为背景，对于有寿命的

牙齿到底是保留还是拔除的想法逐渐增强起来。骨组织缺失就不能植入种植体。从这个意义上讲如果牙槽骨不能继续维持，也许应该考虑立刻拔除。

　　尽管如此，种植体的存在并不是绝对没有风险。种植牙毕竟不是自己的东西，来自种植牙的刺激到底有多大的影响还是一个未知数。而且种植体植入方向如果不能准确地与咬合力传递的长轴方向一致，设定的牙尖交错位就未必能够正确地行使功能。天然牙可以挽救这种难题，因此必须要考虑天然牙和种植牙并存的修复方式。

　　本章介绍了通过种植牙能够安全治疗的病例和仅仅通过种植牙不能处理的病例。通过了解这些治疗计划模型也许能够实施成功率更高的种植牙治疗。

参考文献

[1] Sekine H, Komiyama Y, Hotta H, Yoshida K. Mobility characteristics and tactile sensitivity of osseointegrated fixture-supporting systems. In: van Steenberghe (ed) Tissue integration in oral and maxilla-facial reconstruction. Excepta Medica Amsterdam 1986: 326-329.

[2] 岩田健男. インプラント補綴: バイオメカニックスと咬合パート2 インプラントの咬合様式. 日本歯科評論 2004; 64: 103-108.

[3] Pierrisnard L, Renouard F, Renault P, Barquins M.Influence of implant length and bicortical anchorage on implant stress distribution.Clin Implant Dent Relat Res2003;5:254-262.

[4] Brånemark PI, Engstrand P, Ohrnell LO, et al. Brånemark Novum: a new treatment concept for rehabilitation of the edentulous mandible. Preliminary results from a prospective clinical follow-up study.Clin Implant Dent Relat Res 1999;1: 2-16.

[5] 保母須弥也. All-on-4 ハンドブック. 東京: クインテッセンス出版 2006.

[6] 中村社網. 即時荷重の適応と今後の展望. 補綴臨床 2005; 12: 78-86.

[7] 堀内克啓. Replace select tapered を用いた上顎無歯顎への即時荷重. 補綴臨床 2005; 12: 88-100.

[8] Malo P, 細川隆司. All-on-4コンセプト開発者 Dr,Maloに聞く. 補綴臨床 2005; 12: 72-77.

[9] Maló P, Rangert B, Nobre M."All-on-Four" immediate-function concept with Brånemark System implants for completely edentulous mandibles: a retrospective clinical study.Clin Implant Dent Relat Res 2003;5:2-9.

[10] Esposito M, Hirsch JM, Lekholm U, Thomsen P. Failure patterns of four osseointegrated oral implant systems. J Materials Science Materials in Medicine 1997; 8: 843-847.

第20章
咬合变化的观察

本章介绍一位患者35年期间疾病的发展变化情况[1]。详细分析报道35年期间病情评估和疾病变化与咬合的关系、种植牙发病过程与停止的相互关系。患者牙科知识丰富，对治疗的理解程度也很高，能够接受手术医生的治疗计划，就像图表表示的那样，随着时间的变化而丧失的部位全部通过种植牙置换来治疗。

如果这样的话，包含下颌牙目前余留的全部牙齿将来很有可能成为由种植牙置换的治愈状态。植入与全部天然牙相同数目的种植体是一个治疗选项，可是，如果能够充分把握预知性，进行策略性的拔牙，这样植入更少的种植体也完全可以行使功能，如果能够获得很好的美学效果，使用这个治疗计划也未免不是最好的选择。

一般情况下牙齿损坏的原因有龋病、牙周病、根管治疗、桩核折断、修复体老化、夜磨牙、牙齿折裂等。本病例损坏的主要原因是咬合引起的活髓牙折裂和牙槽骨吸收。

进行修复治疗时，拔牙创口愈合后再进行种植牙治疗是一般的治疗流程。然而，没有预知性牙齿战略性拔除的判断标准和处理时机即使非常明确，对于修复的考量也不一样，这方面也必须一并考量（表20-1）。

咬合模式大致区分为两种，一种是垂直咬合，另一种是水平咬合。后者容易造成咬合磨耗而引起诱导不足或缺失，维持颌位稳定与固定及咬合高度的后牙组受到有害的侧方应力最终导致损坏。

一旦磨牙缺失，就会由前磨牙主导咬合，咀嚼周期就会变小。而且咀嚼效率降低的同时可能引起病理性咬合干扰，结果导致维持颌位或主要咬合的牙松动及上前牙向外移动，出现前牙组或后牙组之间分离。

牙齿缺失部位迅速扩大，即使采取针对性修复治疗，余留牙保存也会非常困难，一旦发展到严重的咬合缺损，病情就会越来越严重。

从这个病例的发展过程来看，首先确定习惯性咀嚼侧的右上颌磨牙发生了咬合磨耗。这是由咀嚼运动过程中没有参与紧咬的肌肉和颞颌关节主导的接触滑移引起，造成尖牙舌面及磨牙咬合磨耗，最终由于牙槽骨吸收而不得不拔牙的过程（图20-1）。

咀嚼运动初期下颌沿着开口髁道向工作侧下方一边捕捉食块，一边被尖牙诱导，闭口髁道

表20-1 治疗结果预后判断标准的检查项目。

Amount of tooth structures	（牙体组织量）	
Endodontic status	（牙髓状况）	良好
Amount of bone volume/support	（牙槽骨量）	
Periodontal status	（牙周状况）	或
Mechanical/Functional demand	（力学/功能的需求度）	
Visual demand	（视觉需求度）	不利
Patient status	（患者需求度）	

图20-1 主诉6|是习惯性咬合侧，然而牙槽骨吸收，松动度很大，拔除后用可摘局部义齿修复。

1971—

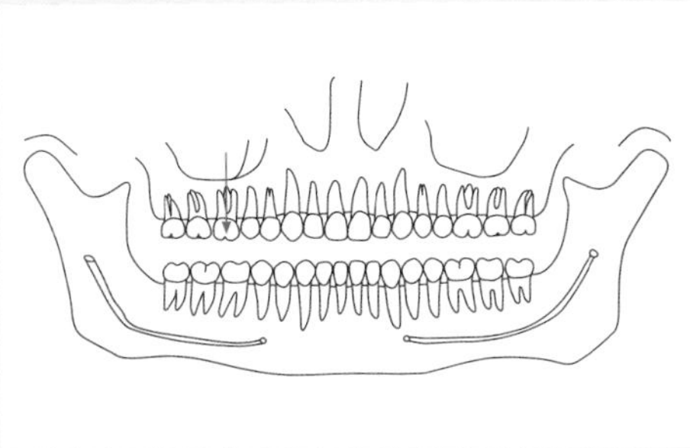

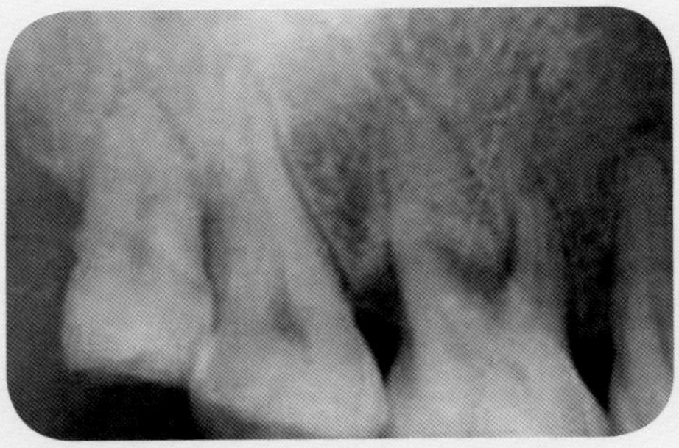

图20-2 活动义齿不舒适和功能低下，习惯性咬合侧变到左边，前牙诱导异常的|3出现楔状缺损。

1976—

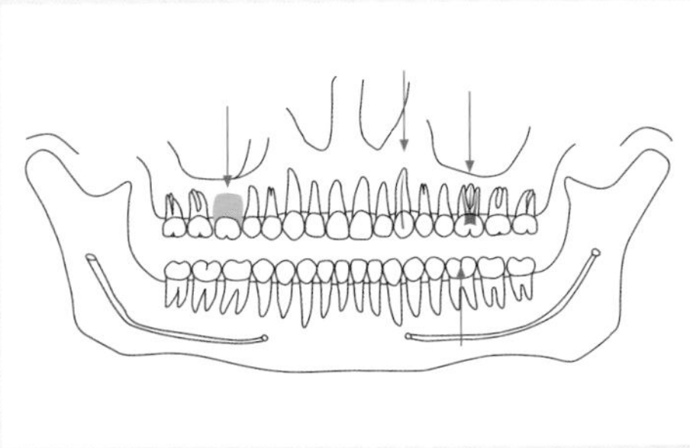

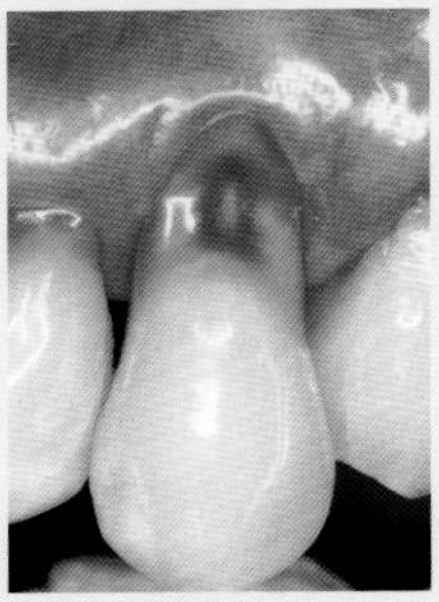

按照相同的步调一边描绘梨状轨迹，一边向中心颌位运动并终止。这个机制是轻微咀嚼运动的一种。然而，这时为了确定工作侧在侧方运动过程中尖牙位于切端时，后牙咬合分离就会忽视前面涉及的强咬时的运动情况。

相同部位用普通可摘局部义齿修复。这种修复方法在力学和功能方面都不充分，习惯咀嚼侧移到左侧，深覆𬌗的左上尖牙过度诱导就可能形成楔状缺损，最终可能因过敏而进行牙髓治疗，然而过度诱导的危害性和重新修复的诊断标准不明确就不要变更尖牙诱导（图20-2）。

尖牙失去了本体感受器，对很强的诱导毫无知觉，尖牙舌面磨耗就会不停地恶化，尖牙诱导功能就会降低，向左侧侧方运动过程中就会产生水平应力，左侧上下后牙同名颊尖就会接触，左上磨牙就会出现咬合痛，最后必须进行牙髓治疗

图20-3　左侧诱导不完全，偏离正中颌位运动中后牙部位产生侧方应力，结果导致后方第一磨牙发生根折。

1978-

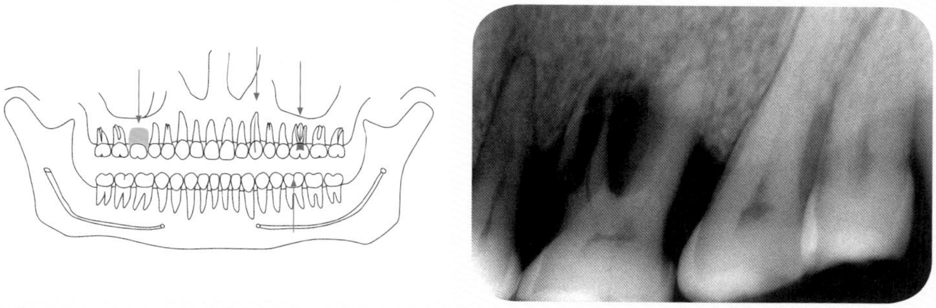

图20-4　对|6进行根管治疗。

1978-

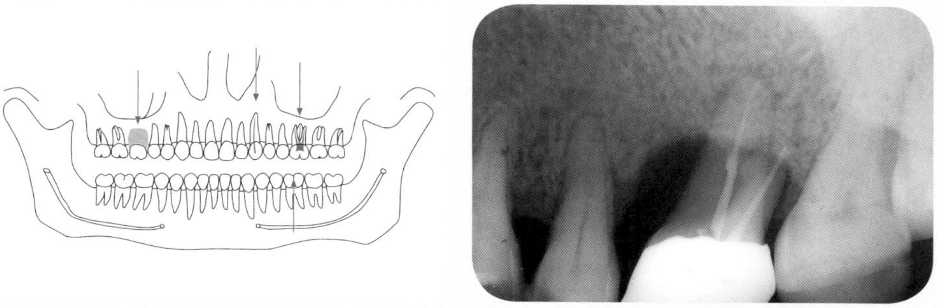

图20-5　为了改变6|可摘局部义齿的功能低下，更换固定桥提高功能。

1980-

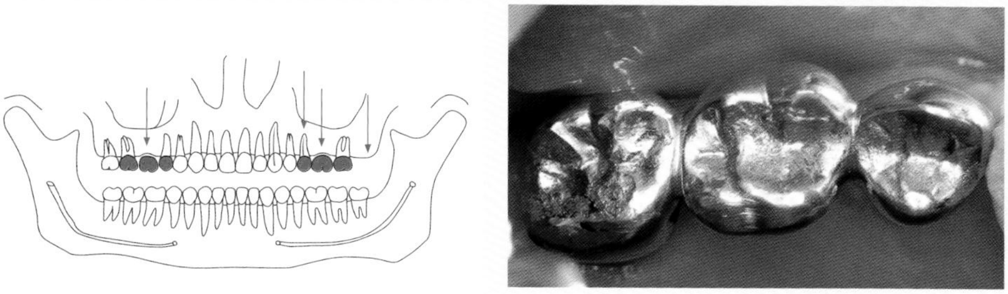

图20-6　不修正|3前牙诱导用固定桥修复同侧后牙，结果侧方运动接触时出现基牙过敏症状而实施拔髓处置。

1982-

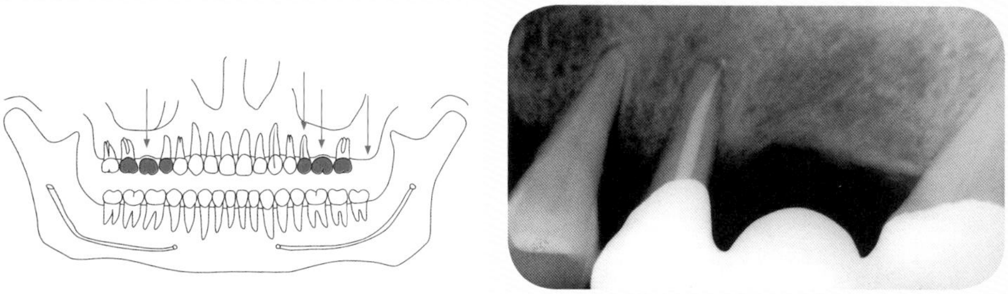

（图20-3，图20-4）。

为了解决左右两侧咀嚼功能低和咬合异常问题，把右侧可摘局部义齿改外固定桥修复来实现防止颌位降低与提高咀嚼功能（图20-5）。

尽管这一连串的修复治疗还是不能确定到底是负重过度还是咬合接触不良而对固定桥产生了旋转力，这个力造成右上颌固定桥后侧基牙松动而拔除，最终不得不用种植牙替代天然牙作为固定桥基牙重新修复来实现防止颌位降低和改善与稳定咬合关系（图20-7）。

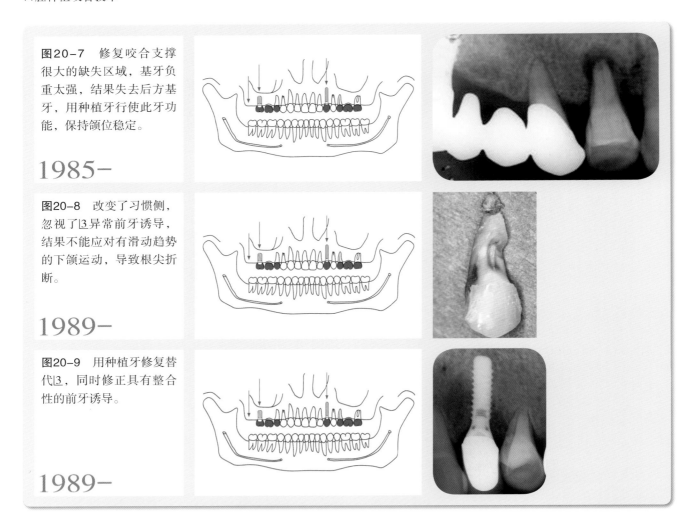

图20-7　修复咬合支撑很大的缺失区域，基牙负重太强，结果失去后方基牙，用种植牙行使此牙功能，保持颌位稳定。

1985-

图20-8　改变了习惯侧，忽视了|3异常前牙诱导，结果不能应对有滑动趋势的下颌运动，导致根尖折断。

1989-

图20-9　用种植牙修复替代|3，同时修正具有整合性的前牙诱导。

1989-

　　由肌肉、颞颌关节异常运动引起紧咬发生磨牙的症状之一牙根折出现在忽视前牙诱导异常的左侧尖牙根尖部位，最终不得不拔除（图20-8）。在相同部位植入种植体，通过种植牙寻求工作侧侧方运动过程中形成后牙咬合分离的前牙诱导，修正令人担忧的超强异常诱导，真正给予恰当的诱导（图20-9）。据此，变更了咬合模式，左侧工作侧磨牙的负重得到了减轻，可是，尽管如此，左上颌固定桥前面基牙还是发生了骨吸收和过敏，最终不得不做牙髓处理（图

20-6）。

　　在改善咬合模式的同时，拆除右上颌磨牙部位天然牙与种植牙为基牙的固定桥，在缺牙部位追加种植体，单独植入，最终达到分散咬合力。临床上经常遇到前磨牙牙槽骨过度吸收而不得不拔牙的病例，如果在不能明确诊断的情况下想通过咬合调整等改善症状，最终只能以丧失天然牙为代价的消极对症治疗而后悔莫及。本病例也是因为固执地坚持保守治疗，最终丧失了拔牙的最好时机，导致牙槽骨极度吸收而拔牙。当然，为

图20-10　习惯性咬合侧回到原来的右侧，担负颌位稳定的后牙由于修复时出现的误差和磨耗等导致同侧第一前磨牙负重过度，发生牙根折裂。

1990-

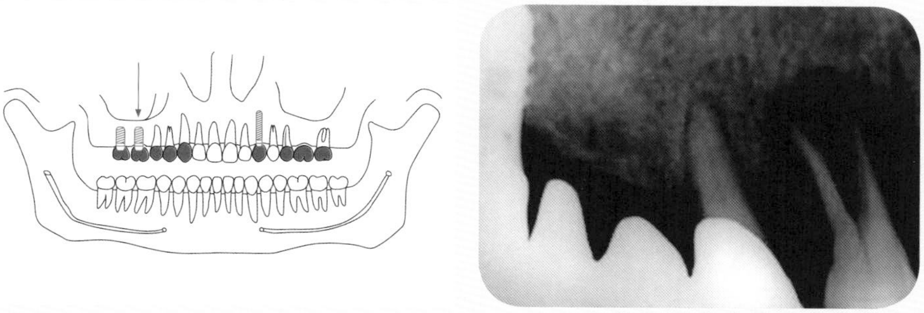

图20-11　4|拔除后，为了防止审美与功能的丧失，使用后面第二前磨牙作为临时修复的基牙，在其后面植入2颗种植体。

1995-

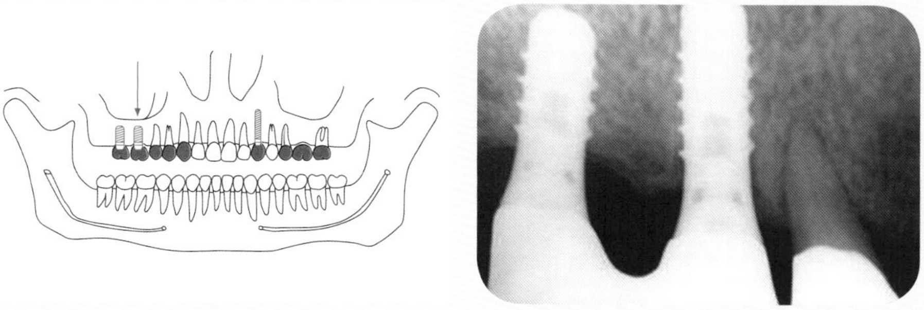

图20-12　修复体使用螺丝固位，4|GBR后种植牙修复。

1995-

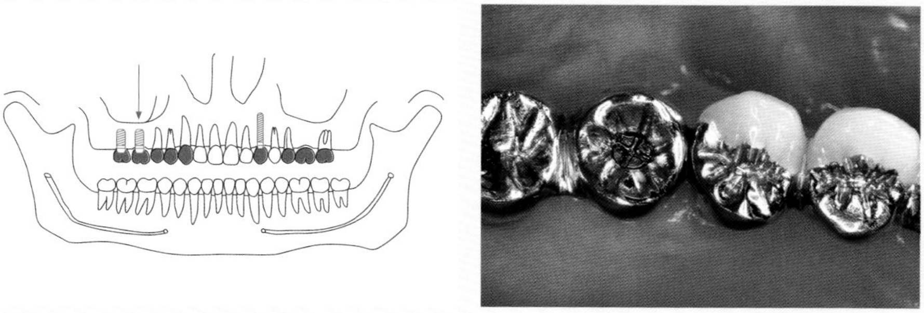

了施行骨成形术，以维持咬合、审美、发音功能和保护创面为目的，在缺牙部位安装临时修复体（图20-10～图20-12）。

在长期随访过程中见到的修复体磨耗出现在整个后牙远中边缘嵴位置，如果明确地遵从杠杆原理，那么这样的咬合磨耗应该是狭义的降低咬合高度的联动。这个病例接近第三类咬合关系，左上中切牙前突引起松动，需要定期检查，观察生理间隙的变化。为了阻止骨吸收确保前牙美学效果，适合即拔即种修复，使用长的粗种植体作

为前方运动的辅助诱导牙齿。

虽然暂时变稳定了，但是，由于以前做过牙髓治疗的右上磨牙变成主要咬合的一侧，所以超载导致牙齿松动而不得不拔除。受到损伤的部位通过生体的防御功能使功能侧不断发生变化，紧接着出现症状的部位将是右侧第二前磨牙，此牙发生了根折。

牙根折断经常伴随着牙槽骨发生很大的破坏，本病例也施行了骨再造技术，为了确保完全愈合为止的咬合与审美要求，必要时在相同的缺

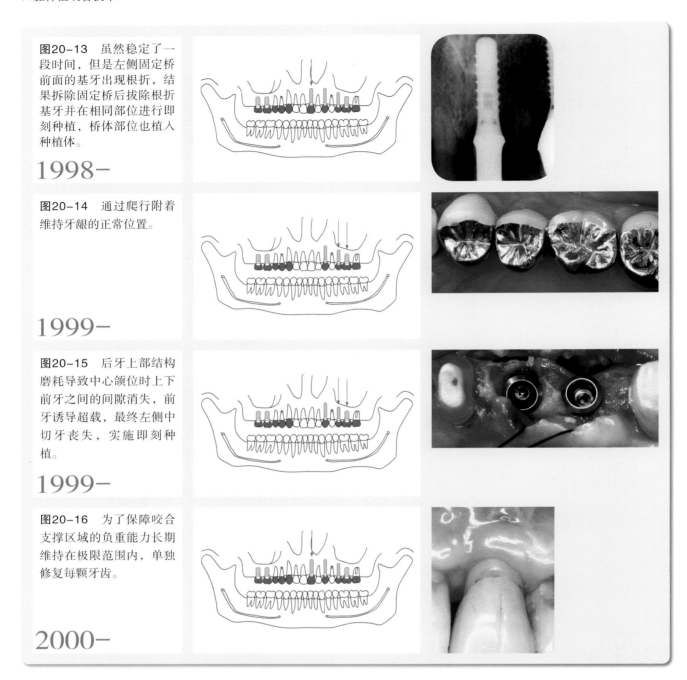

图20-13 虽然稳定了一段时间，但是左侧固定桥前面的基牙出现根折，结果拆除固定桥后拔除根折基牙并在相同部位进行即刻种植，桥体部位也植入种植体。

1998–

图20-14 通过爬行附着维持牙龈的正常位置。

1999–

图20-15 后牙上部结构磨耗导致中心颌位时上下前牙之间的间隙消失，前牙诱导超载，最终左侧中切牙丧失，实施即刻种植。

1999–

图20-16 为了保障咬合支撑区域的负重能力长期维持在极限范围内，单独修复每颗牙齿。

2000–

失部位使用固定桥修复，必须把后面那些曾经作为基牙的牙齿全部应用起来，在第一磨牙桥体部位植入种植体，第二前磨牙部位使用桥体修复，把前面的第一磨牙与尖牙作为基牙使用。另外，左上固定桥基牙前磨牙折断后，包括后面的桥体部位全部使用种植牙修复（图20-13～图20-16）。

后牙咬合支撑由上颌后牙部位的种植牙承担，然而，由于对颌牙的磨耗造成生理间隙减小，诱导前方运动的主要牙齿右上中切牙松动，使用即拔即种修复，同样赋予主要诱导牙齿的功能（图20-18）。

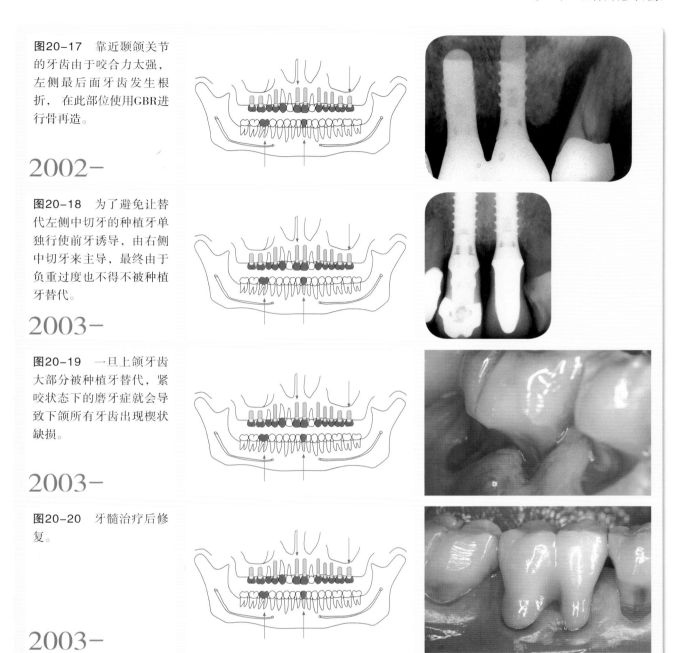

图20-17　靠近颞颌关节的牙齿由于咬合力太强，左侧最后面牙齿发生根折，在此部位使用GBR进行骨再造。

2002-

图20-18　为了避免让替代左侧中切牙的种植牙单独行使前牙诱导，由右侧中切牙来主导，最终由于负重过度也不得不被种植牙替代。

2003-

图20-19　一旦上颌牙齿大部分被种植牙替代，紧咬状态下的磨牙症就会导致下颌所有牙齿出现楔状缺损。

2003-

图20-20　牙髓治疗后修复。

2003-

靠近颞颌关节的牙齿咬合力非常强大，左上最后第二磨牙又发生根折而拔除（图20-17）。

前面提及的用种植牙替代上颌损坏的中切牙，为了控制前方运动，尽管设法保住了余留的前牙，但是由于种植牙缺少本体感受器，对余留牙的依赖性变得更大，最终对侧中切牙也不得不用种植牙替代（图20-18）。

另外，上颌使用种植体支持的修复方式由于缺少了缓冲咬合力的牙周膜，所以下颌所有牙齿出现了楔状缺损，牙周膜间隙增宽，牙槽骨骨板白线消失，骨小梁凌乱，过敏或牙冠折裂等，最终不得不进行根管治疗和修复治疗。对于这种因

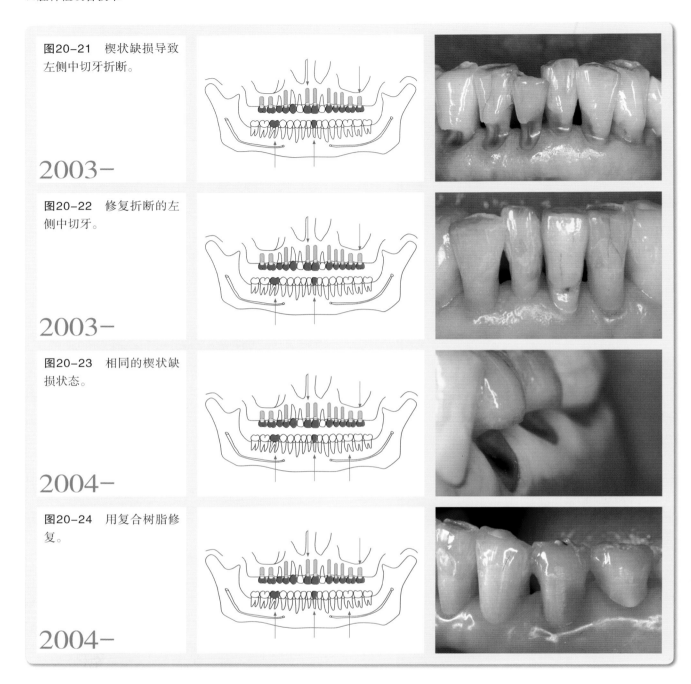

图20-21 楔状缺损导致左侧中切牙折断。

2003-

图20-22 修复折断的左侧中切牙。

2003-

图20-23 相同的楔状缺损状态。

2004-

图20-24 用复合树脂修复。

2004-

生物力学负重而造成的牙齿硬组织疲劳受损的症状使用保护殆垫（图20-19～图20-24）。

　　后来，因并发症而导致上颌左右前磨牙和前牙损坏，缺失的牙齿全部用种植牙来替换。一旦到了这个阶段，就会明白阻止疾病发展和永久保存余留牙与怎样控制咬合力、怎样改善余留牙的咬合模式和种植牙形成怎样的咬合模式有很大关系（图20-25～图20-27）。

　　这个病例的病程变化是以咬合问题为疾病的基点，以磨牙损坏与拔除为最初病灶，紧接着发展到前磨牙、尖牙的缓慢过程，在此过程中波及到上颌前牙，最终导致前牙也使用种植牙修复。

图20-25 从初诊开始经历了35年的80岁患者口腔状况。

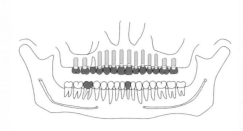
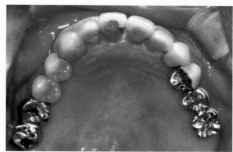

2006-

图20-26 同样的患者。

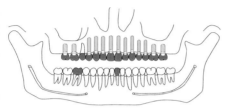
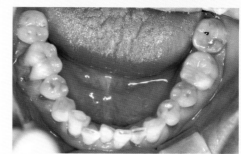

2006-

图20-27 每次缺失的权宜之计用种植牙修复，这样种植牙数目不断增加，结果导致近远中种植体没有植在最适合的区域内。

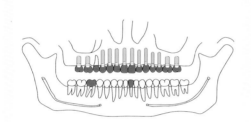

2006-

这个病例尽管可以使用固定桥或可摘局部义齿修复，但是如果不能有效地控制咬合力和阻止包含支撑牙在内的邻牙损坏与拔除，就可能导致咬合严重崩溃，最终不是大规模的可摘局部义齿能够修复，而是不得不使用总义齿修复。与此同时，假如可以设想这一系列咬合崩溃的过程，那么在缺牙区植入种植体的位置及数目和咬合模式的形成方面就可以制订出更加合适的治疗方案。

在这个过程中对预后判断标准不确定的牙齿施行战略性拔除，整理好余留牙可以使修复变得更容易、能够保证重新修复治疗的永久性、节约成本、外科创伤小、植入种植体数目恰当、防止种植体之间骨吸收及软组织或牙龈乳头萎缩等很多优点。因此，可以实现最恰当的种植修复治疗。

表20-2 时间轴表

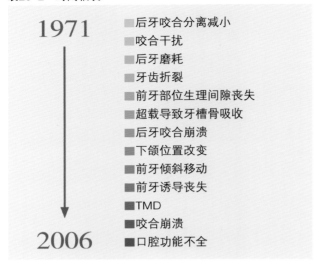

1971

- 后牙咬合分离减小
- 咬合干扰
- 后牙磨耗
- 牙齿折裂
- 前牙部位生理间隙丧失
- 超载导致牙槽骨吸收
- 后牙咬合崩溃
- 下颌位置改变
- 前牙倾斜移动
- 前牙诱导丧失
- TMD
- 咬合崩溃
- 口腔功能不全

2006

如果归纳这个病例在35年的随访过程中咬合崩溃的病情发展情况，就可以形成表20-2的时间轴。

以上观察的结果是学者们制作的种植牙治疗方案。

参考文献

[1] 細山恒. 生体の経年的変化とインプラントの存在，岡田隆夫編：インプラントの近未来を探る. Quinessence Dental Implantology オッセオインテグラーション スタデイークラブ オブ ジャパン 3rd ミーテイング抄録集 2005; 90-105.

3

临床篇

临床病例

第21章
种植牙咬合的基本概念

第2部分应用篇对种植牙咬合进行了详细探讨。这部分临床篇在介绍学者们的临床病例之前将整理一下到目前为止所获得的指针。

牙尖交错位

种植牙的上部结构分为临时修复体与最终修复体两部分。本书介绍的临时修复体有一步法和两步法两种。前者使用树脂制作，适用于种植体植入后咬合不稳定时期。后者是在树脂制作的临时修复体咬合面上贴附金属咬合面。

树脂容易咬合磨耗，而且很容易进行咬合调整，非常适合于种植体植入后立刻安装的临时修复体。临时修复体制作成舌侧集中𬌗。这种咬合模式在牙尖交错位每侧后牙部位分别形成5点接触。只有上颌后牙舌侧尖（功能牙尖）与下颌后牙的𬌗面窝咬合接触，下颌后牙颊尖（功能牙尖）与对颌牙不接触。下颌后牙的𬌗面窝与上颌后牙舌尖最好尽可能位于基台正上方。

种植体倾斜植入情况下使用角度基台。这种情况可能修正的范围一般在20°以内，也有像Malo推荐的那样，在远中倾斜植入种植体时倾斜角度为30°左右。无论如何基台最好在咬合面正下方，种植体和基台的角度最好控制在20°～30°范围内。

金属咬合面临时修复体咬合依据𬌗学理论形成3点接触。咬合稳定以后天然牙的咬合模式比舌侧集中𬌗更难发生咬颊黏膜等问题。临时修复体作为咬合微调使用。

咬合调整结束，制作最终修复体，咬合方面应该注意正中关系外周牙尖斜度尽可能平缓，相反内周倾斜角度要大。结果就会出现平缓倾斜度牙尖与深𬌗面沟组成的咬合面。

平缓倾斜度牙尖有助于后牙咬合分离的形成，偏离正中颌位运动时有利于避免水平压力。另外，深𬌗面沟不仅起到让粉碎食物流出的溢出通道作用，而且可以减轻咬合负重。必须要注意，一旦忽视了这样的考虑，天然牙的使用寿命就会缩短。如果根据**条件1**设置Zero Hoby𬌗架的髁道与切导盘制作后牙，那么平缓倾斜度就很容易形成。

基本上"一个牙根对应一颗种植体"的概念考虑比较周密，然而也有像Malo那样的意见，让种植体倾斜植入可以减少种植体数目。关键是水

201

平投影时上部结构的咬合面位于种植体上方。如果种植体倾斜角度在20°～30°，那么支撑效果也许不会出现问题。

种植牙和天然牙混合存在情况下，轻咬时最好让种植牙不发生咬合接触，只有在最大限度紧咬时发生咬合接触。两者之间留有30μm间隙。此外，牙尖交错位时下颌切牙形成0.8mm左右的覆盖比较安全。这点对于无牙颌病例是非常重要的基准，这个位置如果不赋予一定的自由度，大部分患者就会感觉不舒畅。

与此相对，给尖牙形成覆盖就可能出现问题。如果赋予尖牙的自由度太大，牙尖交错位就会不稳定，就不能正确地形成后牙咬合分离。尖牙覆盖在30～50μm比较合适。这是考虑到水平压力作用下相对于天然牙68～108μm的动度，种植牙只有15～58μm的动度，为了在天然牙移动后再让种植牙接触而设计的差别。

上部结构咬合面的颊舌径要比固定桥桥体稍窄。一般认为桥体的颊舌径是天然牙的90%，那么上部结构的颊舌径是天然牙的80%比较合适。必须以牙尖交错位时咬合不给种植体形成创伤为目标。

对颌牙无论是天然牙还是种植牙都必须进行探讨。咬合面使用陶瓷材料的情况下，如果上下颌有一方是种植牙，另一方是天然牙，那么崩瓷几乎都发生在种植牙一方。这种情况下应该考虑陶瓷咬合面的禁忌。

Malo建议All-on-4最终修复时由于考虑到审美方面的问题，上颌最好制作成陶瓷材料咬合面，下颌制作成树脂咬合面，避免上下颌牙齿以陶瓷材料进行咬合。让坚硬的材料与软的材料咬合可以避免破折现象。考虑最终修复体咬合面材料时最好参考这方面指针。

殆学上让牙尖交错位与正中颌位一致是最重要的前提条件。然而，种植牙修复特别是无牙颌病例手术后由于下颌有前移倾向，所以事先必须设想将来可能会出现长正中现象。这种情况为什么会发生还不是很明确。

对于通过种植牙传递来的刺激，骨组织能够积极地做出反应并出现骨再生已经是确定的事实，这也许造成牙槽骨不可思议的发育（？）。栓道（key and keyway）脱离可能就是这个原因。另一方面，消极反应可能引起骨吸收，无论如何都会对种植牙咬合产生影响。必须要注意种植牙正中颌位是起点，不是最终的咬合位置。

旋转力矩的形成

旋转力矩可能形成水平压力，而且还可能造成种植牙破坏。旋转力矩有静态的和动态的两种。前者形成于牙尖交错位垂直负重，后者产生于偏离正中颌位运动过程中形成的水平压力。

如果咬合负重加载到上部结构咬合面的位置超出基台直径以外，那个位置就容易形成杠杆作用。因此，即使在牙尖交错位施加垂直压力，也可能产生旋转力矩。为了避免这种情况，必须注意咬合压力集中在基台横断面范围内（可负重区域）。植入3颗以上种植体时让咬合负重位于支撑区域内就可以避免旋转力矩。有关偏离正中颌位运动时产生水平压力问题将在下一节进行说明。

种植牙诱导

为了避免后牙水平负重，通过前牙诱导形成后牙咬合分离非常有效。问题是前牙部位植入的种植体是否能够支撑水平压力。天然牙受到神经肌肉系统的保护，而种植牙是否也可以期待这样的功能还不确定。

为了避免给种植牙施加水平压力，形成种植牙和天然前牙同时诱导的组牙功能也许是目前可以考虑的最好策略。可是，如果让两者同时接触，由于天然牙具有生理动度，所以水平压力就不得不由种植牙单独承担。

为了避免这种情况发生，必须把天然牙生理动度的部分在下颌尖牙牙尖位置形成水平间隙。这就是前面提到30～50μm值的由来。另一方面，为了保护种植牙，如果仅仅让天然牙行使前牙诱导，结果天然牙就可能负重过度，这点在前面已经有所说明。

为了避免天然牙负重过度，必须形成天然牙和种植牙与对颌牙恰当接触的前牙诱导。这样由两者协调诱导均等分配水平压力非常重要。

用种植牙修复前牙和前磨牙连续缺失的情况下，把种植牙连接起来是绝对的条件。然而，这样病例如果上部结构形成组牙功能，对颌天然牙就可能受到来自上部结构的强大水平压力作用，发生咬合磨耗或楔状缺损。为了避免这种情况发生，必须注意尖牙诱导，用尖牙单独控制水平压力。连接对种植牙非常有效，可是组牙功能对天然牙有害。必须把两者区别开来思考。

为了寻求其中奥妙，设定前牙诱导时两步法行之有效。利用Zero Hoby或Twin Hoby耠架的切导盘可以形成均衡的前牙诱导，而每个病例前牙诱导最终调节根据平均值进行适当的增减。为了实现这样的目的，学者们建议使用喷砂后的金属咬合面。

临时修复体安装后在最初行使功能过程中，喷砂的咬合面会出现各种各样大小的接触点（闪亮点）。为了使尖牙诱导面形成一条细线，在反复修正过程中，接触点就会变成有规律的集中小点，均匀地分布在咬合面上。这种情况下肉眼也能发现咬合达到了稳定（病例1见图21-1a～k，病例2见图21-2a～h）。

病例 1

主诉左上后牙固定桥脱落的62岁男性患者。

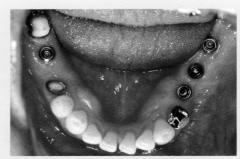

图21-1a　植入种植体后的咬合面状况。

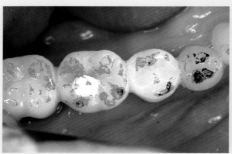
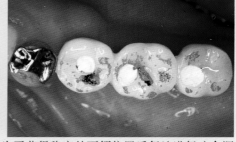

图21-1b　安装用树脂制作的临时修复体，为了获得稳定的下颌位置反复地进行咬合调整。

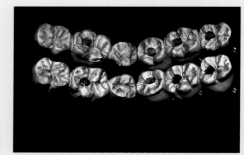

图21-1c　下颌位置稳定后替换成金属咬合面临时修复体。咬合面喷砂后的状态。

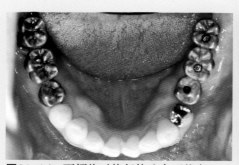
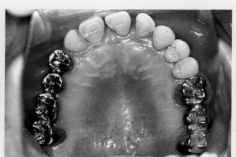

图21-1d　下颌临时修复体咬合面状态。　　图21-1e　上颌临时修复体咬合面状态。

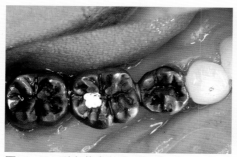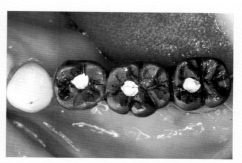

图21-1f　刚安装完的金属咬合面。

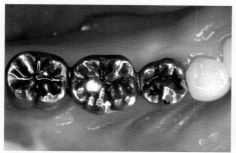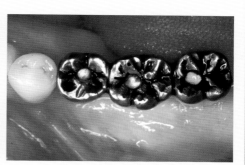

图21-1g　1周后状态。

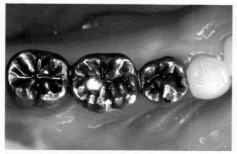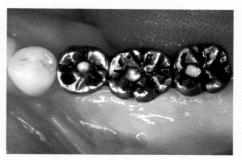

图21-1h　4周后状态。

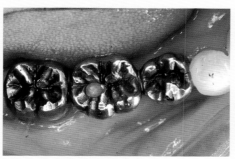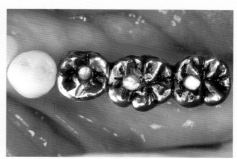

图21-1i　6周后状态。

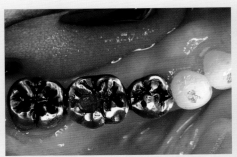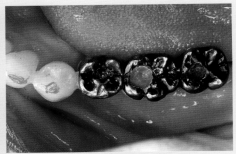

图21-1j 8周后闪亮点出现的位置局限于固定位置，据此判断下颌位置已稳定。

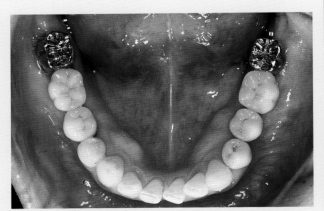

图21-1k 安装上最终修复体的状态。

病例2

主诉左上后牙松动的67岁男性患者。

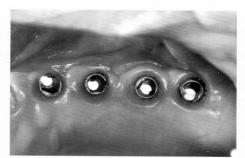

图21-2a　植入种植体后的咬合面状态。

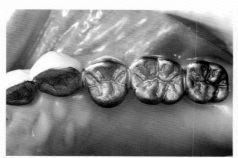

图21-2b　安装附着喷砂过金属咬合面的临时修复体。

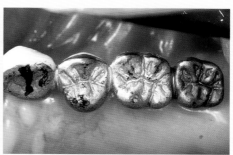

图21-2c　刚安装完的临时修复体用咬合纸标记，发现后牙咬合面接触不规则，尖牙诱导也不稳定。

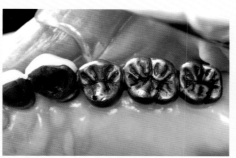

图21-2d　闪亮点还不规则。

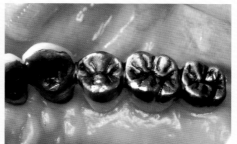

图21-2e　闪亮点固定，尖牙诱导也变得规则。

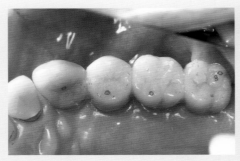 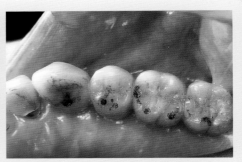

图21-2f 安装完上部结构的咬合面状态。　　图21-2g 用咬合纸标记显示咬合稳定。

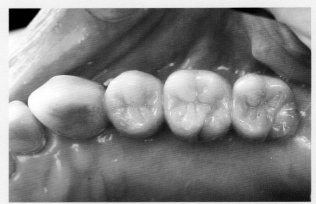

图21-2h 3年后的咬合面状态。

上部结构使用寿命

必须牢记种植牙的上部结构不可能成为永久的修复体。天然牙如果受到很强的咬合力作用，牙周膜就会变形稍稍下沉。这可以理解为天然牙缓冲负重刺激生理现象的重要一环。众所周知，这种情况日积月累就会出现咬合磨耗或牙颈部楔状缺损。

另一方面，由于种植体和骨组织形成了牢固的骨结合，这种现象不可能发生。负重的冲击被咬合面吸收，可能引起咬合面材料破损。因此种植牙上部结构的咬合面材料与天然牙相比在早期容易破损。可以说陶瓷或聚合瓷材料的崩瓷特别无法避免。就连金合金也会发生显著的磨耗或变形。

基于以上理由，种植牙上部结构是有寿命的，具体时间如下：

树脂：3～5年

PFM：7年

白金加金：15～20年

陶瓷材料咬合面安装后1年以内出现微观裂纹，并随时间推移继续发展。由于上部结构磨牙远中边缘嵴容易受到很大负载，所以，这个部位如果用陶瓷材料修复，那么从这儿开始崩瓷的现象较多。这就是种植牙位置越靠近远中越容易受

病例3

Dr. Male的All-on-4病例（感谢Dr. Male）

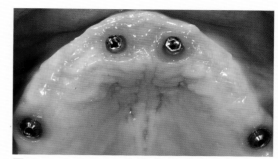

图21-3a　All-on-4上颌咬合面状态。

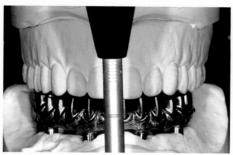

图21-3b　Procera冠粘接的金属支架。

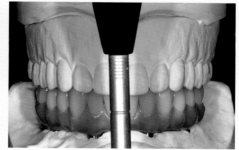

图21-3c　安装上CM桥的状态。

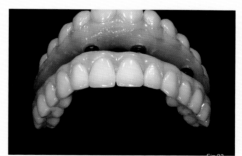

图21-3d　使用CAD/CAM制作的纯钛材Procera桥。

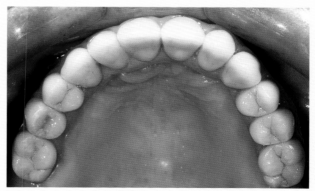

图21-3e　完成的上部结构。

到更强咬合力的原因。位于远中的种植牙靠近作为支点的颞颌关节，而且也接近咬肌与颞肌等强力肌肉，容易形成很强的咬合力，这也是为什么从远中边缘嵴开始崩瓷的原因。

好好理解这一点，必须向患者说明陶瓷或聚合瓷那样的美容修复材料有很大的风险。如果发生崩瓷，即使不从种植体上卸下上部结构，也应该考虑更换新的冠修复体的方法。

方法之一，用金属制作支架，用CAD/CAM制作陶瓷冠，再把每个冠粘接到金属支架上。把这个方法使用到All-on-4的CM桥，在功能和审美两方面都获得了很高的评价。扫描的全瓷基地数据可以保存备用。如果把制作咬合面饰面瓷硅橡胶模型也保存下来，那么就很容易复制相同的修复体（图21-3a～e）。

如前所述，像陶瓷和树脂类材料，如果一方是坚硬的材料，而对颌牙使用比较软的材料可以说是切合实际的方法。如果下颌是树脂材料，那么颌位关系发生偏移后就可以随时修正。也就是说下颌最终修复体制作成树脂咬合面，用纯钛制

作支架，可以及时重新制作与更换。

上颌最终修复体尽管是陶瓷咬合面，可是下颌咬合面每次仅限于树脂制作的临时修复体，这也许就是生活智慧之一。现在对种植牙美学效果的关注度很高，然而，如果一向追求这样的效果，用陶瓷材料再现上下颌牙，那么5年后、10年后很可能就陷入困境。必须先考虑功能，然后再考虑与功能并存的美学效果。

细山在日常临床中常常用心制作两颗最终修复体，上部结构每年更换，通常注意确保最初的咬合位置。卸下的上部结构返回加工厂利用空闲时间进行修理。这个方法就可以使用聚合瓷。聚合瓷具有与牙釉质接近的耐磨耗性，美学效果也很优越，只是使用年数方面还存在不足。可是使用1年绝对没有问题，所以可以放心使用。通过这个方法可以给患者提供最合适的咬合面材料。

上述，学者们归纳了种植牙咬合的基本概念。下一章列举病例并根据这些基本概念进行具体介绍。

种植牙咬合指南

　　学者们主张的种植牙咬合指南归纳如下。这个指南把临时桥修复体制作成树脂和金属咬合面两种。前者由于比较柔软，容易咬合磨耗，所以短时间内让下颌位置稳定非常有效。后者对金属咬合面进行喷砂处理形成梨皮纹状表面，咬合接触部位通过闪亮的点记录，参考这些点进行咬合调整就能确立与种植牙相协调的咬合关系。完成修整的金属咬合面再重新安装到殆架上，这对于把咬合关系转移到最终修复体起有效作用。

●树脂临时修复体

（1）种植体植入后，取精密印模，制作工作模型。

（2）用工作模型制作殆堤取咬合关系。

（3）取正中颌位（上前方位置）咬合。

（4）使用面部分析仪把上颌模型安装到Zero Hoby或Twin Hoby殆架上。

（5）用两步法给树脂临时修复体形成后牙咬合分离。对颌牙是天然牙的情况下要进行精密调磨整理咬合平面。牙列的一部分存在天然牙咬合时，根据**条件1**为了让上下颌后牙正好接触调整牙尖斜度。

（6）原则上尽可能把种植牙连接起来，但侧方运动时诱导功能由一颗尖牙来完成，而不是组牙功能。把种植牙连接起来可以有效地防止微小动度，可是最近也有人对连接的效果持怀疑态度，是否需要连接必须根据每个病例进行探讨。

（7）树脂临时修复体制作完成后安装到口腔内。

（8）给患者使用树脂临时修复体，仔细检查形成的咬合是否合适。用咬合纸进行咬合检查。由于咬合纸的材质不适合详细的调殆，所以如果要以左右获得均衡咬合接触为目标，必须充分地进行调整。

（9）咬合不合适情况下，经常会出现下颌偏移、牙尖干扰、树脂折裂等。

（10）反复进行咬合调整，直到下颌位置稳定。

（11）佩戴树脂临时修复体3～4周。

树脂临时修复体

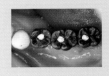

金属咬合面临时修复

●金属咬合面临时修复

（1）树脂临时修复体咬合稳定后，为了记录下颌位置取正中颌关系。

（2）从口腔内卸下树脂临时修复体连接到工作模型上。这时从殆架上分离下颌工作模型，拆下安装盘。

（3）使用正中颌关系让下颌树脂临时修复体与上颌树脂临时修复体咬合。

（4）把下颌模型固定到殆架上，卸下树脂临时修复体。

（5）在殆架上再一次使用树脂制作临时桥。

（6）制作完临时桥后，在后牙咬合面和上颌前牙舌面磨除2mm左右，设置固位孔。

（7）使用蜡型形成咬合面形态。

（8）使用两步法形成后牙咬合分离。

（9）确认是否明确地再现了尖牙诱导。

（10）包埋蜡型，铸造，研磨。

（11）把金属咬合面粘接到树脂临时修复体上，放回到工作模型上再进行咬合调整，然后把咬合面喷砂处理成梨皮纹状。

（12）把金属咬合面临时修复体安装到口腔内，让患者进行日常饮食生活。

（13）检查金属咬合面上出现的闪亮点，进行咬合调整。

（14）最大的目标是牙尖交错位左右两侧出现均等大小的整齐闪亮点。而且在调整过程中尖牙诱导呈现的路径由宽变窄。如果理想的闪亮点反复出现在咬合面相同的位置，就可以判断尖牙诱导功能正确。尖牙诱导本身的轨迹即使不特别呈现也无妨。

（15）金属咬合面临时修复体一般安装在口内1~3个月，咬合稳定后进行最终修复体制作。

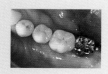

最终修复体（复合树脂/陶瓷）

●最终修复体

（1）在金属咬合面临时修复体咬合的确定后取正中颌关系。

（2）把金属咬合面临时修复体从口腔内卸下安装到工作模型上。这时候把下颌工作模型从固定环上卸下，用正中颌关系固定下颌模型。

（3）把金属咬合面临时修复体安装到𬌗架上，调节切导盘与金属咬合面临时修复体的尖牙诱导路径相吻合。Twin Hoby𬌗架可能适合于这种操作的每个调节。金属咬合面临时修复体确定的咬合关系中正中关系通过这种再安装操作可以转移。由于牙尖斜度使用两步法可以再现，所以剩下的工作就是再现尖牙诱导路径。如果让𬌗架的切导盘与金属咬合面临时修复体诱导路径相吻合，那么就可以精密地转移。

（4）与真实的尖牙诱导路径是曲线相对，𬌗架的切导盘是由直线组成。然而由于曲线是根据对颌牙的球面形状制作而成，所以实际运动沿直线路径。用细针描绘的哥特式弓通常是直线就是这个原因。𬌗架的切导针尖端由于是半球形，所以即使相同的运动，如果描绘其运动轨迹，那么树脂切导盘也就成为曲面。

（5）最终修复体咬合也形成后牙咬合分离。由于尖牙诱导分别进行调整，未必固定在一个平均值，所以必须注意后牙咬合分离量经常与标准值不一致。

（6）根据美学效果需要，上颌最终修复体的咬合面使用陶瓷制作。而且，下颌使用复合树脂制作，同样的修复体制作两个，其中一个安装到患者口腔内，另一个放在医院保存备用。复合树脂咬合面1～2年更换一次，期间对使用过的修复体进行修理备用。通过定期更换修复体可以改善树脂老化引起的咬合高度降低或牙尖交错位发生的偏移，保持修复时确定的咬合关系。此外，考虑维持下颌位置稳定，仅最后面牙齿使用金属全冠。种植牙修复最大的错误就是一个上部结构反复使用与反复修正。这样修正过程中，就有可能丧失好不容易确立的正中关系，下颌也可能发生偏离。

（7）复合树脂虽然具有优越的美学效果，可是，由于容易咬合磨耗，所以必须尽力限制在一定期限内使用。结果形成陶瓷对复合树脂的咬合，使崩瓷现象防患于未然。

第22章

金属咬合面确定下颌位置

本章介绍金属咬合面确定下颌位置的临床病例。这个方法的最终目的是为种植牙寻求最适合的下颌位置。

下颌位置的稳定

牙齿丧失和重度牙周病患者咬合破坏，在治疗下颌位置或前牙诱导丧失患者的情况下，首先必须考虑下颌位置的稳定。在正中颌位（上前方位置）把上下颌工作模型固定到𬭤架上，使用即刻可以固化的树脂制作第一步树脂临时修复体。把这个修复体粘接固定到口腔内，通过添加或调磨树脂寻求下颌位置稳定。实行即刻负重的情况下，这个操作在植入种植体后立刻进行。

最初刚戴上临时修复体时，大部分情况下下颌位置都不稳定。所以，第一步适合使用树脂制作临时修复体。此时下咬合调整仅仅为了应付下颌发生大的偏移，即使使用咬合纸也能完全处理。而且树脂材质较软，短时间可以发生咬合磨耗而获得最初位置。

种植体与骨组织形成牢固的骨结合，咬合压力直接传递到骨组织，通过肌肉或牙周膜实现缓冲作用的余地很少。所以，种植体负重有时会形成强大的应力。为了避免这种情况发生，一旦受到咬合应力，下颌就会寻求安全的位置发生偏移。特别像无牙颌病例或两侧游离端缺失病例这些缺牙范围较广的情况那种趋势会更强。

通过神经肌肉系统对负重具有保护作用的天然牙修复和种植牙修复具有很大差异。天然牙如果在正中颌位进行咬合重建，几乎所有情况下咬合都能稳定。然而对于种植牙来说，正中颌位是一个开始位置，在那儿下颌位置未必稳定。多数情况下，上部结构刚连接好下颌就发生偏移，有时即使过了10年偏移也没有得到恢复。对于下颌来说什么位置最适合，没有可预知的方法。它受种植体植入位置、数量、倾斜情况、骨密度、患者咬合力等各种各样的条件影响。用树脂制作的临时修复体最适合这种情况。

咬合检查使用咬合纸，以临时修复体安装后3~4周为目标持续进行调整（图22-1b，c）。咬合纸不能获得详细的空间信息。所以过了这段期间以后更换具有金属咬合面的临时修复体。这样，临时修复体就从第一步进行到第二步。

植入后4周时间新生的骨小梁就会包绕在种植

体表面，开始具备负重条件。可以认为这个时期是更换金属咬合面的合适时期。由于金属咬合面事先实施了喷砂处理，所以和对颌牙接触的地方就会呈现闪亮点。根据这些点的形状或大小就可以分析咬合情况。使用金属咬合面进行咬合调整通常以3～10周时间以内为目标（图22-1d～p，图22-2g～n）。

通过闪亮点大小可以了解咬合接触时机。有闪亮点的地方表示牙齿有接触，没有闪亮点的地方表示牙齿没有接触。根据闪亮点的大小能够了解大的点从最初开始接触，小的点接触得较晚。下颌位置不稳定的情况下这些闪亮点呈散乱的不规则分布。然而，一旦咬合稳定下来，那么这些点就会变得更小，具有规则性，并且集中到一个位置。对于下颌位置有问题的患者，可以通过试错法来改变咬合形式。这种情况下记录的闪亮点不整齐。

另外，殆架在构造上由于存在微米级单位偏差，所以在殆架上形成的咬合接触点在生体上未必能够完全不变地再现。这个误差通过闪亮点的大小来表现。这些亮点经过反复修正，最终咬合接触点相对集中，因此，这时可以发现下颌位置稳定，咬合负重时应力呈最小的状态。

美学观点

美学种植修复治疗时，通常把陶瓷或聚合瓷用作咬合面材料，可是安装到口腔内有时短时间就发生崩瓷，这点让牙科医生非常烦恼（图22-1q～u，图22-2o～r）。有牙周膜的天然牙受到很强咬合力情况下，牙齿可以通过下沉来缓冲应力。然而，种植牙与骨组织形成牢固的骨结合，不能期待这样的作用。为了缓冲应力，通常会发生咬合面材料损坏或极度的咬合磨耗。

为了避免这种情况发生，咬合面材料通常选用金合金，或对颌牙使用比较软的树脂材料，可是从美学角度看这也不能说是最好的方法。不可避免使用陶瓷或聚合瓷情况下，安装金属咬合面临时修复体反复进行咬合调整，直到咬合稳定再更换陶瓷或聚合瓷咬合面最终修复体，这可以说是最好的方法。使用这种方法就很少见到咬合面损伤。

确认咬合集中点

在确定下颌位置过程中，使用咬合集中点方法的优点在前面已经详细地叙述。这种情况下也有读者会问是否可以直接使用金属咬合面临时修复体而不使用树脂临时修复体。回答是否定的。

树脂咬合面虽然可以使用咬合纸检查确认，但咬合纸只能显示二维平面的咬合记录，不适合记录三维空间的咬合状况，也就是说不能做咬合高度的检查。另外，如果咬合纸太厚，那么咬合高点周围也会留有印迹，很难进行精密的咬合分析。

在这方面喷砂处理后的金属咬合面没有厚度，能够精确地显示咬合高点。咬合高度通过呈现的闪亮点大小来区别。有时记号不能简单地清除，这种情况下除喷砂处理咬合面以外可能没有更适合临床应用的材料。

病例 1

主诉有上下颌咀嚼障碍的60岁女性患者。

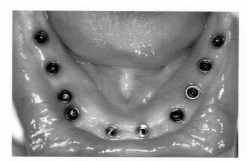

图22-1a　植入种植体的咬合面状态。

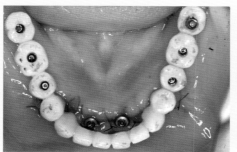

图22-1b　用树脂制作的临时修复体。

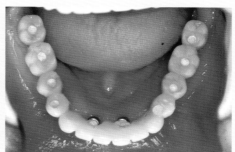

图22-1c　使用树脂临时修复体过程中努力地进行咬合调整，等待下颌位置的稳定。

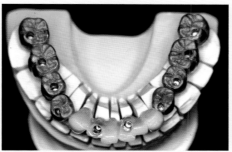

图22-1d　附着有金属咬合面的临时桥。

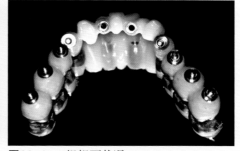

图22-1e　组织面状况。

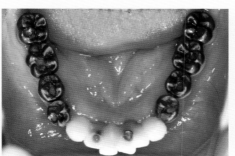

图22-1f　安装到口腔内的状况。

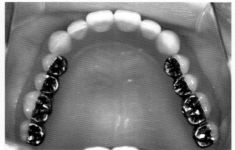

图22-1g　对颌牙咬合面状况。

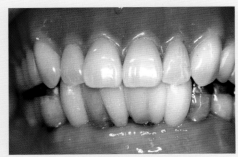

图22-1h 唇面状况。

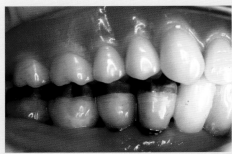

图22-1i 右侧状况。

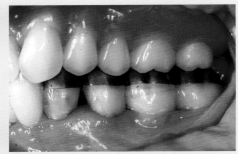

图22-1j 左侧状况。

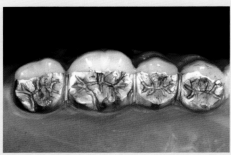

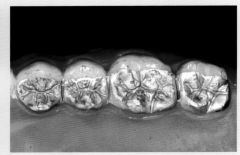

图22-1k 刚装上后的咬合状况。

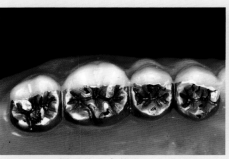

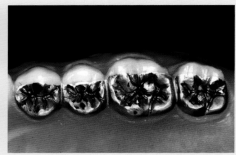

图22-1l 1周后的咬合状况。

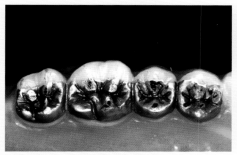

图22-1m　2周后的咬合状况。

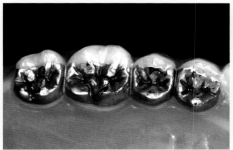
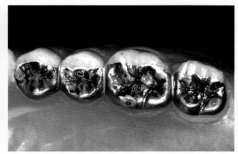

图22-1n　3周后的咬合状况。

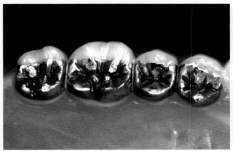
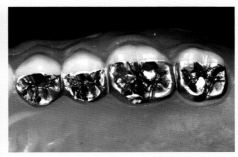

图22-1o　4周后的咬合状况。

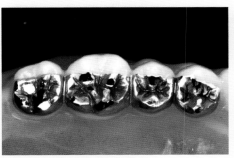
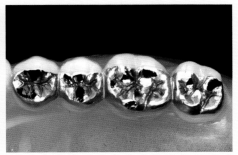

图22-1p　5周后的咬合状况。

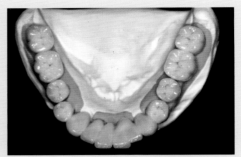

图22-1q 拆除金属咬合面临时修复体制作最终修复体。

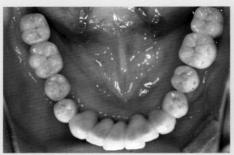

图22-1r 安装到口腔内的状况。

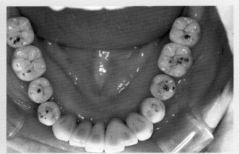

图22-1s 牙尖交错位咬合纸印迹稳定。

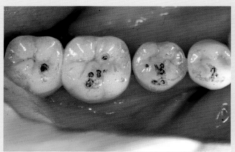

图22-1t 咬合纸印迹放大照片。

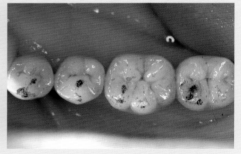

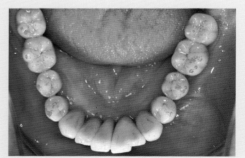

图22-1u 微调后咬合纸印迹。

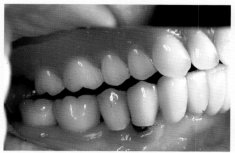

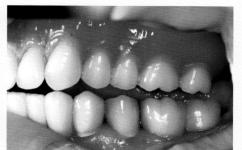

图22-1v 右侧后牙咬合分离状况。

图22-1w 左侧后牙咬合分离状况。

病例 2

主诉上下颌咀嚼障碍和颞颌关节疼痛的66岁男性患者。

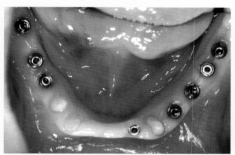

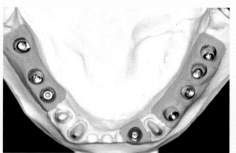

图22-2a 植入种植体的咬合面状况。

图22-2b 工作模型上咬合面状况。

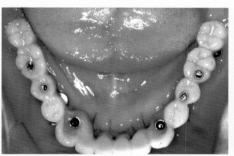

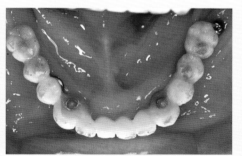

图22-2c 用树脂制作的临时修复体。

图22-2d 牙尖交错位用咬合纸记录的印记。

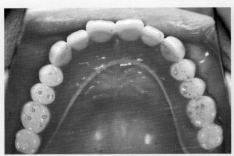

图22-2e　对颌牙咬合面状况。

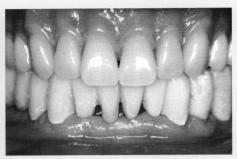

图22-2f　唇面状况。

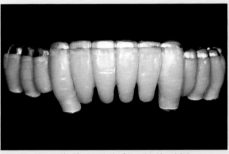

图22-2g　附着金属咬合面的临时桥。

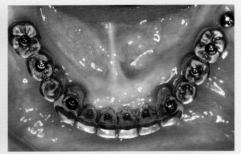

图22-2h　安装到口腔内咬合面状况。

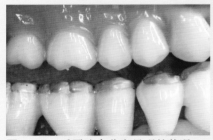
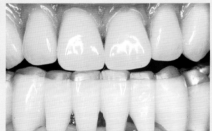
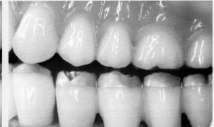

图22-2i　后牙咬合分离呈现的状况。

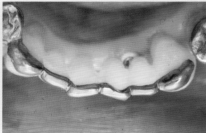
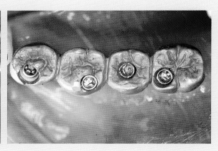

图22-2j　刚安装到口腔内的咬合面状况。

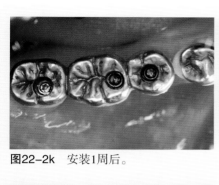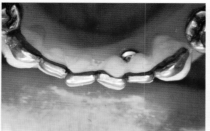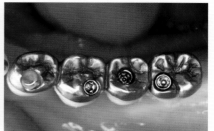

图22-2k　安装1周后。

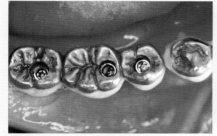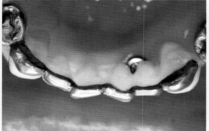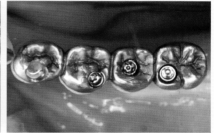

图22-2l　安装2周后。

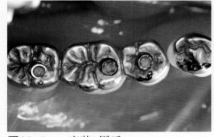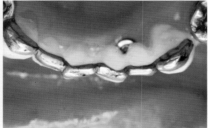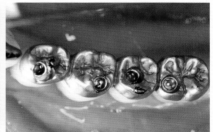

图22-2m　安装3周后。

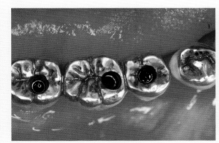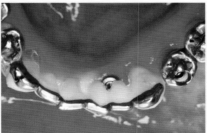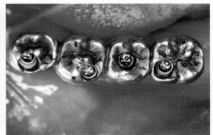

图22-2n　咬合调整结束后状况。

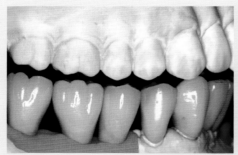
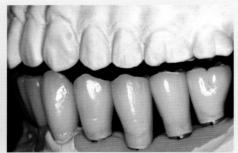

图22-2o　𬌗架上最终修复体后牙咬合分离状况。

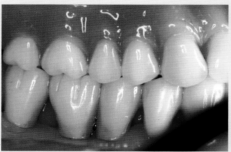

图22-2p　安装在口腔内的侧面状况。

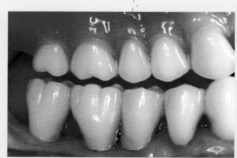
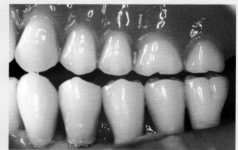

图22-2q　口腔内后牙咬合分离状况。

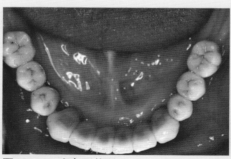
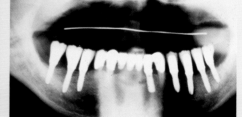

图22-2r　咬合面状况。　　　　　　　图22-2s　口腔全景片。

第23章

种植尖牙诱导

本章介绍通过种植牙形成尖牙诱导而使用金属咬合面的方法。金属咬合面在这种情况下也非常有效。种植牙控制下颌运动，尽管确认存在某种本体感受器，但是具体的感受能力还不确定。种植牙感受压力能力仅仅是天然牙的1/20，这种功能到底能够起到什么作用还存有疑问。

正因为如此，让种植牙行使尖牙诱导情况下：（1）尽可能和邻接的天然牙同时接触，有效地利用天然牙本体感受器；（2）没有邻牙的情况下灵活运用跨牙弓保护；（3）尽可能植入多颗种植体并连接起来，侧方运动的诱导由尖牙单独行使而不是组牙功能。因此必须说明以上这些注意事项。

水平压力诱导

即使让种植尖牙和邻接的天然牙同时接触，由于水平压力作用下天然牙生理动度为68～108μm，而种植牙仅为15～58μm，所以尖牙诱导接触过程中要形成间隙差。如果开始就让两者同时接触，那么侧方运动过程中天然牙就会偏离诱导路径，侧方压力就会完全由种植牙承担。

为了避免这种情况，必须在种植牙与下颌尖牙牙尖之间形成30～50μm的水平间隙。

同样也可以说明垂直负重，天然牙和种植牙混合存在情况下，建议把种植牙咬合设计得比天然牙低（30μm）。这个虽然是具有说服性理论，但是和上面所述的水平压力情况相同，实践起来非常困难。

然而，使用金属咬合面情况下，由于最终的尖牙诱导呈现为一条线，所以可以用视觉确认和邻接天然牙的接触时机。如果种植尖牙诱导作用太强，那么把诱导路径稍微磨除一点就可以。如果诱导路径不足，那么把金属咬合面拆下来重新粘接就可以修整。

尖牙诱导与组牙功能的选择

为了对抗水平压力植入多颗种植体，并把这些种植体连接起来修复行之有效，这一点毋庸置疑（图23-1a，b）。必须要注意的地方是让定制的上部结构实施怎样的诱导。如果1颗尖牙单独种植修复，而且邻牙是天然牙，那么最好的方法是形成组牙功能，利用天然牙的本体感受器。

使用多颗种植体支撑上部结构的情况下如果实施组牙功能，那么对颌牙就像受到铁锤敲击一样，最终造成创伤。如果对颌牙是天然牙，就容易造成天然牙过度咬合磨耗或出现楔状缺损，结果导致咬合破坏。

尖牙诱导是下颌不走岔道的诱导功能。接触滑行的强力诱导功能是无用的。虽说是上下颌牙齿的接触，但闭口运动和侧方运动存在很大差异。前者牙齿接触不可欠缺，后者就不是那样。所以让尖牙单独诱导就已足够，没必要让更多的牙齿接触（图23-5g）。和单颗牙连接病例有着根本的区别，应该注意不要形成无意义的组牙功能。

如果使用金属咬合面，那么用肉眼就能确认哪颗牙发生接触，而且可以精密地分析接触量，所以能够再现理想的侧方诱导（图23-1e~k）。

确认闪亮点

一旦喷砂处理的金属咬合面与对颌牙咬合，那么接触的地方就会磨损而发光。这就是前面所说的闪亮点。闪亮点是咬合记录，通过对这个点的仔细检查就可以分析形成的咬合状态。

患者进行嚼碎型咀嚼运动情况下，功能牙尖内斜面就会出现闪亮点。亮点的大小随着咬合高度变化而变化，咬合低闪亮点小，咬合高亮点大。

就像反复描述的那样，使用金属咬合面的最大理由是确认咬合位置的稳定性。即使在形成尖牙诱导的情况下，最初的步骤都必须以确立咬合位置为目标。这个目标是否已经实现，可以通过集中在𬌗面窝中的闪亮点是否均一进行判断。如果闪亮点不均一且杂乱无章，那么还需要继续咬合调整，最终达到咬合稳定。

一旦咬合稳定，尖牙诱导就会呈现为一条线（图23-5e）。这条线出现在上颌尖牙的舌面，相对的下颌尖牙牙尖和第一前磨牙颊尖近中斜面仅呈现椭圆形闪亮点。需要调整的是上颌的线而不能触碰下颌。调整上颌就能部分地修正诱导路径，必须注意一旦磨除了下颌接触点就会消除原来的尖牙诱导。

线是下颌稳定副产物的表现。下颌位置不稳定时如果勉强地描绘一条线，那么不论怎样尖牙诱导都会变得很急，就可能形成太强侧方压力。再现尖牙诱导就是诱导下颌进入稳定的牙尖交错位，如果实现了这个目标就会呈现切割型咀嚼周期，出现一条诱导路径。接触滑行的强力诱导功能无用也就是这个意思。

此外，下颌如果发生很大的偏移，那么咬合面呈现闪亮点的同时尖牙诱导形成的线也会变得杂乱无章。这种情况下两者必须同时进行修正。闪亮点修正一般使用橡皮轮进行研磨。并且切牙诱导也要调整为一条线，而尖牙在调整过程中对其精密度不做要求。

病例1

本病例与图21-2相同，以尖牙诱导为中心进行解说。

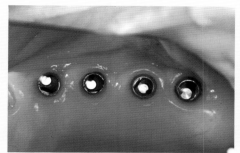

图23-1a　种植体咬合面状态。

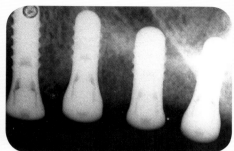

图23-1b　X线片。

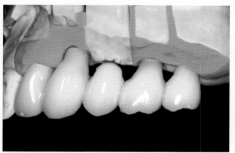

图23-1c　树脂临时修复体。

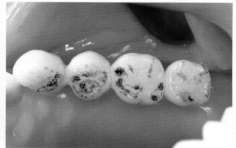

图23-1d　持续进行咬合调整使下颌位置稳定。

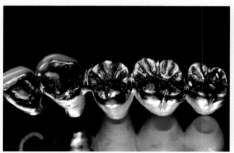

图23-1e　附有金属咬合面临时修复体。

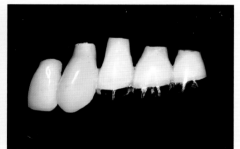

图23-1f　侧面状态。

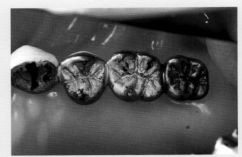

图23-1g　刚安装后的尖牙。

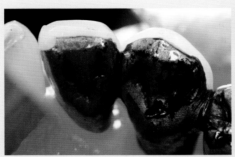

图23-1h　安装1周后。

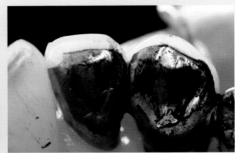

图23-1i　安装2周后。

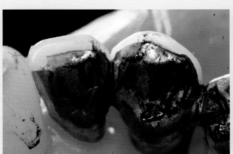

图23-1j　安装3周后。

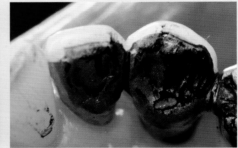

图23-1k　调整结束。

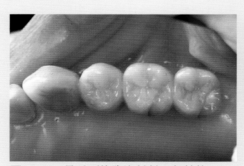

图23-1l　最后更换陶瓷材料上部结构。

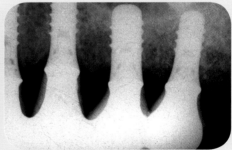

图23-1m　X线片。

病例2

主诉右下后牙缺失的59岁男性患者。

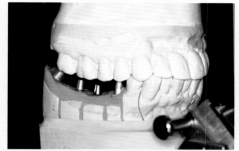

图23-2a　工作模型侧面状态。

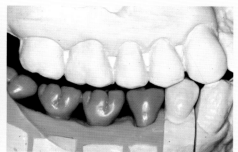

图23-2b　天然牙诱导作用与后牙咬合分离。

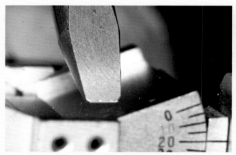

图23-2c　切导针从切导盘表面抬起。

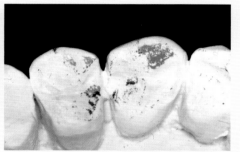

图23-2d　这是显示天然第一前磨牙诱导过度。磨除过度诱导部位。

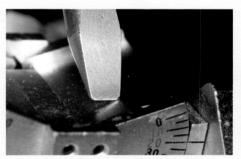

图23-2e　侧方运动过程中切导针抬起。

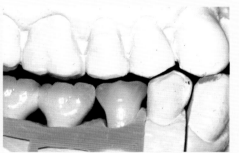

图23-2f　形成正常尖牙诱导就形成正常后牙咬合分离。

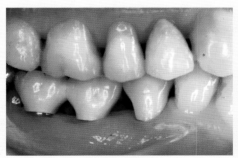

图23-2g　上部结构侧面状态。

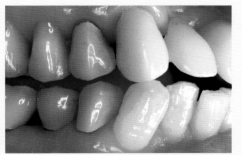

图23-2h　形成尖牙诱导和后牙咬合分离状态。

病例3

主诉颞颌关节痛的41岁男性患者。

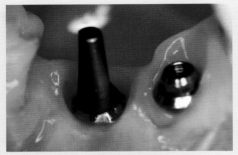

图23-3a　植入种植体的状况。

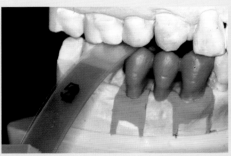

图23-3b　在后牙部位咬正中关系咬合片再现希望的后牙咬合分离量，并使其与切导盘吻合。

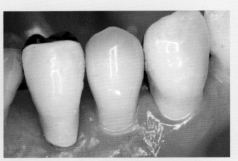

图23-3c　以此为诱导制作最终修复体。

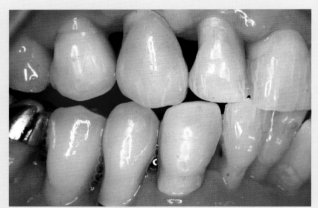

图23-3d　呈现尖牙诱导状况。

病例4

本病例为病例3（图23-3）患者1年后的情况。

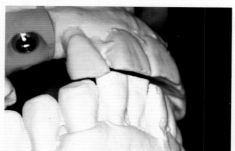

图23-4a　在尖牙缺失部位植入种植体。

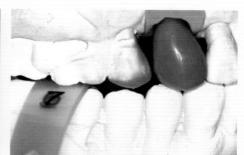

图23-4b　咬0.5mm厚正中关系咬合片再现后牙咬合分离，构建尖牙诱导。

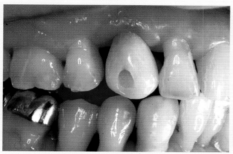

图23-4c　安装上树脂临时修复体。检修孔开口在唇侧。

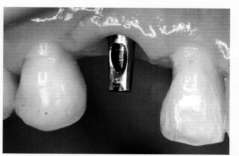

图23-4d　制作角度基台修正就位方向。

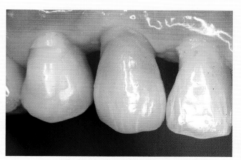

图23-4e　安装的最终修复体。

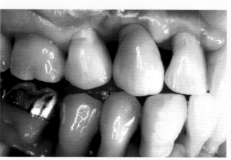

图23-4f　呈现后牙咬合分离状况。

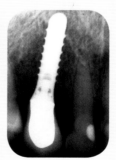

图23-4g　X线片。

病例5

主诉咬合痛的71岁女性
患者。

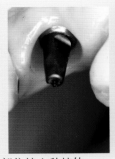

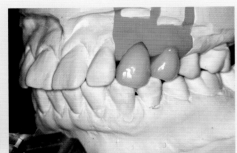

图23-5a 在尖牙缺失部位植入种植体。

图23-5b 最终修复体侧面状况。

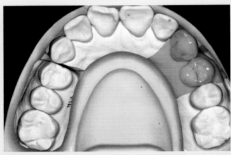

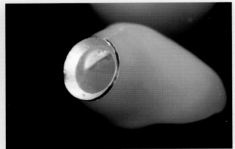

图23-5c 最终修复体咬合面状况。

图23-5d 最终修复体内面。

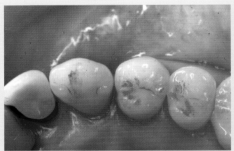

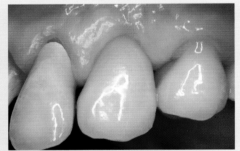

图23-5e 安装最终修复体的咬合面状况。

图23-5f 安装最终修复体的唇面状况。

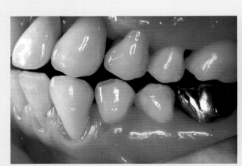

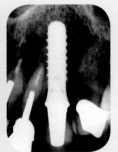

图23-5g 呈现后牙咬合分离状况。

图23-5h X线片。

制作最终修复体

通过金属咬合面临时修复体使下颌位置稳定，确保形成合适的前牙诱导后制作最终修复体。这种情况下最重要的操作是精密转移确定的牙尖交错位，而不是咬合面的细节。由于偏离正中颌位运动一开始就会形成后牙咬合分离，所以精密复制咬合面细节没有意义。

金属咬合面尖牙在咬合调整过程中呈现两种反应。如果用两步法形成的标准尖牙诱导与生体很融合，那么一开始就能描绘出光滑的线。如果与生体不协调，那么尖牙诱导呈现的线就会紊乱，必须进行调整。

如果像前者那样，那么精密地取得临时修复体形成的牙尖交错位咬合，然后把工作模型安装到Zero Hoby 殆架上就可以制作最终修复体，而且生体能够顺利适应。可是这样的病例很少。

另一方面，如果像后者那样，那么把修整好的金属咬合面临时修复体安装到Twin Hoby 殆架上，调节切导盘与修正的尖牙诱导一致（图23-6a～l）。由于这种殆架的切导盘可以个别调节，所以适合于这样的操作。这种情况最重要的操作是再现牙尖交错位。要注意，如果不精密地再现牙尖交错位，那么尖牙诱导路径就没有意义。

病例6

金属咬合面再现。主诉咬合痛和咀嚼障碍的68岁男性患者。颞颌关节感觉不舒服。

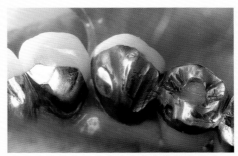

图23-6a　通过金属咬合面获得的尖牙和第一前磨牙闪亮点。一旦后牙咬合集中就可以确认尖牙诱导。

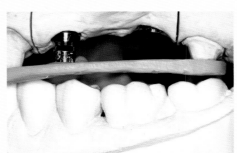
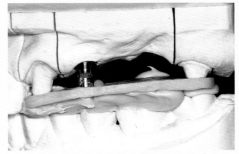

图23-6b　为了取正中关系把殆堤连接到基台上，取硅橡胶咬合记录并使用这个咬合记录把对颌牙列模型固定到殆架上。这个操作最重要的部分是正确再现金属咬合面集中的下颌位置。

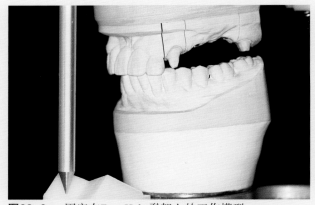

图23-6c　固定在Zero Hoby𬌗架上的工作模型。

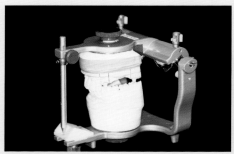

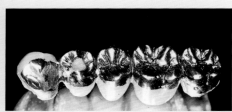

图23-6d　把金属咬合面从口腔内卸下，安装到工作模型上，再现偏离正中颌位运动。

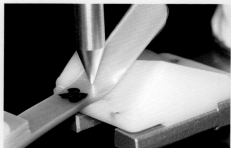

图23-6e　条件2的切导盘在侧方运动过程中切导针尖端上抬2.1mm（21张正中关系咬合片），发现与口腔内形成的尖牙诱导产生了分歧。

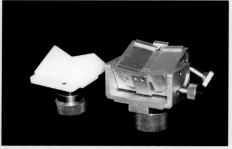

图23-6f　特别订购的Zero Hoby𬌗架专用调节切导盘。

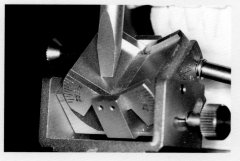

图23-6g　让切导盘的侧面角与金属咬合面尖牙诱导值一致。

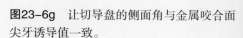

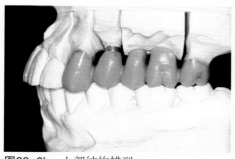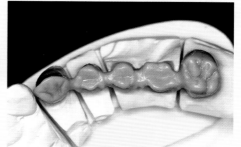

图23-6h　上部结构蜡型。

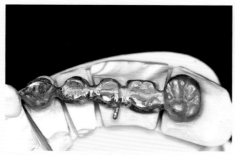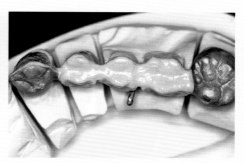

图23-6i　金属基底与涂布遮色瓷。

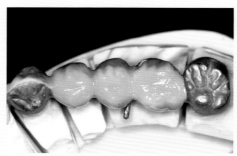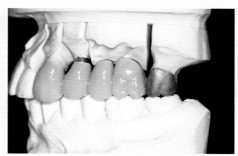

图23-6j　刚刚烧完成的陶瓷咬合面和颊面状况。通过两步法形成后牙咬合分离，没有必要在牙尖形态上花费太多精力。重要的操作是正确地转移下颌位置。

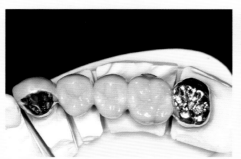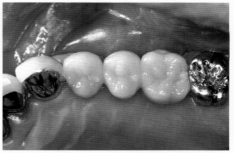

图23-6k　加工完成的上部结构。使用切导盘根据金属咬合面上的信息复制尖牙诱导。

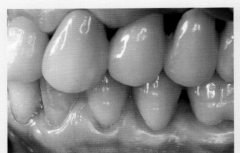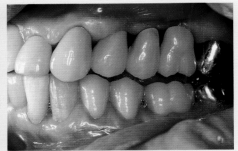

图23-6l 在口腔内呈现的牙尖交错位和后牙咬合分离状况。

结束语

后牙咬合分离不只是后牙分离。具备正确牙尖斜度的后牙牙尖在偏离正中颌位运动过程中不和对颌牙发生撞击而分离。具有病理性牙尖斜度的后牙一旦形成标准后牙咬合分离，那么尖牙诱导也会形成病理性诱导。一定不要忘记只有根据**条件1**正确地修正牙尖斜度才能形成适合生体的后牙咬合分离。想强调仅根据尖牙舌面形态是不可能制作出尖牙诱导。

这本书介绍了两步法制作临时修复体的方法（图23-2a～h，图23-6a～l）。可以理解通过金属咬合面进行咬合面精确检查的有效性。除此之外，由于每个阶段更换及时固化树脂、金属和陶瓷这些硬度不同的咬合面材料，才有患者对修复体材料容易习惯的有利之处。

种植牙咬合是未知领域。然而齿科临床以种植修复治疗为中心的今天必须考虑暂且先怎么做。在这里学者们使用试错法才好容易走到尽头。很自信地讲，现阶段还没有比这更科学、更合理的方法。

种植协调员

没有想做种植牙修复治疗患者就不能植入种植体。不植入种植体谈论种植牙咬合也没有意义。所以种植牙咬合必须追溯到牙科经营进行思考。

为了种植修复治疗的咨询，医院内配备种植协调员这样特殊员工就成了新的趋势。以领会患者对种植治疗的心情为基础，如何进行挑选与分析，把可理解信息传递给患者的流程系统化。患者信息收集由牙科卫生士来完成，牙科医生负责对信息分析和制订治疗计划，协调员担任咨询与说明。

信息收集从初诊开始，和患者的教育同时进行下去。重要的问题是让患者感觉到"牢记他的事，并认真处理"这句话的可靠性。患者对牙科医生已经做好了准备，不太容易敞开心扉。个别人要通过特殊的方法营造容易透露真心的氛围。这样的氛围必须在治疗初期形成，并在那个过程中让患者说出自己的生活习惯、饮食习惯、行为方式及对牙科的需求，最终引出患者的内心需求，充分地了解患者就可以构建良好的信赖关系。不过，仅仅是交流而已，来院3次左右就可以完成。

一旦建立了这样的信赖关系，就可以引出内心需求。这是潜在的牙科需求。通过牙科卫生士的指导传授正确的牙科知识，增强患者的参与意识，就可能看到患者对治疗的需求。这个阶段用患者容易明白的方式提出最终治疗方案，让患者存有的模糊要求表面化。

像这样把获得的信息或对话内容记录下来叫作过程记录，负责的牙科卫生士如果把领会到的口腔卫生意识进步程度和实践能力记录下来并进行分析，患者的内心需要就会明显地表现出来（把从内容直到观察记录的过程记录保存下来，同时也把牙科卫生士在观察过程中领会到的各种感想也一并记入其中）。这样做的最终目的是除了牙科医生以外，院内所有的医务工作者看了负责口腔卫生士记录的概要都能清楚地了解患者的状态。

以此为基础牙科医生制订最好的治疗计划，并自己进行（第一回）说明（图Ap. 1-1，图Ap. 1-2）。这是单纯从牙科医学立场提出最适合的治疗方案，其他可以替代的治疗方法不作为选择对象。从牙科医生角度，可以推荐的"最好"治疗计划，而像"其他还有这么便宜的治疗方法"之类不做说明。牙科医生的说明始终站在理论和客观的角度，越简洁越好。如果不那样

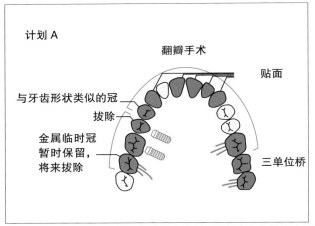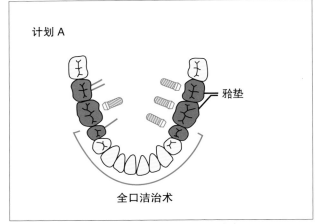

图Ap. 1–1和图Ap. 1–2 主治医生把治疗计划给患者提出后，紧接着协调员的作用是怎么让患者接受这个治疗过程。

做，患者就可能钻牛角尖，最终很可能没有退路。这里负责和患者面谈的工作交给协调员，而协调员如果对主治医生制订的治疗计划某个部分不能理解，那么和患者的面谈就不能顺利进行。

协调员最初的工作是确认患者对牙科医生提出的治疗计划留下什么印象。协调员要认真浏览前面的过程记录，对患者性格等必须十分熟悉。

协调员最好把收集的信息全部记在脑子里，用初次见面的姿态应对当前的场合。结果既不站在牙科医生的角度，也不站在患者的角度，而是站在中立的立场，客观地以对患者想法与决定可信赖的协商者身份能够应对自如。

患者的分类

如果把患者分为以下4种就容易理解。

第一种：牙科知识丰富，经济富裕。

第二种：牙科知识丰富，经济不富裕。

第三种：牙科知识缺乏，经济富裕。

第四种：牙科知识缺乏，经济也不富裕。

第一种是不需要协调员的类型，患者由于对治疗必要性等完全了解，所以只要把治疗过程中可能遇到的问题、家庭护理须知及定期检查必要性等进行说明就足够了。这种类型大多数是经常来院患者或接受过种植牙修复治疗患者的介绍等。

第二种是对于治疗的欲望坚定，中心话题是减少治疗费。结果"心情可以理解，与牙科医生见面反复重新研究治疗计划"。治疗计划必须把种植体植入到最关键的部位，让其真实感受到种植牙的咀嚼效率和舒适性，让其知道健康投资对身体有多么重要，其他部位暂缓治疗，对最合适的治疗意愿很强。年轻女性想变漂亮，可是没有预算的患者与此相当。

第三种是最难处理的患者，牢骚很多，大多数人治疗后不接受维护。如果详细检查过程记录，这种患者就容易特别指定。由于不能期待术

表Ap. 1-1　根据患者的问诊得到的咀嚼模式诊断表记录。用术前（红色）和术后（黑色）的改善程度对患者进行客观的说明

项目	粗糙咀嚼者		半粗糙咀嚼者		判断保留	半精咀嚼者		精咀嚼者
全部项目			A	B	✿	B	A●	
牙齿	✿			A	B●	✿	B	A●	✿
咀嚼方式	A●	B		✿	✿		✿	B	A
饮食方式				✿					
发育过程	✿		A	B		B●	A	✿
生活状况	✿		●					✿
健康状况	✿				●	B	A●	✿
a.身体上	✿				●	●		✿
b.心理上	✿		A	B		B	A●	✿
b-1）性格与行为	✿			B●	✿	B	A●	✿
b-2）心理状态	✿		A	B●	✿	B	A●	✿

（女性）

后维护，所以短时间内治疗失败的可能性很高。因此，给这种类型患者治疗时最关键的地方是仅植入1颗种植体，如果自己能够做好口腔卫生的维护和保养，那么就能真实感受到舒适的咀嚼效果、优越的审美效果和社会的需求。其他暂缓治疗，最好让其明白治疗的合理性。必须让这类患者了解种植牙修复治疗的好处，从长计议增强牙科知识。那些认为只要有钱什么都可以办到的患者风险很高。这种类型患者在协调员的应对方法上无论是医院好的宣教人员，还是差的宣传者，都比较复杂。

对于**第四种**类型患者需要注意，一旦不认真做好咨询服务，很可能形成一切为了赚钱的负面影响。所以，能够确保咀嚼功能，最小限度暂缓治疗，好好说明在那期间如果放任不管将来会有什么影响，给患者以彻底教育，努力提高患者的牙科知识。不要灰心，告诉患者一根牙刷也可以改善口腔环境，为了让其自己明白什么东西必

要，必须对患者进行耐心的教育。那样的努力持之以恒开花结果的案例不胜枚举。

以此为立足点，在维护每个患者的尊严和隐私的同时必须进行教育，为了让患者接受疾病的说明、治疗项目和治疗方法，必须充分考虑患者的心理状况和理解程度。

患者的心理状况有：

· 对疾病能够坦率接受的人，不能接受的人。

· 对患病怀恨，想把责任转嫁给别人的人。

· 对于医生持有自己是受害者的人。

· 处于精神恍惚状态，身心疲惫的人。

· 想知道疾病真相，但是由于恐惧而不想知道的人。

如果对这些问题不了解，让患者完全知道详细信息，有可能引起患者的反感。所以协调员面对患者时首先需要说明的问题有以下几点。

· 不充分的口腔卫生带来的影响。

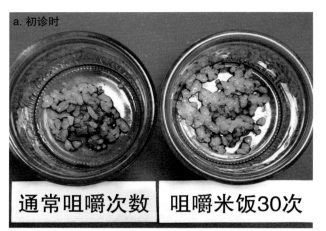
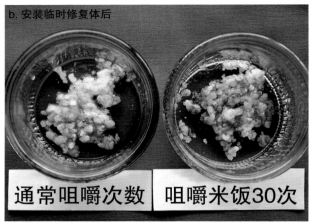

a. 初诊时

通常咀嚼次数 ｜ 咀嚼米饭30次

b. 安装临时修复体后

通常咀嚼次数 ｜ 咀嚼米饭30次

图Ap. 1–3a, b　用患者的消化功能测定值表示消化吸收机制和咀嚼器官的关系。　　　　a｜b

表Ap. 1–2　用口腔消化简易测定法的评价标准表给患者解说

通过3g米饭咀嚼次数和碘淀粉反应观察口腔消化功能
* 碘浓度：0.7mg（0.07%）、10倍的聚烯吡酮碘含漱液原液
* 判定时间：在培养皿中执行碘淀粉反应1分钟

	咀嚼次数	口腔消化功能判定	碘淀粉反应：比色
I	0	0（没有）	所有米粒呈紫黑色·深蓝色·青色
II	5	±（几乎没有）	全体看上去在紫黑色米粒中有些地方会发现紫色米粒上附着白色
III	10～15	+（一半左右）	全体看上去紫红色米粒中有的地方呈紫色（米粒紫色程度比10次强）
IV	20	++（大部分）	全体看上去在浅褐色米粒中带有紫红色
V	30	+++（全部）	全部变为白色

表Ap. 1–3　给患者具体显示与口腔功能主要关联部位

功能	注解	关联部位
摄食	摄取食物	口唇，前牙，颞颌关节
咀嚼	粉碎食物	上下颌牙齿，颊，舌，上腭，唾液腺，颞颌关节
味觉	品尝味道	舌，唾液腺，上腭，咽部
吞咽	咽下食物	舌，口唇，软腭，颞颌关节
呼吸	通过口腔呼吸	软腭，咽喉，鼻腔，气管
发音	形成语言	颞颌关节
表现爱情	接吻、贴脸等	舌，口唇，牙齿，软腭，颞颌关节
美学	容貌，外观	口唇，前牙，颌骨，颞颌关节
防御感染	IgA等	唾液，唾液腺

· 不能咬合情况下使用咀嚼模式诊断表进行提示（表Ap. 1–1，表Ap. 1–2）。
· 从口腔消化功能检查客观地表示消化吸收机制与生体的关系（图Ap. 1–3，表Ap. 1–2）。
· 说明口腔损伤容易造成咀嚼粗糙。
· 从咀嚼项目说明口腔健康对身心健康的影响（表Ap. 1–3）。

· 出示美学效果缺失的病例，说明颜面是体现人的尊严和表情的基础。
· 说明治疗的必要性。

　方案A（图Ap. 1–1，图Ap. 1–2）的处理计划中，治疗计划已经被主治医生告知，然后由协调员负责说明，然而协调员最初和患者面谈时应该说明的具体问题有以下几个方面。

　· 询问患者对主治医生的说明和治疗方针是

表Ap. 1-4和表Ap. 1-5　患者一旦接受提出的治疗计划，协调员就会根据流程来执行自己的任务和确认手术

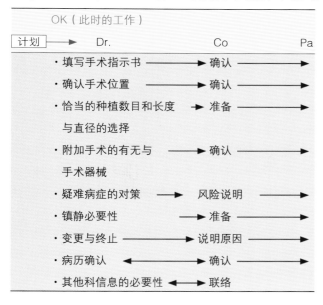

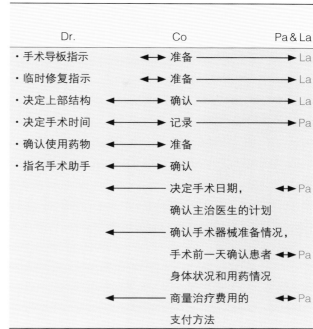

Dr.：主治医生；　Co：协调员；Pa：患者；La：技师

否能够充分理解与接受，如果有不理解的地方需要再一次说明。

· 强力主张并让患者接受方案A是疾病康复和防止复发的最适合的治疗方针。

· 种植牙优缺点按照以下表格主要说明其功能，目的让患者接受种植牙修复治疗。

· 把种植牙修复治疗从开始手术到完全治疗结束的详细过程及所需要的时间按顺序告知患者。

· 把整个治疗过程中可能需要追加或附加的手术也要和患者提及。

· 把伴随着年龄增长可能复发和出现的并发症也要对患者说明。

· 确认是否患有其他疾病、主治医生、去过的医院、使用的药物等。

· 清楚地说明可能发生的治疗费用。

如前所述，必须花费充足的时间进行说明。

如果患者理解协调员的说明，同意治疗计划，那么就按照表Ap. 1-4、表Ap. 1-5表示的流程完成治疗任务。

医院水平

为了顺利开展种植牙修复治疗，必须明确自己医院能做的事、患者提供的信息、工作人员之间信息的共享，以上这3点非常重要。

明确自己医院能做的工作就是把自己的特点作为服务特色进行推广，这点在医院经营方面非常重要。为了用患者通俗易懂的语言宣传医院自身的特色，必须好好地进行探讨并用业务通信等形式显示出来。为了从大多数齿科医院中特显出自己的医院，必须努力做到让患者过目不忘。

必须把治疗过程中收集的资料整理好并向患者说明。只是收集资料而不向患者做任何说明，患者是不能接受的。"正因为这样的结果，种植牙修复治疗才有必要"和医院网页上的信息与患者共享，这样才能得到患者的理解。

通过医务工作者之间共享患者的信息，石膏模型从简单的石膏块变成与人血脉相连一部分，形成院内治疗患者的个人感受。这样就能给患者留下良好的印象，进而使患者与医院的关系变得十分融洽。

团队工作

为了让这样的工作流程顺利地付诸实施，团队工作不可缺少。拥有患者最丰富信息的人是负责收集信息的牙科卫生士。所以病例讨论会时要给予负责人积极发言的机会，必须让信息在所有医务工作者之间共享。

为了形成团队工作，必须了解医务工作者各自的立场进行明确分工。牙科卫生士信息收集能力、牙科医生简洁说明与娴熟技术、牙科技师对上部结构的力学及美学感悟能力、协调员客观的态度，把这几方面要素累积起来，立足于相互理解，才能顺利地完成种植牙修复治疗。

所有患者都很讨厌把自己和其他人一起处理。所以非常希望对自己重视而单独治疗，非常想获得个性化的治疗。必须具备让患者感觉到自己被特殊治疗的体制。因此，与患者接触的牙科医生、牙科卫生士和协调员3个人要有共同的认知，相同的信息无论何时都必须可以相同地说明。这样的医务工作者最好在某种程度上能够连续在自己医院工作，然而，即使医务工作者发生了改变，原有的工作流程也必须得到延续。从这个意义上讲，在牙科界需要的专业化程度更高。

参考文献

[1] 日本歯科心身学会編・都温彦編集代表. 歯科心身医学. 東京: 医歯薬出版株式会社 2003; 22: 73.

[2] 都温彦. 心身医療と歯科医療. 東京: 新講医学出版社 2005: 162-172.

[3] 深井穫博. 保健医療における行動科学・コミュニケーションとは何か. The Quintessence 2004; 23(1): 242-243.

[4] 堀川直義. 問診と面接の技術. 東京: 医学書院 1997.

[5] 稲田八重子. 人間関係の看護論. 東京: 医学書院 1976.

[6] 木原敏裕, 細山恒, 高森愛子, 佐藤久美子. 患者と距離のない治療の実践/インプラントコーデイネーターの起用. Quintessencedent IMPLANT Vol.11 No.5, 2004.

[7] 都温彦. 咀嚼と健康(ヒトの食性の進化と咀嚼と血糖値), 東京: 第26回日本医学会総会会誌(1) 2003.

[8] 都温彦. 歯とヒト本来の食性としての植物食と咀嚼との相関性にもとづく"口腔保健と全人的健康"とに関する診断法の作成-質問紙法形式による調査表質問項目の抽出-. 日本口腔科学会雑誌(抄) 1999; 48(6): 631.

Zero Hoby殆架

Zero Hoby殆架是在为两步法开发的Twin Hoby殆架的基础上，2005年由保母开发的全新类型殆架。作为基础的牙科Hoby殆架是1978年开发的Alcon型平均值殆架。具有板簧制作的正中锁从前下方包绕髁球的构造，可以牢固地锁住正中颌位。板簧用一个动作就可以打开。

为了水平安装髁杆，把上颌体打开140°，确保后方有良好的视野。作为不可调节殆架最珍贵的是备有面弓。正因为这样特殊结构的支持，发售以来已经有25万台问世，并给后来出现的殆架设计带来了非常大的影响，这点是众所周知的事实。

过去，不可调节殆架只有一组髁道信息已经是常识。所以，无论是制作前牙还是制作后牙，全部都用相同的髁道信息进行操作。日常工作中全口义齿和单冠也用同样的殆架制作。这点非常马虎，很多牙科医生和技师都持怀疑态度。

不可调节殆架通常固定在一个平均值，所以也称作平均值殆架。然而，髁道随着年代的变化不是终身不变。如果以矢状髁道为例，一旦从年轻人突然变成老人，那么就会变得平缓。所以年轻人与老年人都用同样的殆架进行治疗值得怀疑。

如果使用平均值固定髁道殆架，那么一般可以认为能够制作良好的修复体。如果使用平均值髁道殆架制作的修复体比患者髁道平均值平缓，那么在偏离正中颌位运动过程中，就可能与对颌牙发生碰撞而造成咬合创伤。相反，如果患者的髁道比平均值殆架的髁道陡，那么修复体就会和对颌牙分离过度而降低咀嚼效率。全口义齿情况下，很可能造成基托翻转。

从这些原因清楚了固定平均值的不可调节殆架通常未必能形成良好的结果。因此，如果期望每次治疗都可以利用具有最适合调节值的殆架，那样就需要无数台，不太现实。

Zero Hoby殆架全貌（图Ap. 2-1）

Zero Hoby殆架是回到开发牙科Hoby殆架时的原点，在日常临床工作中，为了寻求全能殆架而进行追踪，从零开始花费3年左右的时间开发出来的殆架。Zero Hoby殆架设置了两组髁道和两组切道的设定值，一个操作就可以切换（图Ap. 2-7 ~ 图Ap. 2-9）。结果就可以根据前牙和后牙、单冠和全口义齿等修复体种类不同形成最适合的操作条件。

在设定值选择时利用两步法导出的值，这里将列举Zero Hoby 拾架的性能。

1. 为了给所有修复体制作提供良好的操作条件，配备了**条件1**和**条件2**两组髁道和切道数据。后牙制作使用**条件1**，前牙制作使用**条件2**。

2. 有牙颌修复形成相互保护拾和无牙颌修复形成平衡拾情况下，为了制作所有的咬合面形态，可以自由组合髁道和切道的设定值。

3. 板簧的弹力紧紧地握住髁球，可以牢固地维持正中颌位。如果髁球向下方拉伸，板簧就会分离，上下颌体就可以简单地分开。

4. 可以利用过去的Hoby面弓（图Ap. 2-2）。

两步法

这里将再一次说明基于Zero Hoby 拾架理论背景的两步法。这个方法是保母和高山在1995年开发的新修复方法，其目的是偏离正中颌位运动过程中制作出精密的后牙咬合分离。最初设置拾架可调节性的理由是提高偏离正中颌位运动的再现性，形成嚼碎运动时的精密咬合。如果仅仅以再现正中关系为目的，也许平均值拾架就足够了。

然而，使用面弓等虽然看起来好像提高了髁道的再现精度，但未必与形成良好的后牙咬合分离有关系。因此，通过使用全可调拾架精密地再现髁道就可以制作咬合优良修复体的想法已经消失了。这就是从前过分考虑髁道对咬合没有影响力的由来。所以通过髁道的调节功能区别用拾架制作咬合的方法就得不到广泛的使用。

两步法是以咬合相关的最新实验及理论研究成果为基础，通过计算机导出两组拾架调节值，然后使用这些值不计测髁道而再现前牙诱导和后牙咬合分离的方法。后牙咬合分离的再现精度在0.1mm以内，这是目前为止出现的所有方法中最好的结果。

这里简单说明一下两步法原理。如果手术者想制作平衡拾，那么必须正确地设置拾架的髁道和切导盘，使其相互平行。如果这个设置错误，那么偏离正中颌位运动过程中上下颌牙齿就不能顺利达到平衡而发生偏离。

也就是说构建修复体咬合时，如果事先在髁道与切导盘之间纳入一定的误差（如果设置不平行），那么就不能再现平衡拾，而可以制作后牙咬合分离。由于了解正常咬合人的后牙咬合分离量，所以在偏离正中颌位运动过程中，为了让后牙只离开与此相同的量，还是用计算机导出拾架的调节值比较好。这样就求得了两组调节值。

前面已经说明了在Zero Hoby 拾架上设置**条件1**和**条件2**两组调节值。髁道通过拾架上颌体后方的控制杆（过去的正中锁）可以切换。切导盘可以调换前后位置使用。通过这样的方法在制作后牙咬合面和前牙诱导面的情况下切换拾架的设定值，技师可以在最合适的条件下进行制作。也就是说一台拾架能够起到两台的作用。

图Ap. 2-1　Zero Hoby𬌗架。

图Ap. 2-2　安装好的牙科专用面弓Mark Ⅲ（Exacta face-bow Mark Ⅲ）。𬌗架的中线与面弓宽1/2对齐，不再现患者的正中位置。通过面弓再现面部宽度的中间位置，而不是正中位置。

图Ap. 2-3　面部分析仪。记录患者的正中位置与瞳孔连线。后方基准点设置为平均值。

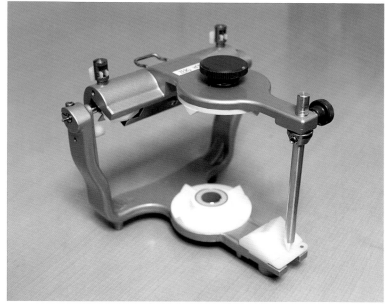

$$\frac{1}{2\ |\ 3}$$

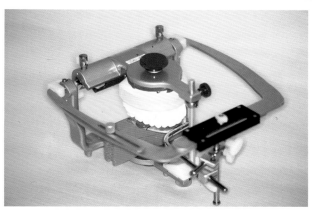

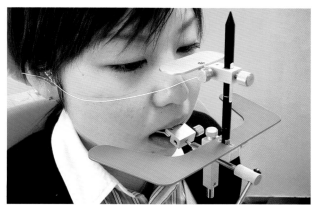

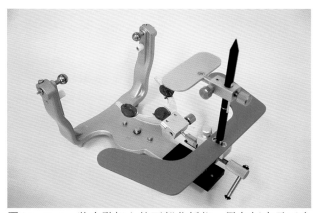

图Ap. 2-4　装在𬌗架上的面部分析仪。黑色杆表示正中位置，四角金属板表示瞳孔线。

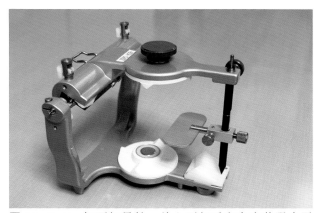

图Ap. 2-5　卸下切导针，从上下相反方向安装眼水平仪。眼水平仪记录患者瞳孔线。

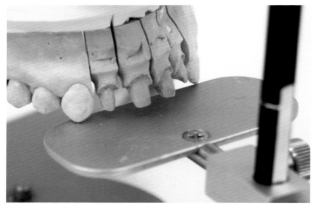

图Ap. 2-6　利用眼水平仪使患者前牙切缘与瞳孔线对齐。

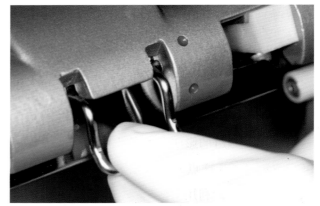

图Ap. 2-7　切换矢状髁道斜度的弹簧锁。红色为25°，蓝色为40°。

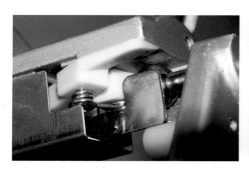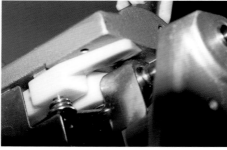

图Ap. 2-8　两组矢状髁道斜度中用25°形成后牙牙尖斜度（a），用40°设置前牙诱导（b）。

a | b

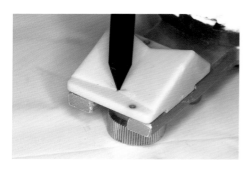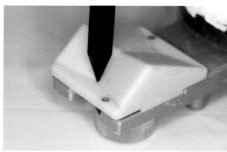

图Ap. 2-9a，b　切导盘的设定值也准备了两组，用红色制作后牙牙尖斜度，用蓝色设置前牙诱导。

a | b

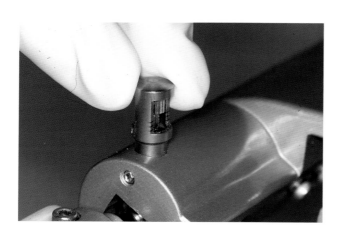

图Ap. 2-10　升降螺丝对髁球压低1mm起作用。利用这个数值使颞颌关节在压低状态下制作𬌗垫。

后牙咬合分离技术

研究后牙咬合分离形成机制的结果发现后牙咬合分离与牙尖斜度、切道（前牙诱导）和髁道相关。其中髁道的影响程度最低，相当于牙尖斜度的1/4～1/3，这点在前面已经说明。两步法取消了髁道计测，利用对咬合标准影响程度最强的牙尖斜度。并且，为了让这种方法制作的牙尖在偏离正中颌位运动过程中，正确地分离而形成前牙诱导。如果安装上这种方法制作的修复体，髁道就会自然修正，最终沿着没有应力的最舒适路径。这一点已经被实验确认。

两步法不是像以前那样把殆架用作下颌运动的再现装置，而是作为形成理想咬合的模拟装置使用，有着自己的特殊性。在技工操作的第一阶段，把髁道与切导盘设置为**条件1**（红色）状态进行后牙咬合面蜡型。这时为了不影响患者固有的前牙诱导卸下石膏模型的前牙部分。据此形成基准值牙尖斜度。

第二阶段，根据**条件2**（青色）调节殆架，形成前牙诱导，并以此再现理想的后牙咬合分离。如果只制作后牙或前牙，那么把后牙设定为**条件1**、前牙设定为**条件2**就可以。

无牙颌病例如果要让全口义齿形成平衡殆，那么可以根据**条件1**同时排列前牙和后牙。另外，形成组牙功能殆时后牙使用**条件1**、前牙使用**条件2**，一次形成后牙咬合分离，然后在上颌前磨牙颊尖内斜面稍微加蜡制作诱导面。由于工作侧后牙咬合分离量为0.5mm左右，所以这项操作不需要特别的技术。

由于两步法是日本独创的理论，无论谁都能简单地获得良好的后牙咬合分离，所以美国或新西兰的一部分牙科教育机构也使用这种方法。当然，Zero Hoby殆架适合天然牙的修复操作，另外也适用于设计种植牙咬合、美学咬合和TMD咬合。以下将分别进行介绍。

种植牙修复治疗应用

从咬合学观点来讲，种植牙与天然牙相比处于劣势，其咬合力不超过天然牙的60%左右。人能够忍耐什么程度的牙尖干扰是非常有趣的问题。作为引起病理性变化的牙尖干扰大小，天然牙的数值是300μm，种植牙的数值是180μm，种植牙忍耐干扰能力仅为天然牙的60%。由于提出了天然牙寻求的咬合精度为20μm，所以可以推断种植牙寻求的咬合精度为12μm（20μm的60%）。这就相当于一张咬合纸的厚度，Zero Hoby殆架正中关系再现装置的设置必须与这个值相适应。

种植牙和天然牙一样能够很好地忍受垂直方向压力，然而对水平压力具有承受能力低的缺点。所以偏离正中颌位运动过程中，必须考虑形成后牙分离，避免形成水平压力，这点非常重要。本书已经反复说明偏离正中颌位运动过程中产生的水平压力可能形成旋转力矩，这给种植牙造成破坏性的影响。

问题是让哪颗牙来负担水平压力。前牙与后牙相比，距离颞颌关节和咬肌较远，偏离正中颌位运动过程中受到的力较弱。所以，即使后牙形成的水平压力有害，前牙形成的水平压力也必须在生理允许范围之内，建议前牙承受偏离正中颌位运动过程中形成的水平压力，后牙形成分离的咬合模式。

种植牙没有牙周膜，不能期待像天然牙那样的感受器功能。然而，根据2004年Weiner等的研究判明种植体周围存在某种感知能力，控制着下颌运动，所以认为种植牙也可以形成与天然牙相同的咬合（后牙咬合分离）。

前牙部位可以植入比后牙部位更长的种植体，而且可以和骨组织形成牢固的骨结合，在承受水平压力方面更具有优势。所以可以说后牙咬合分离是适合种植牙修复的咬合模式。根据以上观点可以认为Zero Hoby𬱖架对种植牙修复治疗非常有效。

美学治疗应用（图Ap. 2–3 ~ 图Ap. 2–6）

Zero Hoby𬱖架的髁球窝里附有称作升降螺丝的操纵杆（图Ap. 2–10），可以在0~3mm范围内上浮髁球，而且切导针也刻有0~3mm的刻度。利用这些装置可以抬高𬱖架的上颌体。

用陶瓷材料制作咬合面情况下，为了补偿陶瓷材料烧结收缩，上瓷时必须把牙冠制作得更大。所以，这个操作过程中不能与对颌牙咬合，也就是说在上瓷过程中咬合面根据习惯制作。当然，这就要求具备很高的技术水平，而且还对精度非常不利，高深的咬合理论也就瞬间崩溃了。

为了避免这种情况发生，在上瓷时把烧结收缩量事先算入，如果把上颌体抬高0.5mm进行操作，上瓷完的牙齿就可能与对颌牙咬合，就能制作精密的咬合。陶瓷烧结收缩量因操作者上瓷技术水平高低、陶瓷瓷粉颗粒大小、修复牙齿数目等不同而变化，所以上颌体抬高量必须分别由每个操作者设定。

过去，陶瓷咬合面上瓷依赖于习惯和经验，然而通过升降螺丝可以科学地进行应对。

TMD应用

TMD（颞下颌关节紊乱病）和咬合的关系是多年来一直争论的问题。给TMD造成影响的咬合因素主要有正中颌位的牙尖干扰（早接触）和非工作侧牙尖干扰。

根据试验研究发现，形成中心颌位牙尖干扰后瞬间就会发生咀嚼时的肌功能紊乱，而与此相对，非工作侧牙尖干扰时没有特别的变化。所以正中颌位咬合干扰与TMD有密切关系，而非工作侧牙尖干扰和TMD之间的关系比较复杂。

现在广泛使用的TMD治疗方法是𬱖垫治疗。这个治疗方法在某种程度上起了一定的效果，而𬱖垫并非是改善咬合，相反使用𬱖垫后出现咬合功能下降并且活跃的肌肉活动消失，原因是功能亢进被抑制而保持了安静。所以使用𬱖垫来寻求𬱖学的高精度咬合是错误的做法。

𬱖垫有前方调位𬱖垫和稳定型𬱖垫两种。前者目的是压低髁状突位置使其安静地保持在关节窝内，后者目的是肌筋膜疼痛与功能障碍综合征（Myofascial Pain–Dysfunction syndrome，简称MPD综合征）治疗时保全颞颌关节功能。

因此，在制作这两种𬱖垫的情况下，必须使用完全不同的方法取正中关系。前者取得压低髁状突状态，所以介绍下颌从前突位置向后退时取得髁状突收回关节盘瞬间的咬合方法。然而在临床上对于左右两侧颞颌关节实行这样的方法几乎不可能。

其他方法是在牙尖交错位安装一次石膏模型，然后让殆架的髁球向前移动1mm左右，人为再现髁状突移动状态。另外，也有参考哥特式弓描图，使下颌从正中颌位移动1mm左右，以此作为治疗位置的方法。无论怎样髁状突都是前进，并非下降，所以治疗效果存有疑问。

如果使用Zero Hoby殆架的升降螺丝（图Ap. 2-10），在技工室就可以简单地压低髁球位置，那么也就能够再现适合治疗的髁状突位置。关节盘中间的厚度约为0.7mm，周边比较肥厚，大约为1.7mm，为了收回前方移位的关节盘必须考虑有1.3mm左右的间隙。利用升降螺丝使髁球下降与此相当的距离，如果在这个位置制作殆垫就比较合适。

由于患者的髁状突确实被压低，所以为了保护颞颌关节免受创伤，殆垫应该发挥很好的治疗效果。前方调位殆垫对于70%的病例可以起到治疗效果，但是其使用期限应该在1~3个月以内。

制作稳定型殆垫的情况下，在牙尖交错位安装上下颌模型，在正常的髁状突位置制作殆垫。殆垫形成的咬合最好为后牙咬合分离。如果使用Zero Hoby殆架的两个设定值，那么就能简单地制作出这样的咬合。这种殆垫即使长期使用也无妨。

TMD患者通常颌间垂直距离大幅度减小的情况较多。所以制作殆垫时最好延长切导针，在咬合抬高3mm左右的状态下制作。这种情况下由于切导针尖端与切导盘发生了分离，所以必须稍微调节切导盘。当殆架上下颠倒时，两枚升降螺丝可以起支撑作用使其稳固。

种植牙修复患者TMD多发。而且为了保护陶瓷材料咬合面，许多临床专家建议经常使用殆垫，使用树脂磨耗来补偿牙周膜的缓冲作用。种植牙和殆垫治疗法关系密切，一般认为Zero Hoby殆架在这方面非常有效。

总结

Zero Hoby殆架是实施两步法的简便且廉价的殆架，其特征归纳如下：

（1）可以简单而精确地再现偏离正中颌位的理想咬合，不需要计测髁道。

（2）具备适合于前牙和后牙制作的髁道与切道，通过操纵杆的操作能够简单地切换，一台殆架能够起到前牙与后牙同时使用的两台作用。

（3）对种植牙修复、美学、TMD（颞下颌关节紊乱病）的治疗有效。

参考文献

[1] 保母須弥也，伊藤秀文，高山寿男．咬合学臨床アトラス．東京：クインテッセンス出版　1995.

[2] Hobo Sumiya. Twin-Stage Procedure Part 1 A new method to reproduce precise eccentric occlusal relations. Int J Perio Rest Dent 1997 17; 2; 3-13.

[3] Hobo Sumiya. Twin-Stage Procedure Part 2 Clinical evaluation test. Int J Perio Rest Dent 1997 17; 5; 457-463.

[4] 田中伐平．咬頭嵌合位における補綴物の高さが顎口腔系に及ぼす影響.補綴誌 1976 4; 206-232.

[5] Miyata T, Kobayashi Y, Araki H, Motomura Y, Shin K.The influence of controlled occlusal overload on peri-implant tissue: a histologic study in monkeys.Int J Oral Maxillofac Implants. 1998 5:677-683.

[6] Weiner S, Sirois D, Ehrenberg D, Lehrmann N, Simon B, Zohn H.Sensory responses from loading of implants: a pilot study.Int J Oral Maxillofac Implants. 2004 19:44-51.

编后语

　　3年前，在日本屈指可数的滑雪旅游度假胜地磐梯山的Grandeco一起滑雪时，便决定协助保母须弥也先生将毕生巨著的《口腔种植咬合技术》一书出版。

　　最初，我们把最大限度收集资料、文献检索和提供随访稍微长的病例想得太容易，最终，我们还是有幸获得了这些材料。E-mail就不用说了，就连快递也不分昼夜地送来很多原稿，忙得筋疲力尽。

　　真不知道这种苛刻的工作何时结束，一直背离自己的意愿向前推进，随后，那些逃避或放弃的想法在大脑中开始呈现。但是，在著书过程中，保母先生一直在面对巨大的压力，但他最终没有选择放弃，而是迎难而上。从自己从事临床工作以来一直记录的近几万张临床幻灯片中，找出保母先生最想要的并且与著书相匹配的病例简直就是幻想，而且就像是不着边际的工作。

　　对找到了病例却不适合的失望和临床影像幼稚而拙劣的责难，就像陷在泥潭中不能自拔，费尽心机地寻求不见踪影的出版协助，深切地感到缺乏自知之明的草率。由于我的临床基础成立于很多前人的临床医学理论，所以被揶揄为多重人格的临床，然而感到自豪的是，在那么多人当中，唯独保母理论成为自己一直执拗追究的主题。

　　幸运的是，承蒙好前辈、同事、学习小组成员及缔结了良好信赖关系的患者恩惠，终于能够根据保母理论总结出临床操作技术。可是，还有模糊的地方，不知道哪些能够对医生读者们的临床工作有所帮助。然而，掌握着种植牙修复治疗长期成功命运的力学要素咬合理论，如果能对那些认真埋头苦干的临床专家起到投石问路的作用，那就非常欣慰了。

　　种植学再一次被精力充沛的医生们研究并获得更大的发展，衷心希望能给更多的人带来充裕的优质医疗，所以竭尽全力协助完成这本宏伟著作。这本书的出版，要求具备非凡的学识和坚韧的意志，这也使自己获得了积累和锻炼。这本书大部分工作由保母先生完成，所以再一次向以保母先生为代表的前辈们的伟大创举表示最崇高的敬意。

　　每次把原稿和临床资料带到郡山家时，无论是白天还是黑夜，悦子都热情地亲自下厨做菜招待我们，大宽君玩贝壳陀螺和滑板车让我们心情得到放松，这个家族背后无微不至的协力使我们感到无比的快乐。

衷心感谢以仔细阅读本书原稿并给予有益建议的佐藤孝弘先生为代表的新潟大学齿学部修复科的各位同仁，以及在我们眼看放弃时，不断给予鼓舞的细山齿科医院的工作人员竭尽全力的协助。

尽管我感到道路非常崎岖，但是也感到无比幸福。通过这项工作，让我认识到无论做什么都必须有持之以恒的态度与信念。这件事同时也激励了与我有相互关系的各位。为实现目标付出努力就不用说，完成一本书得到了更大的收获，那就是和精彩人生的约会。遇到困难要默默地克服，我想一定能够得到善意的回报。

人生真正的财富就是努力到感动世界，在此过程中得到的是不求回报的家人支持和朋友的爱，从内心深处感到欣慰。最后，再次表达感谢！

2006年7月

长崎县世知原町　山暖帘

细山　恒